Nutrição no Envelhecimento

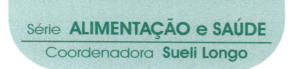

Nutrição no Envelhecimento

EDITORES

Myrian Najas
Rita de Cassia de Aquino

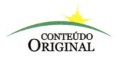

Série ALIMENTAÇÃO e SAÚDE – Nutrição no Envelhecimento
Coordenadora: Sueli Longo
Editores: Myrian Najas • Rita de Cassia de Aquino

Produção editorial: ASA Produção Gráfica e Editorial
PRESTO | Catia Soderi
Diagramação e Capa: ASA Produção Gráfica e Editorial
Fechamento: PRESTO | Catia Soderi

© 2022 Editora dos Editores

Todos os direitos reservados. Nenhuma parte deste livro poderá ser reproduzida, sejam quais forem os meios empregados, sem a permissão, por escrito, das editoras. Aos infratores aplicam-se as sanções previstas nos artigos 102, 104, 106 e 107 da Lei nº 9.610, de 19 de fevereiro de 1998.

ISBN:

Editora dos Editores
São Paulo: Rua Marquês de Itu, 408 – sala 104 – Centro.
(11) 2538-3117
Rio de Janeiro: Rua Visconde de Pirajá, 547 – sala 1121 – Ipanema.
www.editoradoseditores.com.br

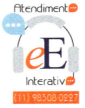

Impresso no Brasil
Printed in Brazil
1ª impressão – 2022

Este livro foi criteriosamente selecionado e aprovado por um Editor científico da área em que se inclui. A Editora dos Editores assume o compromisso de delegar a decisão da publicação de seus livros a professores e formadores de opinião com notório saber em suas respectivas áreas de atuação profissional e acadêmica, sem a interferência de seus controladores e gestores, cujo objetivo é lhe entregar o melhor conteúdo para sua formação e atualização profissional.
Desejamos-lhe uma boa leitura!

Dados Internacionais de Catalogação na Publicação (CIP)

Nutrição no envelhecimento / editores Myrian Najas, Rita de Cassia de Aquino. -- 1. ed. -- São Paulo : Conteúdo original, 2022. -- (Série alimentação e saúde / coordenação Sueli Longo)

ISBN 978-65-86098-79-2

1. Alimentação saudável 2. Envelhecimento – Aspectos da saúde 3. Gerontologia 4. Idosos – Aspectos nutricionais I. Najas, Myrian. II. Aquino, Rita de Cassia de. III. Longo, Sueli.

22-111256 CDU-613.20846

Índices para catálogo sistemático:
1. Idosos : Nutrição : Promoção da saúde   613.20846
Aline Graziele Benitez – Bibliotecária – CRB-1/3129

Coordenadora

Sueli Longo

Nutricionista. Mestre. Atuação em Nutrição em Esporte e Exercício Físico.

Editores

Myrian Najas

Nutricionista. Especialista em Gerontologia pela Sociedade Brasileira de Geriatria e Gerontologia (SBGG). Mestrado em Epidemiologia pela Universidade Federal de São Paulo (UNIFESP).
Docente da Disciplina de Geriatria e Gerontologia da UNIFESP.

Rita de Cassia de Aquino

Nutricionista. Doutora em Saúde Pública pela Faculdade de Saúde Pública da Universidade de São Paulo (FSP-USP). Docente no Mestrado em Ciências do Envelhecimento da Universidade São Judas Tadeu (USJT).

Colaboradores

Adriana Machado Saldiba de Lima

Nutricionista. Pesquisadora e Professora Universitária. Pós-Doutorado em Ciências pela Faculdade de Medicina da Universidade de São Paulo (FMUSP). Docente e Coordenadora do Programa de Pós-Graduação *Stricto Sensu* em Ciências do Envelhecimento da Universidade São Judas Tadeu (USJT).

Agatha Nogueira Previdelli

Nutricionista. Pós-Doutorado em Ciência do Envelhecimento pela Universidade São Judas Tadeu (USJT).

Aline Porciúncula Frenzel

Nutricionista Clínica. Doutoranda do Programa de Pós-Graduação em Saúde e Comportamento da Universidade Católica de Pelotas (UCPel). Mestrado em Nutrição e Alimentos pelo Programa de Pós-Graduação em Nutrição e Alimentos da Universidade Federal de Pelotas (UFPel).

Amabile Guiotto Bezerra

Nutricionista. Especialista em Geriatria e Gerontologia pela Universidade Federal de São Paulo – Escola Paulista de Medicina (UNIFESP-EPM). Pós-Graduada em Nutrição Clínica e Terapia Nutricional pe o Instituto de Metabolismo e Nutrição (IMeN). Nutricionista do Centro de Referência do Idoso da Zona Norte (CRI Norte/ACSC-SP).

Ana Beatriz Galhardi Di Tommaso

Médica Geriatra. Mestrado em Nutrição pela Universidade Federal de São Paulo – Escola Paulista de Medicina (UNIFESP-EPM). Especialista em Geriatria pela Comissão Nacional de Médicos Residentes (CNRM) e Associação Médica Brasileira (AMB). Área de atuação em Medicina Paliativa pela AMB. Médica Geriatra Especialista em Cuidados Paliativos.

Ana Paula Maeda de Freitas

Nutricionista. Mestrado em Saúde Pública pela Faculdade de Saúde Pública da Universidade de São Paulo (USP). Especialista em Gerontologia pela Universidade Federal de

São Paulo (UNIFESP). Atuação em Gestão. Gerente Assistencial do Centro de Referência do Idoso da Zona Norte (CRI Norte).

André Henrique Rodrigues dos Santos
Médico Geriatra. Mestrado em Tecnologia e Atenção à Saúde pela Universidade Federal de São Paulo (UNIFESP).

Camila Cristina da Silva Santos
Nutricionista. Especialista em Cardiologia pelo Programa de Residência Multiprofissionalda Universidade Federal de São Paulo (UNIFESP). Aprimoramento em Nutrição em Cardiologia pelo Instituto Dante Pazzaneze de Cardiologia. Educadora em Diabetes (IDF/SBD/ADJ).

Camila de Melo Accardo
Biomédica. Especialista em Análises Clínicas e Toxicológicas pela Faculdade Oswaldo Cruz. Mestrado e Doutorado em Ciências Biológicas (Biologia Molecular) pela Universidade Federal de São Paulo (UNIFESP). Pós-Doutorado pela UNIFESP. Professora nos Cursos de Biomedicina, Ciências Biológicas, Enfermagem, Estética, Radiologia. Coordena o Curso Superior de Tecnologia (CST) em Gestão Hospitalar no Centro Universitário das Américas (FAM).

Carlos André Freitas dos Santos
Médico Geriatra. Especialista em Geriatria pela Associação Médica Brasileira – Sociedade Brasileira de Geriatria e Gerontologia AMB-SBGG. Mestrado em Nutrição pela pela Universidade Federal de São Paulo – Escola Paulista de Medicina (UNIFESP-EPM). Mestrado em Medicina Esportiva pela UNIFESP-EPM.

Carolina Böettge Rosa
Nutricionista. Doutorado em Gerontologia Biomédica. Docência e Pesquisa em Gerontologia, com ênfase em Nutrição Clínica, Saúde Pública e Metodologia de Pesquisa.

Carolina de Campos Horvat Borrego
Nutricionista. Mestrado em Saúde Coletiva. Especialista em Nutrição em Gerontologia pelo Hospital das Clínicas da Faculdade de Medicina da Universidade de São Paulo (HC-FMUSP). Atuação em Atendimento Clínico Ambulatorial.

Carolina Neves Freiria
Nutricionista, Mestre e Doutoranda em Gerontologia pela Faculdade de Ciências Médicas da Universidade Estadual de Campinas (UNICAMP). Especialização em *Personal Diet* pela Faculdade Estácio de Sá e Residência Multiprofissional em Saúde – Atenção

no Sistema Público de Saúde. Membro do Grupo de Estudos em Nutrição e Envelhecimento (GENUTE) da UNICAMP.

Christiane Ishikawa Ramos

Nutricionista. Especialista em Nutrição nas Doenças Renais pela Universidade Federal de São Paulo (UNIFESP). Mestrado e Doutorado em Ciências pelo Programa de Pós-Graduação (PPG) em Nutrição pela UNIFESP. Pós-Doutoramento em Nefrologia pela UNIFESP.

Clarice Cavalero Nebuloni

Nutricionista. Especialista em Gerontologia da Sociedade Brasileira de Geriatria e Gerontologia (SBGG). Mestrado em Gerontologia pela Universidade Federal de São Carlos (UFSCar). Atuação – Disciplina de Geriatria e Gerontologia da Universidade Federal de São Paulo (UNIFESP).

Clineu de Mello Almada Filho

Médico Geriatra. Doutorado em Ciências. Professor Afiliado e Chefe da Disciplina de Geriatria e Gerontologia da Universidade Federal de São Paulo – Escola Paulista de Medicina (UNIFESP-EPM).

Cristiane Medeiros

Enfermeira. Estudante de Medicina. Voluntária no Ambulatório de Dispepsias da Disciplina de Gastroenterologia da Universidade Federal de São Paulo (UNIFESP).

Daiane Fuga da Silva

Psicóloga. Mestrado pelo Programa de Pós-Graduação *Stricto Sensu* em Ciências do Envelhecimento da Universidade São Judas Tadeu (USJT).

Daniela de Assumpção

Nutricionista. Mestrado e Doutorado em Saúde Coletiva pela Universidade Estadual de Campinas (UNICAMP). Pós-Doutorado pela Universidade Federal de São Paulo (UNIFESP-Santos) em Alimentos, Nutrição e Saúde. Professora Colaboradora do Programa de Pós-Graduação em Gerontologia da UNICAMP.

Érica Line de Oliveira Pedron

Nutricionista. Mestrado pelo Programa de Pós-Graduação *Stricto Sensu* em Ciências do Envelhecimento da Universidade São Judas Tadeu (USJT). Nutricionista Clínica e Pesquisadora no Ambulatório de Oncologia da Real Benemérita da Associação Portuguesa de Beneficência de São Paulo (BP).

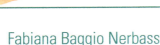

Fabiana Baggio Nerbass

Nutricionista. Especialista em Nutrição nas Doenças Renais pela Universidade Federal de São Paulo (UNIFESP). Mestrado em Nutrição pelo Programa de Pós-Graduação (PPG) em Nutrição pela UNIFESP. Doutorado e Pós-Doutorado em Ciências pela Pontifícia Universidade Católica do Paraná (PUC-PR).

Fânia Cristina dos Santos

Médica Geriatra. Especialista em Geriatria pela Sociedade Brasileira de Geriatria e Gerontologia (SBGG). Especialista em Dor pela Sociedade Brasileira para o Estudo da Dor (SBED). Mestre e Doutora pela Universidade Federal de São Paulo (UNIFESP). Chefe do Serviço de Dor e Doenças Osteoarticulares da Disciplina de Geriatria e Gerontologia (DIGG-UNIFESP).

Felix de Jesus Neves

Nutricionista. Mestrado em Epidemiologia em Saúde Pública pela Fundação Oswaldo Cruz (FIOCRUZ). Doutorado em Saúde Coletiva pela Universidade Federal de São Paulo (UNIFESP). Professor do Curso de Nutrição da Universidade Federal do Oeste da Bahia (UFOB).

Fernanda Salzani Mendes

Nutricionista e Gastrônoma. Mestrado em Epidemiologia – Ciência da Saúde pela Universidade Federal de São Paulo – Escola Paulista de Medicina (UNIFESP-EPM). Especialista em Gerontologia pelo Centro Universitário São Camilo e Especialista em Nutrição em Saúde Pública pela UNIFESP-EPM. Nutricionista do Centro de Referência ao Idoso da Zona Norte (CRI/ACSC/OSS).

Flavia Ferreira Prado

Nutricionista. Mestranda do Programa de Pós-Graduação *Stricto Sensu* em Ciências do Envelhecimento da Universidade São Judas Tadeu (USJT). Nutricionista na Clínica de Nefrologia e Diálise Fresenius Medical Care Brasil.

Giselle Vitto Reis Pereira

Nutricionista. Especialista em Envelhecimento pela Universidade Federal de São Paulo (UNIFESP) – Programa de Residência Multiprofissional.

Jéssica Sillas de Freitas

Nutricionista. Especialista em Nutrição Oncológica. Mestrado pelo Programa de Pós-Graduação *Stricto Sensu* em Ciências do Envelhecimento da Universidade São Judas Tadeu (USJT).

João Senger

Médico Geriatra. Especialização em Geriatria, Clínica Médica e Nutrologia. Mestre em Saúde Coletiva. Professor Assistente da Faculdade de Medicina da FEEVALE/RS.

João Toniolo Neto

Médico Geriatra. Professor Adjunto da Disciplina de Geriatria e Gerontologia da Universidade Federal de São Paulo (UNIFESP).

José Pedro Areosa Ferreira

Médico. Gastroenterologista. Mestrado em Gastroenterologia Clínica e Doutorado em Ciências pela Universidade Federal de São Paulo (UNIFESP).

Jullyana Chrystina Ferreira Toledo Affonso

Médica Geriatra. Especialista em Geriatria pela Comissão Nacional de Médicos Residentes (CNRM) e Associação Médica Brasileira (AMB). da Sociedade Brasileira de Geriatria e Gerontologia (SBGG). Mestrado em Geriatria pela Universidade Federal de São Paulo (UNIFESP).

Ligiana Pires Corona

Nutricionista. Especialista em Gerontologia pela Sociedade Brasileira de Geriatria e Gerontologia (SBGG). Mestrado em Nutrição em Saúde Pública pela Faculdade de Saúde Pública da Universidade de São Paulo (USP) e Doutorado em Saúde Pública. Professora no Curso de Nutrição da Universidade Estadual de Campinas (UNICAMP).

Lilian Barbosa Ramos

Nutricionista. Especialista em Gerontologia pela Sociedade Brasileira de Geriatria e Gerontologia (SBGG). Mestrado em Nutrição Humana Aplicada pela Universidade de São Paulo (USP). Doutorado em Ciências pela Universidade Federal de São Paulo (UNIFESP). Professora Associada da Escola de Nutrição da Universidade Federal da Bahia (UFBA). e Coordenadora do Centro de Estudos e Intervenção na Área do Envelhecimento (Ceiae) da UFBA.

Luca de Manzano Zarattini Gomez

Médico Geriatra. Especialista em Clínica Médica e Geriatria pela Universidade Federal de São Paulo – Escola Paulista de Medicina (UNIFESP-EPM).

Luciane Teixeira Soares

Fonoaudióloga. Especialista em Gerontologia pela Universidade Federal de São Paulo (UNIFESP) e Sociedade Brasileira de Geriatria e Gerontologia (SBGG). Doutorado em Ciências pela UNIFESP. Atua na área de Disfagia.

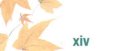

Luciene de Oliveira
Nutricionista. Especialização em Nutrição em Saúde Pública pela Universidade Federal de São Paulo – Escola Paulista de Medicina (UNIFESP-EPM). Especialização em Nutrição em Cardiologia pela Sociedade de Cardiologia do Estado de São Paulo (SOCESP). Especialização em Nutrição Clínica pela Associação Brasileira de Nutrição (ASBRAN). Nutricionista do Hospital São Paulo (HSP-UNIFESP-EPM). Preceptora do Programa de Residência Multiprofissional em Cardiologia da UNIFESP-EPM.

Luiz Roberto Ramos
Médico. Doutorado em Geriatria pela London School of Hygiene and Tropical Medicine (LSH&TM), Pós-Doutorado em Neuropsicogeriatria pela Harvard University. Especialização em Cognitive and Behavioral Medicine (Harvard University), Geriatric Psychiatry (Harvard University), Geriatric Medicine (Harvard University). Professor Titular do Departamento de Medicina Preventiva da Universidade Federal de São Paulo (UNIFESP). Coordenador do tema Longevidade do Projeto CAPES-PRINT-UNIFESP. Chefe do Setor de Estudos do Envelhecimento da Escola Paulista de Medicina da UNIFESP.

Marcelo Macedo Rogero
Nutricionista. Professor na Faculdade de Saúde Pública da Universidade de São Paulo (USP). Pós-Doutorado. Atuação em Genômica Nutricional.

Maria Cristina Gonzalez
Médica. Pós-Doutorado pelo Pennington Bioemedical Research Center, Louisiana State University, Doutora pela Universidade Federal de Pelotas (UFPel). Professora Titular do Programa de Pós-Graduação em Saúde e Comportamento e do Mestrado em Saúde no Ciclo Vital, Universidade Católica de Pelotas (UCPel). Professora do Programa de Pós-Graduação em Nutrição e Alimentos da UFPel.

Maria Luiza Freitas Annes
Nutricionista. Mestrado em Gerontologia Biomédica. Atua na área de Pesquisa em Gerontologia, Atendimento em Instituições de Longa Permanência e em Domicilio.

Mariana Leister Rocha Innecchi
Nutricionista. Mestrado em Ciências da Saúde pela Universidade Federal de São Paulo (UNIFESP). Nutrição na Doença Renal Crônica, com ênfase em Nefropediatria e Nefrogeriatria.

Mariane Marques Luiz
Fisioterapeuta. Mestrado em Fisioterapia pela Universidade Federal de São Carlos (UFSCar). Atua na área de Epidemiologia e Envelhecimento Musculoesquelético.

Marlon Juliano Romero Aliberti

Médico Geriatra e Gerontólogo. Especialização em Geriatria pela Faculdade de Medicina da Universidade de São Paulo (FMUSP). Título de Geriatria e Gerontologia pela Sociedade Brasileira de Geriatria e Gerontologia (SBGG). Doutorado em Ciências Médicas pela USP. Professor do Programa de Mestrado e Doutorado do Instituto de Ensino e Pesquisa do Hospital Sírio-Libanês (IEP/HSL) de São Paulo.

Melissa Côrtes da Rosa

Nutricionista. Mestrado em Gerontologia Biomédica. Atua na área de Docência e Pesquisa em Gerontologia, ênfase em Instituição de Longa Permanência para Idosos, Terapia Nutricional para Idosos e Comportamento Alimentar de Idosos.

Miguel Humberto Garay Malpartida

Biólogo. Docente da Escola de Artes, Ciências e Humanidades da Universidade de São Paulo (EACH-USP). Doutorado em Ciências. Atuação em Biologia Molecular das Doenças Crônico-Metabólicas.

Mônica Rodrigues Perracini

Fisioterapeuta. Especialista em Gerontologia pela Sociedade Brasileira de Geriatria e Gerontologia (SBGG). Doutorado em Ciências da Reabilitação. Professora do Programa de Mestrado e Doutorado em Fisioterapia da Universidade Cidade de São Paulo (UNICID). Professora Colaboradora do Programa de Mestrado e Doutorado em Gerontologia da Faculdade de Ciências Médicas da Universidade Estadual de Campinas (UNICAMP).

Murilo Dáttilo

Nutricionista. Doutorado e Mestrado em Psicobiologia pela Universidade Federal de São Paulo (UNIFESP). Atua na área de Nutrição Clínica e Esportiva.

Myrian Najas

Nutricionista. Especialista em Gerontologia pela Sociedade Brasileira de Geriatria e Gerontologia (SBGG). Mestrado em Epidemiologia pela Universidade Federal de São Paulo (UNIFESP). Docente da Disciplina de Geriatria e Gerontologia da UNIFESP.

Naira de Fátima Dutra Lemos

Assistente Social. Especialista em Gerontologia pela Sociedade Brasileira de Geriatria e Gerontologia (SBGG). Mestre e Doutora em Ciências pela Universidade Federal de São Paulo (UNIFESP). Professora afiliada da Disciplina de Geriatria e Gerontologia da UNIFESP.

Nora Manoukian Forones
Médica. Professora Titular da Disciplina de Gastroenterologia da Universidade Federal de São Paulo (UNIFESP). Coordenadora do Setor de Oncologia de Tumores Gastrointestinais. Atua na área de Oncologia Gastrointestinal.

Paula de Abreu Toniolo
Médica. Residente em Endocrinologia e Metabologia.

Priscila Longo Larcher
Graduada em Ciências Biológicas. Especialização em Análises Clínicas pela Universidade São Judas Tadeu (USJT). Mestrado e Doutorado em Ciências em Microbiologia pela Universidade de São Paulo (USP). Pós-Doutorado na USP com Estágio na Ohio State University (College of Dentistry). Pós-Doutorado na Universidade Nove de Julho (UNINOVE). Atua como tutora do Curso Intermediário em Pesquisa Clínica (PROADISUS/HAOC). Professora nos Cursos de Medicina da Universidade Municipal de São Caetano (USCS) e da USJT. Integra o Corpo Docente do Programa em Pós-Graduação em Ciências do Envelhecimento da USJT. Pesquisadora do Grupo Ânima.

Rafael Tobias Athias
Médico. Residência em Clínica Médica pelo Sistema Único de Saúde. Residência em Geriatria no Hospital do Servidor Público Estadual.

Raphael Campanholi
Nutricionista. Mestrando em Ciências da Saúde pela Faculdade de Medicina do ABC. Atua como Professor em Cursos de Extensão e Pós-Graduação e Nutricionista Clínico do Esporte Clube Pinheiros.

Raquel Ferreira de Souza Siqueira
Nutricionista. Mestrado pelo Programa de Pós-Graduação *Stricto Sensu* em Ciências do Envelhecimento da Universidade São Judas Tadeu (USJT). Nutricionista Clínica no Hospital Municipal Universitário de Taubaté.

Regiane Aparecida dos Santos Albuquerque
Nutricionista. Especialista em Gerontologia da Universidade Federal de São Paulo (UNIFESP). Mestre em Ciências pela UNIFESP. Atua como nutricionista na Disciplina de Geriatria e Gerontologia da UNIFESP.

Regina Mara Fisberg
Nutricionista. Livre-Docente na Faculdade de Saúde Pública da Universidade de São Paulo (FSP-USP).

Rita de Cássia de Aquino

Nutricionista. Doutorado em Saúde Pública pela Faculdade de Saúde Pública da Universidade de São Paulo (FSP-USP). Docente no Programa de Pós-Graduação *Stricto Sensu* em Ciências do Envelhecimento da Universidade São Judas Tadeu (USJT).

Roberta de Oliveira Máximo

Fisioterapeuta. Mestrado em Fisioterapia pela Universidade Federal de São Carlos (UFSCar). Atua na área de Epidemiologia e Envelhecimento Musculoesquelético.

Rodolfo Augusto Alves Pedrão

Médico Geriatra. Especialista em Geriatria pela Sociedade Brasileira de Geriatria e Gerontologia. Especialista em Terapia Intensiva pela Associação de Medicina Intensiva Brasileira (AMIB). Médico da Unidade de Terapia Intensiva do Hospital de Clínicas da Universidade Federal do Paraná (UFPR).

Sandra Maria Lima Ribeiro

Nutricionista e Licenciada em Ciências Biológicas. Livre-Docência em Nutrição e Envelhecimento. Docente da Universidade de São Paulo (USP) – Escola de Artes, Ciências e Humanidades (EACH) e da Faculdade de Saúde Pública (FSP).

Sandra Regina Mota Ortiz

Bióloga. Neurocientista. Doutora em Fisiologia Humana e Pós-Doutorado em Neurociências. Atuação em Neurociências e Envelhecimento. Docente no Programa de Pós-Graduação *Stricto Sensu* em Ciências do Envelhecimento da Universidade São Judas Tadeu (USJT).

Shirley Stefanny Muñoz-Fernandez

Nutricionista. Mestrado em Ciências em Nutrição Humana Aplicada. Atuação em Pesquisa em Nutrição Clínica Geriátrica.

Silvana Paiva Orlandi

Nutricionista. Doutora em Epidemiologia pelo Programa de Pós-Graduação em Epidemiologia pela Universidade Federal de Pelotas (UFPel). Professora Adjunta do Departamento de Nutrição pela UFPel.

Sílvia Regina Valderramas

Fisioterapeuta. Professora do Programa de Pós-Graduação em Medicina Interna e Ciências da Saúde e Departamento de Prevenção e Reabilitação em Fisioterapia pela Universidade Federal do Paraná (UFPR).

Simone Fiebrantz Pinto

Nutricionista. Especialista em Gerontologia pela Sociedade Brasileira de Geriatria e Gerontologia (SBGG). Especialização em Nutrição Clínica em Saúde Coletiva em Gerontologia. Mestrado pela Pontifícia Universidade Católica do Paraná (PUC-PR). Preceptora no Programa de Geriatria Prática da Fundação de Apoio e Valorização do Idoso e Hospital Nossa Senhora das Graças – Curitiba.

Sueli Longo

Nutricionista. Mestrado em Comunicação Social. Atua na área de Nutrição em Esporte e Exercício Físico.

Tamyris dos Santos Gonçalves

Nutricionista. Especialização em Envelhecimento na forma de Residência Multiprofissional pela Universidade Federal de São Paulo (UNIFESP). Especialização em Cuidados Paliativos pelo Instituto Pallium Latinoamérica. Atuação em Nutrição e Envelhecimento.

Tania de Araújo Viel

Graduada em Ciências Biológicas. Professora Universitária da Escola de Artes, Ciências e Humanidades – EACH da Universidade de São Paulo (USP). Professora Associada II. Atua na área de Neuroplasticidade no Envelhecimento Saudável e na Doença de Alzheimer.

Tereza Loffredo Bilton

Fonoaudióloga. Especialista em Gerontologia pela Sociedade Brasileira de Geriatria e Gerontologia (SBGG) Doutorado em Radiologia Clínica pela Universidade Federal de São Paulo (UNIFESP). Atua na área de Disfagia e Deficiência Auditiva em Idosos: Avaliação e Tratamento.

Thiago Gonzalez Barbosa e Silva

Médico Mastologista e Cirurgião Geral. Doutorado em Epidemiologia pela Universidade Federal de Pelotas (UFPel). Professor das Faculdades de Medicina da UFPel e da Universidade Católica de Pelotas (UCPel). Membro do COCONUT – Grupo de Estudos em Nutrição e Composição Corporal.

Tiago da Silva Alexandre

Fisioterapeuta. Especialização em Gerontologia pela Universidade Federal de São Paulo (UNIFESP). Especialização em Gerontologia pela Sociedade Brasileira de Geriatria e Gerontologia (SBGG). Especialização em Fisioterapia em Gerontologia pela Associação Brasileira de Fisioterapia em Gerontologia (ABRAFIGE). Doutorado em Saúde Pública pela Universidade de São Paulo Pós-Doutorado em Epidemiologia e Saúde Pública pela University College London – United Kingdom. Docente do Departamento de Gerontologia e Orientador Permanente dos Programas de Pós-Graduação em Fisioterapia e em Gerontologia da Universidade Federal de São Carlos (UFSCar).

Apresentação da Série

No momento em que o estilo de vida passa a ser considerado como fator primordial para a manutenção da saúde, bem como prevenção e tratamento de doenças, falar sobre alimentação e nutrição é fundamental.

Gerenciar as escolhas alimentares, praticar exercício físico regularmente, garantir boa qualidade e quantidade de horas de sono, controlar o estresse inerente ao viver. Ações, a princípio simples, mas cuja complexidade na implementação requer atenção dos profissionais da saúde, quer seja no que diz respeito a incluir a avaliação destes fatores para definição do diagnóstico, quanto a estar preparado para estimular novos comportamentos.

Neste contexto, é com imensa satisfação que apresento aos profissionais, docentes e estudantes da área da saúde, a Série Alimentação e Nutrição. Projeto idealizado visando trazer, para cada tema abordado, a discussão sobre a condução das situações cotidianas no atendimento nutricional baseada em evidências científicas.

O projeto editorial dos volumes da Série Alimentação e Nutrição apresenta renomados autor(es) e colaborador(es) especialistas e com credibilidade científica em suas respectivas áreas de atuação. O trabalho de cada um deles é considerado como fundamental na construção da identidade de cada obra.

Desejo a todos boa leitura.

Sueli Longo
Coordenadora da
Série Alimentação e Nutrição

Apresentação do Volume

A Gerontologia Clínica no Brasil teve seu início na década de 1980, e nossos estudos em Nutrição nesta área começaram em 1987, e já são quase 35 anos dedicados à área de Nutrição em Envelhecimento na Escola Paulista de Medicina, hoje Universidade Federal de São Paulo. Nutrição é hoje uma ciência associada a qualidade de vida, a uma boa forma física e a um envelhecimento ativo, saudável e bem-sucedido.

Manter um padrão alimentar adequado, onde são contemplados os alimentos e nutrientes com boa distribuição, e respeitando os hábitos alimentares, deve ser o objetivo de todo nutricionista com indivíduos de qualquer idade. Mas, para o nosso trabalho com a parcela mais idosa da população, necessitamos ter um profundo conhecimento das alterações fisiológicas e corpóreas que ocorrem, para que nossas intervenções de fato propiciem um cuidado clínico adequado.

Neste livro procuramos apresentar e discutir conceitos e indicar ferramentas que permitam aos nutricionistas e médicos realizar intervenções adequadas a essa parcela da população. Em parceria com a professora Rita de Cássia de Aquino, nutricionista e docente no Mestrado em Ciências do Envelhecimento da Universidade São Judas Tadeu, convidamos para a colaboração profissionais renomados e experientes para compor os capítulos desse livro.

Iniciamos pela Epidemiologia, apresentamos todas as possíveis formas de avaliação, discutimos os problemas nutricionais de maior impacto para a pessoa idosa com fragilidade e sarcopenia, mostramos a intervenção nas principais doenças, e terminamos com as diversas modalidades de atenção à saúde do idoso.

Devemos considerar que ainda temos muito que aprender, e quanto mais nonagenários e centenários tivermos, podemos afirmar que a Nutrição no Envelhecimento terá sua importância cada vez maior.

Agradecemos de forma muito especial a todos os colegas que participaram da elaboração desta obra. Sem o trabalho de vocês nada seria possível. Não temos dúvidas que estão entre os melhores profissionais deste País. A todos vocês nosso muito obrigada!

Para os leitores, apresentamos nosso livro de forma sucinta e prática, mas com potencial de exploração infinita que só a leitura poderá dar a dimensão que gostaríamos. Em meu nome e no da professora Rita de Cássia de Aquino, muito obrigada pela confiança, e boa leitura!

Myrian Najas

Prefácio

No princípio dos anos 1980 tivemos o início, no Brasil, de uma especialidade ainda não inserida no contexto acadêmico, a Geriatria e Gerontologia. Passadas mais de 3 décadas, assim como previsto por todos os indicadores epidemiológicos da época, estamos vivenciando efetivamente esse aumento exponencial e esperado da população idosa, já com tendência de inversão da nossa pirâmide populacional.

Apesar de termos evoluído em conhecimento nesse período, ainda temos muito a implementar e aperfeiçoar no cuidado dessa população. Sem dúvida, entre todas especialidades, uma das que mais se desenvolveu foi a Nutrição Clínica.

Esse início de estudo do envelhecimento populacional no nosso meio foi marcado pela atuação integrada de equipes multidisciplinares, compostas por médicos, nutricionistas, fisioterapeutas, assistentes sociais, psicólogos, entre diversas outras áreas de igual importância. Nunca se discutiu o papel fundamental da abordagem nutricional nessa faixa da população, mas, sem dúvida, atravessamos um momento especial de reconhecimento da importância dos aspectos nutricionais e orientações alimentares como decisivos na qualidade de vida dos idosos.

Esse livro vem coroar todo o trabalho desenvolvido nesse período pelos profissionais de nutrição, em especial a atuação das Professoras Myriam Spinola Najas e Rita de Cássia de Aquino. A escolha detalhada dos temas relacionados à nutrição, abordados em seus capítulos, mostra a fundamental integração com diversas especialidades, como exemplo, Oncologia, Neurologia, Endocrinologia, Nefrologia, todas diretamente relacionadas e, porque não dizer, dependentes do ajuste de padrões alimentares protetores, visando melhores resultados terapêuticos.

Além dessa importante integração com especialidades, observaremos uma abordagem ampla da integração dos aspectos nutricionais com as peculiaridades do ambiente onde esses indivíduos idosos estão sendo tratados ou acompanhados, ambulatórios, enfermarias, inclusive terapias intensivas, denotando a necessidade imperativa de padronização das questões nutricionais relativas às diferentes complexidades de acompanhamento. Leva em consideração os aspectos de prevenção e tratamento de doenças, mas destaca a necessidade de adequação e treinamento dos profissionais que atuam nesses diversos ambientes de cuidado à saúde de idosos.

Esse livro tem o mérito de reunir profissionais das diversas áreas da saúde que se destacam na assistência gerontológica, ao mesmo tempo que representam os mais importantes serviços universitários do País. Nesse trabalho, de tamanho peso científico e abrangência, novamente destacamos a experiência, o conhecimento e dinamismo das autoras e coordenadoras, Professoras Myrian Spinola Najas e Rita de Cássia de Aquino, dedicadas a difundir a importância da nutrição pela atuação em suas atividades acadêmicas.

A composição de temas especialmente escolhidos para esse livro valoriza essa área do conhecimento e colabora para entendermos como envelhecer de forma saudável. A honra de prefaciar este magnífico trabalho só pode ser comparada ao prazer de compartilhar com os autores e leitores essa imensa alegria.

João Toniolo Neto
Geriatra

Sumário

PARTE I   **Aspectos Gerais, 1**

Capítulo 1   Epidemiologia do Envelhecimento Populacional, 3
Luiz Roberto Ramos
Félix de Jesus Neves

Capítulo 2   Nutrição em Gerontologia, 13
Myrian Najas

Capítulo 3   Avaliação Gerontológica Ampla, 21
Mônica Rodrigues Perracini
Naira de Fátima Dutra Lemos
Marlon Juliano Romero Aliberti

PARTE II   **Estado Nutricional, 33**

Capítulo 4   Avaliação Antropométrica e suas Limitações, 35
Tamyris dos Santos Gonçalves
Lilian Barbosa Ramos

Capítulo 5   Avaliação de Imagens e Bioimpedância, 47
Aline Porciúncula Frenzel
Silvana Paiva Orlandi
Maria Cristina Gonzalez

Capítulo 6   Triagem Nutricional, 55
Rita de Cássia de Aquino
Flavia Ferreira Prado
Raquel Ferreira de Souza Siqueira

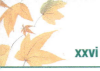

PARTE III   Síndromes Geriátricas e Nutrição, 65

Capítulo 7   Desnutrição, 67
Clarice Cavalero Nebuloni
Giselle Vitto Reis Pereira
Regiane Aparecida dos Santos Albuquerque

Capítulo 8   Fragilidade e Sarcopenia, 75
Thiago Gonzalez Barbosa e Silva
Tiago da Silva Alexandre

Capítulo 9   Obesidade Sarcopênica e Dinapenia, 89
Tiago da Silva Alexandre
Roberta de Oliveira Máximo
Mariane Marques Luiz

Capítulo 10   Disfagia, 103
Tereza Loffredo Bilton
Luciane Teixeira Soares

PARTE IV   Alimentação e Nutrição no Envelhecimento, 113

Capítulo 11   Avaliação de Consumo Alimentar, 115
Ligiana Pires Corona
Carolina Neves Freiria
Daniela de Assumpção

Capítulo 12   Padrões Alimentares Protetores, 129
Rita de Cássia de Aquino
Ágatha Nogueira Previdelli
Regina Mara Fisberg

Capítulo 13   Exames Laboratoriais Indicativos de Deficiências Nutricionais, 141
Carlos André Freitas dos Santos
Jullyana Chrystina Ferreira Toledo Affonso

Capítulo 14   Nutrição e Exercício Físico, 151
Sueli Longo
Murilo Dáttilo
Raphael Campanholi

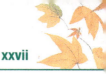

Sumário

PARTE V   **Doenças Crônicas, 161**

Capítulo 15   Doenças Cardiovasculares, 163
Luciene de Oliveira
Camila Cristina da Silva Santos

Capítulo 16   Doença Renal Crônica, 179
Mariana Leister Rocha Innecchi
Christiane Ishikawa Ramos
Fabiana Baggio Nerbass

Capítulo 17   Doenças Oncológicas, 191
Jéssica Sillas de Freitas
Érica Line de Oliveira Pedron
Nora Manoukian Forones

Capítulo 18   Envelhecimento e *Diabetes Mellitus*, 203
Adriana Machado Saldiba de Lima
Daiane Fuga da Silva
Sandra Regina Mota Ortiz

Capítulo 19   Osteoporose e Osteossarcopenia, 213
Fânia Cristina dos Santos
Luca de Manzano Zarattini Gomez
Rafael Tobias Athias

Capítulo 20   Queixas Dispépticas, 223
José Pedro Areosa Ferreira
Cristiane Medeiros

Capítulo 21   Disbiose Intestinal, 233
Priscila Longo Larcher
Camila de Melo Accardo

Capítulo 22   Demências, 247
João Senger

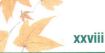

Capítulo 23 Inflamação Crônica de Baixo Grau no Envelhecimento, 255
Sandra Maria Lima Ribeiro
Marcelo Macedo Rogero
Shirley Stefanny Muñoz-Fernandez
Tania de Araujo Viel
Miguel Humberto Garay Malpartida

PARTE VI **Níveis de Atenção à Saúde, 269**

Capítulo 24 Atendimento Clínico em Ambulatório e Consultório, 271
Clineu de Mello Almada Filho
André Henrique Rodrigues dos Santos

Capítulo 25 Instituições de Longa Permanência para Idosos, 277
Melissa Côrtes da Rosa
Maria Luiza Freitas Annes
Carolina Böettge Rosa

Capítulo 26 A Arte da Desospitalização, 287
João Toniolo Neto
Ana Beatriz Galhardi Di Tommaso
Paula de Abreu Toniolo

Capítulo 27 Cuidados Nutricionais na Unidade de Terapia Intensiva, 295
Rodolfo Augusto Alves Pedrão
Simone Fiebrantz Pinto
Sílvia Regina Valderramas

Capítulo 28 Cuidados Paliativos, 305
Ana Beatriz Galhardi Di Tommaso
Amabile Guiotto Bezerra

Capítulo 29 Atendimento Clínico em Centro de Referência, 315
Ana Paula Maeda de Freitas
Amabile Guiotto Bezerra
Carolina de Campos Horvat Borrego
Fernanda Salzani Mendes

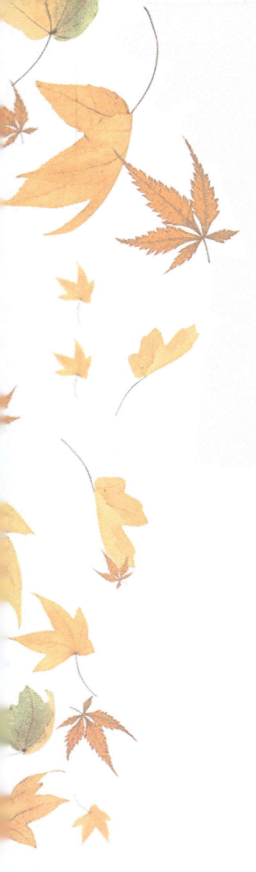

Parte I

Aspectos Gerais

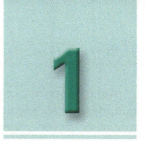

Epidemiologia do Envelhecimento Populacional

Luiz Roberto Ramos

Félix de Jesus Neves

■ Principais termos

- **Transição demográfica:** fenômeno caracterizado pelo envelhecimento populacional em decorrência da redução das taxas de mortalidade e fecundidade, com consequente aumento da expectativa de vida e da proporção de idosos na população.
- *Boom* **da população idosa:** crescimento acelerado da população de idosos
- **DCNT:** doença crônica não transmissível.
- **Transição epidemiológica:** processo de redução das prevalências de doenças infecciosas e parasitárias e aumento das DCNT.
- **Transição nutricional:** aumento no consumo de alimentos ultraprocessados, gordura saturada e açúcares simples e redução do consumo de alimentos *in natura* e minimamente processados, carboidratos complexos e fibras.
- **AVD:** Atividades da vida diária (vestir-se, tomar banho, medicar-se, fazer compras, dentre outras).
- **Capacidade funcional:** potencial físico e cognitivo do idoso em realizar as AVD de forma autônoma e independente
- **Intervenção nutricional:** ações de educação alimentar e nutricional voltadas para a promoção da alimentação saudável.
- *E-health* **e** *m-health*: uso de tecnologias de comunicação digital (computadores, smartphones, aplicativos e dispositivos móveis) para o cuidado em saúde.

A busca por respostas sobre como prolongar a vida é uma das principais indagações que movem a humanidade. Seja através dos cuidados médicos primitivos durante a era glacial, do desenvolvimento da agricultura, ou do avanço de tecnologias de diagnóstico, tratamento e cura de doenças, nós sempre objetivamos não apenas sobrevivência, mas alternativas para vivermos cada vez mais e melhor. Neste primeiro capítulo será dada ênfase aos fatores que resultaram no nosso atual padrão demográfico do ponto de vista etário, e como o estilo de vida se relaciona com a expectativa de vida através da promoção do envelhecimento saudável e ativo.

■ Envelhecimento populacional: para onde e como estamos indo?

A era contemporânea é marcada por períodos que se caracterizaram por melhorias nas condições de vida e de saúde da população. O século XIX foi uma fase de intenso desenvolvimento econômico, preocupação pela oferta de melhores condições de trabalho e moradia, e investimento em educação e segurança social, com o objetivo de elevar o padrão sanitário e aumentar o padrão de vida, em especial nos países europeus. Como projetado por Condorcet um século antes, o progresso da espécie humana se baseou em processos que resultaram na redução das desigualdades, através de reformas institucionais, revoluções sociais, evolução da ciência, avanço tecnológico, aumento da produtividade agrícola e de trabalho, e ascensão da medicina preventiva.

Já no século XX, o investimento em tecnologia e a modernização da produção agrícola durante a Revolução Verde, com o intuito de erradicar a fome que assolou o mundo durante a II Grande Guerra Mundial, aqueceram a economia e determinaram um novo período de expansão econômica. Algumas consequências disso foram o aumento da demanda por capital humano, o que levou ao aumento da participação social da mulher, principalmente no mercado de trabalho, a transformação de um sistema econômico pré--industrial em industrial e a mudança de uma população tipicamente rural para urbana na maioria dos países. Gozando de melhores condições econômicas, de habitação e saneamento, e maior acesso aos serviços de saúde, grande parte da população passou a viver mais e com melhor qualidade de vida.

Tanto no século XIX quanto no XX, esses movimentos produziram um fenômeno chamado de transição demográfica, com alterações importantes nos padrões de natalidade e mortalidade.[1] Um período de transição demográfica é caracterizado por um momento inicial em que as taxas de natalidade e mortalidade se encontram simultaneamente elevadas (fase primitiva), fator que produz estabilização do tamanho da população. Em seguida, na fase de "convergência de coeficientes", a taxa de natalidade permanece alta, enquanto a taxa de mortalidade cai substancialmente. Na fase final ocorre uma aproximação das taxas de mortalidade e de natalidade, ambas com valores baixos, o que além de provocar crescimento populacional e alargamento na pirâmide etária referente à população idosa, também é responsável pelo aumento da expectativa de vida.

É importante considerar que a transição demográfica iniciada em meados do século XX no Brasil ocorreu numa velocidade jamais vista antes. Enquanto os países europeus levaram séculos para alcançar uma expectativa de vida superior a 70 anos, esse feito no país foi alcançado num espaço de pouco mais de 50 anos. O brasileiro, que vivia em média 43 anos em 1950, viu esse número saltar para 77 anos em 2010, reflexo de processos de industrialização e desenvolvimento econômico profundamente acelerados. No entanto, por ser um país marcado pela desigualdade social, as realidades se demonstram bastante heterogêneas quando comparadas as expectativas de vida entre as macrorregiões do país ou até entre os bairros de um mesmo município.

O atual efeito da transição demográfica está sendo caracterizado por uma "explosão populacional" e pelo chamado "*boom*" da população idosa. A população mundial, que era de 2,5 bilhões de pessoas em 1950 quase triplicou em 2005, alcançando o número de 6,5 bilhões, chegando em 7,7 bilhões em 2020. Nesse mesmo período, a população idosa saltou de 202 milhões para 1,1 bilhão, podendo chegar a 2,1 bilhões em 2050 de acordo com projeção feita pela Organização das Nações Unidas (ONU).[2] No Brasil, 2,4% da população era formada por idosos em 1950, chegando a 6% em 2000 e 11% em 2020. Estima-se que a partir de 2030, o número de pessoas com 60 anos ou mais no país alcance quase 20% da população, ultrapassando pela primeira vez o número de crianças e adolescentes.

■ O paralelo entre as transições demográfica, epidemiológica e nutricional

Um fator marcante da transição demográfica no século XX foi a preocupação pela oferta de uma alimentação adequada e suficiente para se alcançar um bom estado de saúde. A busca pelo aumento da produção alimentícia colocou o alimento como elemento central para o bom desenvolvimento humano. No entanto, apesar da consolidação do Direito Humano à Alimentação Adequada promulgado na Declaração Universal dos Direitos Humanos em 1948 pela ONU, a promoção da alimentação saudável só passou a ser uma realidade no início do século XXI.

Enquanto o fortalecimento da medicina e o investimento em pesquisas científicas se consolidavam como fatores fundamentais para o controle das doenças infecciosas e parasitárias, as quais representavam as principais causas de morte até os anos 1950, as mudanças socioeconômicas (urbanização, crescimento econômico, industrialização, avanço tecnológico) impactavam diretamente o estilo de vida da população, levando ao aumento das práticas alimentares pouco saudáveis, do sedentarismo e do tabagismo. Em decorrência disso, as prevalências das doenças crônicas não transmissíveis (DCNT) como a obesidade, diabetes tipo 2 (DM2), hipertensão arterial sistêmica (HAS), dislipidemias, doenças cardiovasculares (DCV), doença pulmonar obstrutiva crônica (DPOC) e a depressão começaram a crescer vertiginosamente. Esse fenômeno que alterou o perfil de morbimortalidade da população é denominado transição epidemiológica, e continua representando a situação de saúde no Brasil e em boa parte dos países desenvolvidos e em desenvolvimento.[1]

O padrão alimentar que antes era baseado no consumo de alimentos *in natura* ou minimamente processados passou a ser caracterizado pelo consumo excessivo de alimentos processados e ultraprocessados, ricos em gordura saturada e açúcares simples, com densidade calórica elevada e baixo teor de carboidratos complexos e fibras. Via de regra, esses alimentos possuem ampla variedade e disponibilidade de mercado, além de apresentarem custo acessível para os grupos em todas as faixas de renda. Tal processo de mudança na cultura alimentar da população (transição nutricional) teve como principal efeito a redução da prevalência de desnutrição concomitante ao aumento importante da obesidade. Apesar da desnutrição ainda representar um importante problema de saúde pública, atingindo aproximadamente 7% da população mundial, a prevalência desse agravo vem apresentando uma queda contínua desde a segunda metade do século XX devido ao controle de fatores de risco como as más condições de saneamento e habitação e as doenças infecto-parasitárias.

Por outro lado, a prevalência de obesidade tem crescido de forma alarmante nos últimos 40 anos, sendo hoje considerada uma grave pandemia pela Organização Mundial da Saúde (OMS), estando associada com o surgimento das demais DCNT. Apesar de sua causa ser multifatorial, a obesidade possui além dos maus hábitos alimentares, o sedentarismo como um dos principais fatores de risco. A modernização do trabalho foi crucial para tornar a população mais sedentária, fazendo com que o trabalho braçal, comum nas lavouras, construções e no setor extrativista, fosse gradativamente substituído pela ação de máquinas e equipamentos industriais, que demandam um menor esforço físico. Ademais, os bens de consumo duráveis como eletrodomésticos, a televisão e o computador se tornaram itens comuns nos domicílios, fazendo com que as atividades domésticas e de lazer exigissem pouco gasto de energia. Segundo a Pesquisa Nacional por Amostra de Domicílios (PNAD 2015), apenas 38% da população brasileira relata praticar atividade física, sendo esse percentual ainda menor quando analisada a população idosa (28%). O resultado dessa equação é o balanço energético positivo, aumento do peso corporal e do índice de massa corpórea (IMC), podendo levar ao sobrepeso e à obesidade.[3]

A relação do tabagismo com as DCNT começa com a popularização do cigarro através do cinema e da mídia, relacionando-o positivamente com um estilo de vida moderno nos anos 1950. Apesar de na mesma década, estudiosos já alertarem para a forte associação do fumo com o câncer de pulmão, o hábito de fumar tornou-se cada vez mais prevalente até o final do século XX. Atualmente, segundo a pesquisa de Vigilância de Fatores de Risco e Proteção para Doenças Crônicas por Inquérito Telefônico (VIGITEL) realizada em 2019, um em cada dez brasileiros ainda faz uso do tabaco. Essa proporção aumenta para aproximadamente uma em cada cinco pessoas, quando analisadas aquelas com 55 anos de idade ou mais. Além dos problemas pulmonares, estudos evidenciam que o tabagismo também aumenta o risco de o fumante desenvolver HAS e DCV.[4]

Desde o início dos anos 2000, com base em fortes evidências científicas que demonstraram a associação entre estilo de vida hígido e prevenção de DCNT, a OMS vem criando estratégias voltadas para reduzir os riscos e a incidência desses desfechos de saúde. Alguns exemplos são a Estratégia Global em Alimentação Saudável, Atividade Física e Saúde em 2003, a Estratégia Global para Prevenção e Controle de DCNT entre 2008 e 2013, e mais tarde, o Plano global para a prevenção e controle de DCNT, de 2013 a 2020. Mesmo assim, esses agravos de saúde ainda são os principais responsáveis pelas taxas de morbimortalidade em todo o mundo, com a HAS e o DM2 entre as cinco principais causas de morte. A prevalência de obesidade quase que duplicou nas últimas duas décadas, sendo o Brasil o 5º país em proporção de obesos, atingindo 26% da população total. Entre a população mundial com idade igual ou superior a 60 anos, estima-se que 80% apresente pelo menos uma DCNT.[5]

Capítulo 1 Epidemiologia do Envelhecimento Populacional

É importante ressaltar também que apesar da urbanização e do crescimento demográfico, a dinâmica dos grandes centros urbanos (residir em apartamentos, mais tempo gasto no ambiente de trabalho) aumentou o isolamento social e a prevalência de transtornos mentais como ansiedade e depressão. Considerada o mal do século XXI, a depressão atinge hoje cerca de 264 milhões de pessoas, aproximadamente 4% da população mundial. A prevalência chega a 7% entre os idosos, por serem mais afetados pelo isolamento, pela falta de espaço no mercado de trabalho, por viverem em grande parte institucionalizados e por dependerem de um sistema de saúde despreparado para a demanda de atenção à saúde criada pelo envelhecimento populacional.[6]

■ Envelhecimento e funcionalidade

Além do sedentarismo, tabagismo e do consumo excessivo de gordura saturada e açúcares simples, estudos demonstram que quanto mais avançada é a idade, maior a chance de ser acometido por uma DCNT, devido ao fato do processo natural de envelhecimento ser acompanhado pela redução da funcionalidade celular e dos sistemas endócrino, imunológico, circulatório, respiratório e musculoesquelético.[7] Por exemplo, a perda da sensibilidade dos receptores hormonais e redução da função endócrina levam à redução da secreção de hormônios, entre eles a insulina. Uma produção insuficiente de insulina ocasiona aumento de glicose sanguínea, sobrecarga do pâncreas e desenvolvimento do DM2. A HAS pode ser causada pela disfunção endotelial provocada pelo aumento da rigidez arterial e acúmulo de colágeno no interior dos vasos sanguíneos. Quanto à obesidade, a redução da síntese proteica juntamente com a inatividade física acelera o processo de perda de massa magra e aumento de tecido adiposo, levando ao acúmulo de gordura (principalmente na região abdominal). Já a DPOC tem como fator de risco o enfraquecimento do sistema imune, além da redução da força dos músculos respiratórios e da complacência da parede torácica.

A cognição é outra dimensão diretamente afetada pelo envelhecimento. Disfunções fisiológicas causadas por fatores como lesão das estruturas celulares, dano no DNA e aumento do estresse oxidativo provocam alterações neurológicas e agravos de saúde neurodegenerativos que causam comprometimento cognitivo, perda de memória e prejudicam a interação social do idoso. Alguns exemplos dessas doenças são a esclerose, a doença de Parkinson e a doença de Alzheimer, que juntamente com outras demências, atinge um número elevado de idosos em esfera mundial.

Apesar das doenças neurodegenerativas e as DCNT apresentarem um longo período de latência, elas podem elevar o grau de incapacidade funcional do idoso, agravando o habitual quadro causado pela perda de massa muscular. O DM2, por exemplo, pode causar redução da acuidade visual, enquanto a HAS e a obesidade são fatores de risco para o acidente vascular cerebral (AVC), cujo efeito geralmente é a perda de mobilidade física. A demência e a esclerose aumentam o risco de quedas e fraturas, que podem deixar o idoso acamado por um longo período, e a DPOC provoca dispneia e fadiga em situações que exigem algum esforço físico.

A perda da capacidade funcional nesses casos pode ser descrita como a inaptidão para realizar as atividades da vida diária (AVD, como vestir-se, tomar banho, medicar-se, fazer compras) sem a ajuda de terceiros, o que aumenta a dependência e reduz sua autonomia e prejudica a qualidade de vida. Ademais, os altos custos relacionados ao cuidado em saúde de indivíduos nessa condição (medicamentos, assistência médica, transporte, entre outros) oneram os sistemas de saúde e podem afetar outros setores públicos, afetando o setor econômico.

A alimentação saudável é essencial para a prevenção das doenças neurodegenerativas, DCNT e perda da capacidade funcional. Um baixo consumo de alimentos ultraprocessados aliado ao consumo diário de frutas e grãos integrais auxilia na regulação dos níveis sanguíneos de insulina e glicose, na redução do colesterol total e do acúmulo de gordura abdominal, no fortalecimento do sistema imunológico e retarda o envelhecimento neurológico. Dessa forma, através do estímulo à alimentação adequada, equilibrada em macronutrientes, vitaminas e minerais, é possível evitar ou controlar as complicações causadas pelas DCNT e agravos neurodegenerativos que acarretam em graus de incapacidade física, proporcionando um envelhecimento saudável, ativo, e um nível de qualidade de vida satisfatório.[5]

A recomendação feita pela OMS e pelo Ministério da Saúde é que uma dieta saudável deve ter como base alimentos *in natura* e minimamente processados, com duas a três porções diárias de frutas, legumes e verduras (FLV) e três porções de grãos integrais. Porém, em esfera mundial, o consumo desses alimentos está abaixo do recomendado em mais da metade da população idosa. No Brasil, inquéritos como a Pesquisa de Orçamentos Familiares (POF) também têm evidenciado essa tendência nos últimos 20 anos. Esse padrão de consumo é influenciado (além da cultura alimentar estabelecida pela transição nutricional) pelas alterações morfofuncionais do sistema digestivo comuns ao indivíduo idoso (perda de peças dentárias, redução da produção de saliva, atrofia da mucosa gástrica, acloridria), que dificultam os processos de mastigação, deglutição e digestão de alimentos. Esses fatores fazem com que sejam evitados alimentos de consistência rígida (grande parte das FLV e grãos integrais) e priorizadas na dieta as preparações mais tenras como pães, bolos e massas, as quais geralmente possuem baixo teor de vitaminas e minerais.[8]

Variáveis socioeconômicas (renda, escolaridade), demográficas (sexo, estado conjugal), e relacionadas à condição de saúde também interferem na escolha, preparação e consumo dos alimentos. Outro ponto a ser ressaltado é que nem sempre os alimentos saudáveis são de fácil acesso. Os desertos alimentares* se tornam cada vez mais comuns na medida em que as cidades se tornam mais industrializadas e a produção sustentável é menosprezada, aumentando a disponibilidade de alimentos ultraprocessados.

■ Estratégias para a promoção do envelhecimento ativo

Considerando que a promoção do envelhecimento ativo e saudável é uma das diretrizes da Política Nacional de Saúde da Pessoa Idosa (PNSPI) instituída na Portaria 2528/GM de 19 de outubro de 2006, e sabendo que a alimentação saudável e a prática de atividade

---

*Locais com pouca oferta de alimentos in natura ou minimamente processados, geralmente localizados em áreas urbanas periféricas com maior contingente de pessoas com baixo poder aquisitivo, sendo um efeito da desigualdade social local.

física fazem parte do caminho para se envelhecer com boa saúde, surge o questionamento: é possível fazer o idoso incorporar hábitos saudáveis ao seu cotidiano, considerando o crescimento exponencial dessa população e suas especificidades culturais e morfológicas? Estudiosos tentam responder essa pergunta há décadas, através de estratégias de estímulo a um estilo de vida saudável. A educação em saúde é uma dessas estratégias, por possibilitar abranger ações que envolvem todas as áreas da promoção de um estilo de vida saudável. Essa abordagem considera a busca pela transformação e desenvolvimento da consciência crítica de um indivíduo ou de uma coletividade no que tange aos seus problemas de saúde, com o intuito de criar soluções para resolvê-los.

Nesse sentido, merece destaque a abordagem em que se insere a Educação Alimentar e Nutricional (EAN). A EAN é uma das bases utilizadas pelo Ministério da Saúde para a criação de políticas públicas voltadas para o envelhecimento ativo e sadio através da valorização da alimentação, respeitando as crenças e representações em que está envolvida, tendo como principal objetivo o acesso à alimentação adequada do ponto de vista quantitativo e qualitativo, com reflexo positivo na saúde. Considerando o crescente aumento da demanda por tratamentos direcionados ao alcance, recuperação ou manutenção da autonomia de indivíduos com 60 anos de idade ou mais, principal desafio dos setores de saúde em relação à transição demográfica, a EAN configura-se em importante ferramenta de promoção da saúde.[5] Recentes estudos experimentais realizados com amostras de indivíduos com 60 anos ou mais demonstraram efetividade de intervenções nutricionais que almejaram o aumento do consumo dos grupos alimentares FLV, pescados, leite e derivados, e de nutrientes como fibras, proteínas e gordura insaturada. Os pesquisadores também observaram redução no consumo de carboidratos e gordura saturada após atividades de educação alimentar e nutricional. De modo geral, as intervenções entre idosos são baseadas em atividades teóricas e práticas sobre alimentação e nutrição, sendo mais efetivas aquelas realizadas em grupo, com duração mínima de 6 meses e que utilizam metodologia ativa, com intensa participação dos idosos durante o processo de aprendizado. Outras características importantes que trazem resultados positivos são a entrega de materiais didáticos sobre alimentação saudável para leitura (livros, panfletos, receitas, planos alimentares) e feedbacks sobre a evolução do comportamento alimentar do idoso durante e após a intervenção. Novas estratégias como oficinas de culinária e técnicas para cultivo de hortas em ambientes urbanos também se destacam como promissoras, além de terem perfil terapêutico e prevenirem problemas psicológicos como a depressão e ansiedade.[8]

Muitos pesquisadores também obtiveram bons resultados ao realizarem experimentos em que as intervenções em saúde se basearam no estímulo à prática de atividade física. Um estudo recente realizado no Brasil propôs recomendações de exercício aeróbico para fortalecimento muscular, flexibilidade e equilíbrio, associado ao aconselhamento individual e personalizado realizado por profissionais de saúde, e ao georreferenciamento de locais onde o idoso pudesse se exercitar de forma cômoda, com base na sua região de domicílio. Ao final do estudo, os autores verificaram que os participantes aumentaram o tempo de prática de atividade física em mais de 90 minutos por semana e superaram a recomendação mínima da OMS (150 minutos/semana). Intervenções que combinam a promoção da alimentação saudável e da atividade física também tem se mostrado efetiva no propósito de mudar o estilo de vida de idosos, como evidenciado por revisões sistemáticas e meta-análises recém-publicadas.[9]

É fundamental considerar também a necessidade de inclusão digital da população idosa. Apesar do considerável aumento no número de idosos que aderiram ao uso da internet, computadores e smartphones na última década, a grande maioria ainda não está familiarizada ou não está conectada ao ambiente virtual. A inclusão digital tem seu potencial de promoção do envelhecimento ativo expresso em pelo menos três fatores principais:

1. Prevenção da perda cognitiva através de *softwares* e jogos de estimulação cognitiva, programas que incluem treinamento em diferentes etapas que aumentam gradualmente o nível de exigência da função cognitiva, favorecendo a sua manutenção e retardando o seu declínio. A literatura sobre este tema evidencia que o simples uso da internet (acesso a sites e uso de *e-mail*) após os 50 anos é capaz de prevenir o déficit cognitivo e a perda de memória, e combinar o estímulo da atividade cerebral com a prática de atividade física implica em melhora da função cognitiva global do indivíduo.
2. Melhora da condição de saúde utilizando tecnologia *e-health* e *m-health*, que consiste em dispositivos móveis e aplicativos de celular voltados para a promoção de estilo de vida saudável através de compartilhamento de informações e práticas de cuidado em saúde. Desde o estímulo ao consumo de água, ao monitoramento de passos dados durante um dia, essa tecnologia contribui para a população idosa melhorar sua autonomia e independência, adicionar mais anos de vida saudáveis e aumentar a expectativa de vida. Além disso, a telemedicina tem ganhado cada vez mais espaço na prática em saúde, favorecendo a assistência médica para idosos com pouca mobilidade física.
3. Integração social alcançada pela criação de novas redes de relações sociais, possibilitando o entretenimento e lazer juntamente com a interação com outras pessoas e grupos. A inclusão digital para o idoso funciona então como uma ferramenta de suporte social que auxilia na redução do isolamento social e da solidão característicos nessa faixa etária, atuando como fator psicoterapêutico que proporciona um impacto positivo na qualidade de vida.[10]

■ Conclusão

Esse processo demográfico, social, econômico e cultural que acompanha o envelhecimento da população, pode ser visto como a revolução da longevidade, em curso. Na área da saúde pública teremos que mudar paradigmas pensando na saúde do idoso. Focar na funcionalidade e monitorar perdas funcionais de forma interdisciplinar. Propiciar um bom acompanhamento das DCNT, mantê-las controladas, e prover meios de reabilitar as perdas funcionais com tecnologia assistiva, desde as mais simples – uma lente ocular, um aparelho auditivo – até as mais sofisticadas como aplicativos e robôs.

■ Tópicos relevantes abordados no capítulo

- É estimado que a população idosa no Brasil alcance a marca histórica de 20% do total da população até 2030, ultrapassando o percentual da população formada por crianças e adolescentes.

- De forma geral, o padrão de consumo alimentar do idoso brasileiro é caracterizado pelo baixo consumo de alimentos *in natura* e minimamente processados.
- As prevalências de DCNT têm aumentado bruscamente nas últimas 4 décadas concomitantemente ao *boom* da população idosa.
- A limitação da capacidade funcional é um dos principais fatores que prejudicam a qualidade de vida do idoso, por reduzir a sua autonomia e independência.
- Intervenções baseadas no estímulo à alimentação saudável e à prática de atividade física são efetivas para a mudança do estilo de vida e promoção do envelhecimento ativo.
- A inclusão digital é uma importante ferramenta de prevenção do declínio cognitivo, além de favorecer a integração e socialização do idoso.

Referências bibliográficas

1. Vermelho LL, Monteiro MFG. Transição demográfica e epidemiológica. In: Roberto Andrade Medronho, Diana Maul de Carvalho, Katia Vergetti Bloch, Raninr Raggio Luiz, Guilherm L. Werneck, organizadores. Epidemiologia. São Paulo: Atheneu, 2006.
2. United Nations Organization. World Population Ageing 2019: highlights [Internet]. New York: United Nations; 2019 [citado em 18 de março de 2021]. Disponível em: https://www.un.org/en/development/desa/population/publications/pdf/ageing/WorldPopulationAgeing2019-Highlights.pdf.
3. Instituto Brasileiro de Geografia e Estatística. Pesquisa Nacional por Amostra de Domicílios. Prática de esporte e atividade física: 2015. Rio de Janeiro: IBGE, 2017. https://biblioteca.ibge.gov.br/visualizacao/livros/liv100364.pdf.
4. Ministério da Saúde. Secretaria de Vigilância em Saúde. Departamento de Análise de Saúde e Vigilância de Doenças Não Transmissíveis. Vigitel Brasil 2019: vigilância de fatores de risco e proteção para doenças crônicas por inquérito telefônico: estimativas sobre frequência e distribuição sociodemográfica de fatores de risco e proteção para doenças crônicas nas capitais dos 26 estados brasileiros e no Distrito Federal em 2019. Brasília: Ministério da Saúde, 2020. http://bvsms saude.gov.br/bvs/publicacoes/vigitel_brasil_2019_vigilancia_fatores_risco.pdf.
5. Amine EK, Baba NH, Belhadj M, Deurenberg-Yap M, Djazayery A et. al. Diet, Nutrition and the Prevention of Chronic Diseases. Geneva: World Health Organization, 2003. https://apps.who.int/iris/bitstream/handle/10665/42665/WHO_TRS_916.pdf;jsessionid=F71ED2CD58AAD1B965A14D44DE59500F?sequence=1.
6. World Health Organization. Mental health of older adults - Key facts [Internet]. World Health Organization; 2017 [citado em 18 de março de 2021]. Disponível em: https://www.who.int/news-room/fact-sheets/detail/mental-health-of-older-adults.
7. Yashin AI, Jazwinski SM. Aging and health: a systems biology perspective. Karger, 2014:194.
8. Neves FJ, Tomita LY, Liu ASLW, Andreoni S, Ramos LR. Educational interventions on nutrition among older adults: A systematic review and meta-analysis of randomized clinical trials. Maturitas, 2020;136:13-21. https://doi.org/10.1016/j.maturitas.2020.03.003.
9. Novais FV, Simoes EJ, Schmaltz C, Ramos LR. Randomized controlled trial of primary health care strategies for the promotion of leisure-time physical activity among older brazilians. Journal of Physical Activity and Health, 2019;16(9):706-14. 10.1123/jpah.2017-0502.
10. Kampmeijer R, Pavlova M, Tambor M, Golinowska S, Groot W. The use of e-health and m-health tools in health promotion and primary prevention among older adults: a systematic literature review. BMC Health Services Research, 2016;16(5);467-79. https://10.1186/s12913-016-1522-3.

Nutrição em Gerontologia

Myrian Najas

■ Introdução

Define-se Gerontologia como o estudo amplo do envelhecimento nos aspectos: sociais, econômicos, biológicos, psicológicos, dentre outros. Nesse capitulo discutiremos somente a evolução dos biológicos associados a nutrição no processo de envelhecimento.[1]

As alterações corpóreas no envelhecimento que impactarão na qualidade de vida estão associadas a redução da massa magra (ossos, sangue, órgãos e musculo), diminuição da quantidade de água corporal total, aumento progressivo de massa de gordura, mas fundamentalmente uma grande perda de musculo esquelético.[1]

Existem várias formas de envelhecer, dentre elas aquela chamada de senescência, que é considerado o envelhecimento fisiológico e a senilidade aquele associado a doenças.[2] A nutrição tem impacto fundamental nos dois.

Vários autores consideram que na senescência, uma alimentação adequada com todos os macronutrientes e em quantidade suficiente impacta positivamente no processo de envelhecimento, principalmente quando está associada a uma vida ativa, com moradia adequada e com engajamento social.[1,3] Mas hoje, principalmente nas grandes cidades, a população adulta passou a se alimentar com maior quantidade de alimentos processados e ultraprocessados piorando muito a qualidade das dietas, impactando no aumento de peso corporal da população adulta e consequentemente daqueles indivíduos com mais de 60 anos. Este excesso de peso corporal terá uma grande influência na senilidade, podendo levar ao agravo de doenças, redução e mobilidade e uma piora dos processos inflamatórios.[4]

No Brasil, o Ministério da Saúde possui um documento oficial que aborda os princípios e as recomendações de uma alimentação adequada e saudável para a população brasileira, considerado um instrumento norteador para as ações educativas nesta área e que deve ser utilizado tanto pelo Sistema Único de Saúde – SUS, quanto pelo privado. É conhecido como Guia Alimentar para a População Brasileira e suas recomendações são resumidas em dez passos:

1. Fazer de alimentos *in natura* ou minimamente processados a base da alimentação.
2. Utilizar óleos, gorduras, sal e açúcar em pequenas quantidades ao temperar e cozinhar alimentos e criar preparações culinárias.
3. Limitar o consumo de alimentos processados.
4. Evitar o consumo de alimentos ultraprocessados.
5. Comer com regularidade e atenção, em ambientes apropriados e, sempre que possível, com companhia.
6. Fazer compras em locais que ofertem variedades de alimentos *in natura* ou minimamente processados.
7. Desenvolver, exercitar e partilhar habilidades culinárias.
8. Planejar o uso do tempo para dar à alimentação o espaço que ela merece.
9. Dar preferência, quando fora de casa, a locais que servem refeições feitas na hora
10. Ser crítico quanto a informações, orientações e mensagens sobre alimentação veiculadas em propagandas comerciais.[4]

O Guia não se limita a qualidade dos alimentos, mas sim a um conjunto de ações que envolvem a forma e se alimentar, o local das refeições, além do cuidado com os alimentos

Desta forma, é necessário ampliar o olhar do que se chama de alimentação saudável, não se limitando a alimentos, mas sim, a tudo que envolva a sua trajetória ao longo da vida e que lhe conferem bem-estar, mesmo se houver a presença de doença.

■ Capacidade funcional e intrínseca

A Organização Mundial da Saúde (OMS), passou a discutir e definir os atributos da saúde para o futuro envelhecimento, visto que em 2050 teremos uma explosão de idosos em todo o mundo gerando novos desafios para os sistemas de saúde e para a assistência social. O programa "Diretrizes Integradas para as Pessoas Idosas" – ICOP, que tem como objetivo prevenir ou atrasar o início de doenças e diminuir a gravidade da dependência de cuidados a partir das medidas da capacidade funcional, da intrínseca e o do ambiente. Com o manual ICOP, a OMS pretende auxiliar e orientar os profissionais de saúde e cuidadores da comunidade a colocar em prática a atenção integrada para a pessoa idosa, através do desenvolvimento de um plano de cuidados, auxiliando na definição de metas centradas na pessoa e na integração de abordagens nos diferentes níveis de atenção à saúde do idoso. O plano de cuidados pode incluir intervenções para gerenciar declínios na capacidade intrínseca, fornecer assistência e apoio social, desenvolver capacidade para o manejo, além de gerar apoio irrestrito aos cuidadores. Enfim, para permitir que um maior número de pessoas envelheça com boa saúde a ideia é focar nas trajetórias funcionais, intrínseca e no ambiente.[5]

A Capacidade Funcional é definida pelos atributos da saúde que fornecem condição de ser e de fazer o que entender como importante pra si, como ter as necessidades básicas satisfeitas, ter participação social e mobilidade; apoia-se na interação entre Capacidade Intrínseca e no Ambiente.[4,5]

A Capacidade Intrínseca, são os recursos físicos e mentais próprios de uma pessoa. É dividida em cinco domínios: capacidade locomotora (movimento físico) – capacidade sensorial (como visão e audição) – vitalidade (energia/nutrição e equilíbrio) – cognição (capacidade psicológica).[5]

O Ambiente, que é o lugar físico, os recursos tecnológicos, os serviços, as atitudes e apoio do idoso.[5]

Assim, a Nutrição no processo de envelhecimento representa uma parte importante deste por ser um dos domínios associado a capacidade intrínseca. e consequentemente a funcional.

■ Principais problemas de nutrição no envelhecimento

A senilidade, que se define pelo envelhecimento associado a doenças, tem nos dois extremos do estado nutricional, a desnutrição e a obesidade, a base para as pioras dos processos patológicos nesta fase da vida.[2]

A fragilidade, a sarcopenia, a dinapenia, as inflamações, a obesidade sarcopênica e a desnutrição, que serão discutidos em capítulos posteriores, são impactadas pelas alterações fisiológicas do processo de envelhecimento que comprometem as necessidades nutricionais do idoso levando a redução da quantidade de alimentos ingeridos.[6,7] Essas alterações são:

- A redução do olfato e paladar, devida à redução nos botões e papilas gustativas sobre a língua.
- Aumento da necessidade proteica.
- Redução da biodisponibilidade de vitamina D.
- Deficiência na absorção da vitamina B6.
- Redução da acidez gástrica com alterações na absorção de ferro, cálcio, ácido fólico, B12 e zinco.
- Xerostomia.
- Dificuldade no preparo e ingestão dos alimentos.
- Tendência à diminuição da tolerância à glicose.
- Atividade da amilase salivar reduzida.
- Redução da atividade de enzimas proteolíticas como a amilase e a lipase pancreáticas.
- Redução do fluxo sanguíneo renal e da taxa de filtração glomerular.

Portanto todo profissional nutricionista/medico, precisa conhecer profundamente essas alterações para conseguir propor intervenções adequadas, sendo este o ponto fundamental para a Nutrição em Gerontologia.

A fragilidade pode ser definida como uma síndrome que reduz as reservas e resistência aos estressores resultando em vulnerabilidade do organismo, predisposição ao declínio funcional e capacidade intrínseca, e em estágio mais avançado à morte.[8]

Os marcadores de fragilidade associados ao declínio energético e as reservas funcionais são entre outros, a idade avançada, a diminuição da massa magra e da força muscular e baixa atividade física.[7,8]

Os estressores que levam a fragilidade devem ser constantemente monitorados afim de que se evitar o agravo desta síndrome que hoje é considerada por vários autores com pouca reversibilidade.[8,9]

Dados do estudo ELSI, Brasil 2015/2016 apontam para uma prevalência crescente de fragilidade para a indivíduos que vivem na comunidade de 9% após os 50 anos, 13,5% após os 60 anos e de 16,5% para aqueles com mais de 65 anos.[9]

Desta forma, aplicar instrumentos que permitam monitorar a evolução da fragilidade é de extrema importância. A aplicação da Escala Clinica da fragilidade, nos parece um ótimo instrumento para esta finalidade, por ser pratica, de fácil aplicação e pode ser realizada por qualquer profissional da equipe.[10]

O termo sarcopenia foi proposto pela primeira vez pelo Dr. Irwin Rosenberg em 1988, após verificar o significativo declínio na massa muscular no envelhecimento e como este afetava a deambulação, a mobilidade e a independência dos idosos. Sugeriu que fosse adotada a palavra sarcopenia (do grego sarx = carne e penia = perda) para tal fenômeno. Os possíveis fatores que estão relacionados à sarcopenia são: idade; alteração na secreção de tecidos e/ou capacidade de resposta aos fatores hormonais; alteração no padrão de ingestão alimentar; alteração no metabolismo das proteínas e atrofia por desuso.[7,11]

Em 2010, o *European Working Group on Sarcopenia in Older People* (EWGSOP) publicou um consenso onde recomendou utilizar para o diagnóstico de sarcopenia a diminuição da massa muscular associada à diminuição de força muscular e/ou desempenho físico.[11]

No início de 2018, em nova reunião do grupo (EWGSOP2) a sarcopenia passa a ser definida como um distúrbio muscular esquelético progressivo e generalizado, tendo a baixa força muscular como determinante principal. E baseada em três critérios: baixa força muscular como característica principal; baixa quantidade ou qualidade muscular e baixo desempenho físico.[12]

Por ser uma condição clínica que acomete não só idosos hospitalizados ou institucionalizados, mas também idosos que vivem na comunidade e estar intimamente relacionada com diminuição da capacidade funcional e da qualidade de vida; é de grande importância o conhecimento dessa condição clínica pelos profissionais de saúde para que a intervenção seja feita o quanto antes.

Dados da literatura baseados no primeiro consenso apontam uma prevalência de 5% a 13% em idosos de 60 a 70 anos e de 11% a 50% na faixa etária de 80 anos ou mais.[11] No Brasil, especificamente na cidade de São Paulo, dados do Estudo SABE – Saúde, Bem-estar e Envelhecimento com 1.149 idosos apontaram uma prevalência de 15,4% de sarcopenia em idosos residentes nesse município, chegando a 46% entre os indivíduos com mais de 80 anos.[13]

A associação da sarcopenia à obesidade, caracterizada pelo excesso de gordura corporal (subcutânea ou visceral) é denominada obesidade sarcopênica, e é atualmente

Capítulo 2 Nutrição em Gerontologia

considerada uma das piores condições clínicas por sua associação positiva com pior sobrevida e declínio funcional, quando comparada com outras condições nutricionais. Os dados da Pesquise de Orçamento Familiar (POF) publicados em 2016 revelam que o diagnostico nutricional e excesso de peso da população idosa brasileira é de 31,6% para os homens e de 41,9% para as mulheres, considerando o Índice de Massa Corporal (IMC) acima de 27 kg/m^2 de superfície corporal. Esse excesso de gordura associado a sarcopenia e a infiltração de gordura aos feixes musculares aumentam a inflamação de baixa intensidade e impactam diretamente na mobilidade, funcionalidade e redução atividade física.[14]

Já a desnutrição é consequência do desequilíbrio entre o consumo de alimentos e as necessidades do indivíduo. Normalmente é decorrente de uma dieta inadequada ou de fatores que comprometam a ingestão, absorção, e utilização destes nutrientes como doenças ou necessidades nutricionais aumentadas.[1,7]

Dentre as diversas causas estão: a anorexia, que pode também ser causada por depressão ou por uso de medicação, a má absorção intestinal, fatores socioeconômicos que dificultam o acesso a alimentos, isolamento social e solidão, monotonia alimentar, dificuldades de mastigação e deglutição.

O consumo insuficiente de alimentos e consequentemente de calorias e o balanço nitrogenado negativo decorrente da menor ingestão e/ou absorção de proteínas, por um período prolongado, leva a perda significativa de peso e está associada à diminuição preponderante de massa muscular caracterizando a desnutrição calórico-proteica e impactando diretamente em todos os processos como a sarcopenia, a obesidade sarcopênica e a fragilidade.[6,7] As prevalências de desnutrição na população Brasileira, quando considerados o IMC abaixo de 22 kg/m^2 de superfície corporal são de 19,9% para os homens e de 18,2% para as mulheres. São dados bem alarmantes quando se considera que são dados de idosos que estão em domicilio.[14]

Assim, tanto na intervenção clínica individual como na populacional o monitoramento do estado nutricional é a ferramenta necessária para evitar tanto o aparecimento como o agravamento destas condições clínicas associadas a senilidade.[6,7]

A complexidade da avaliação ampla do estado nutricional dos idosos será discutido no capitulo 4, mas vale uma atenção especial aqui para a Mini Avaliação Nutricional (MAN), ferramenta especifica para avaliar o estado nutricional de idosos e recomendado pela Associação Internacional de Geriatria e Gerontologia (IAGG) e pela Academia Internacional de Nutrição e Envelhecimento (IANA). Consiste em um questionário dividido em quatro domínios: avaliação antropométrica (IMC; circunferência do braço; circunferência da panturrilha e perda de peso); avaliação global (perguntas relacionadas com o modo de vida; medicação; mobilidade e problemas psicológicos); avaliação dietética (perguntas relativas ao número de refeições; ingestão de alimentos e líquidos; e autonomia na alimentação); e autoavaliação (a autopercepção da saúde e da condição nutricional). A partir da aplicação desta ferramenta, que pode ser utilizada por qualquer profissional treinado, pode-se ter uma ótima ideia do estado nutricional do indivíduo assim como em qual domínio o idoso pode estar com maiores dificuldades facilitando às intervenções clínicas e as dietéticas que invariavelmente devem priorizar a adequação das calorias e, somente após esse ajuste as proteínas podem ser privilegiadas.[6]

■ Reabilitação gerontológica e a nutrição

Segundo Perracini M e Najas MS & Bilton T, a reabilitação gerontológica e definida como "como um conjunto de intervenções diagnósticas e terapêuticas cujo objetivo é o de manter e/ou restaurar a capacidade funcional dos idosos, otimizando o potencial individual".[15]

A capacidade funcional e intrínseca dos indivíduos depende de ações que devem ser desenvolvidas por uma equipe multiprofissional apta a trabalhar com a hierarquização e a priorização do cuidado no âmbito das intervenções gerontologicas.[3,10,15]

Trabalhar fora do enfoque da doença objetivando a funcionalidade, faz da nutrição/alimentação saudável um forte aliado no envelhecimento ativo uma vez que ela faz parte dos Determinantes Comportamentais sugeridos pela Organização Mundial da Saúde (OMS), para a revolução da longevidade. Também compõem estes determinantes, o Tabaco, a atividade física, o sono, o sexo seguro, o autocuidado e a educação para a saúde.[3]

A reabilitação de modo geral é um processo dinâmico e, como tal, deve sempre se adaptar as necessidades do paciente, da equipe e ao sistema de saúde. As avaliações sistemáticas de toda a equipe, permitem adequação de estratégias que visem as alterações ocorridas na capacidade funcional dos idosos.[16]

Segundo o Instituto Sodexo de Qualidade de Vida no Cotidiano, 1999, as necessidades e expectativas em termos de qualidade de vida no cotidiano se organizam em torno de quatro registros comuns:

1. Desejo de autonomia e de independência, notadamente em relação aos filhos, assim como a possibilidade de continuar a viver em sua própria casa e de se deslocar com facilidade. Inclui, também, a faculdade de decidir livremente a própria maneira de viver e de escolher, entre múltiplos produtos e serviços disponíveis, os que mais os convêm.
2. Desejo de assistência, que significa a adaptação dos espaços às capacidades físicas e sensoriais diminuídas; à admissão da necessidade de mais acompanhamento médico e social, e à implantação de dispositivos de emergência, ou de proteção contra agressões. No entanto, geralmente, para os idosos, a assistência não deve ser nem excessiva, nem infantil e humilhante.
3. Desejo de normalidade, que é o de viver em meio a seus numerosos contatos e, especificamente, entre os mais jovens. Trata-se da possibilidade de participar de uma vida pública e associativa, e da certeza tranquilizadora de ser sempre digno de afeição e amor.
4. Desejo de especificidade, que é o reconhecimento de um estatuto particular e do respeito à experiência e ao saber. É também, para o idoso, o direito à atenção, a regras particulares e a ser bem representado na sociedade, sem ostracismo, rejeição ou desprezo.[17]

Os quatro desejos listados desde 1999, continuam atuais e precisam ser conhecidos por todos os profissionais que pretendem trabalhar nesta área traçando junto aos poderes públicos as políticas que garantam esse envelhecimento.

■ Considerações finais

A população mundial tem sofrido impactos fortes em sua saúde devido a fatores de risco dietéticos. Em 2017, 11 milhões de mortes e 255 milhões de incapacidades foram

Capítulo 2 Nutrição em Gerontologia

atribuíveis a fatores como a alta ingestão de sódio, baixa ingestão de grãos integrais, de frutas, legumes e verduras, comprovando a enorme necessidade do trabalho da nutrição no processo de envelhecimento.[18]

O envelhecimento em todos os países do mundo é um fato, a qualidade em saúde com que os adultos jovens veem chegando a idades mais avançadas tem gerado grande preocupação pois maiores serão as demandas por cuidados físicos, leitos hospitalares, e por cuidadores profissionais.

Promover políticas públicas que minimizem estes problemas é de fundamental importância. O projeto atual da OMS, "Diretrizes Integradas para as Pessoas Idosas" – ICOP, pode ser uma iniciativa adequada para os próximos anos

Os cuidados da Nutrição em Gerontologia que envolvem tanto a senescência quanto a senilidade, necessitam ocupar seu espaço nas equipes de planejamento e nas estratégias de implementação das políticas nacionais para que possamos minimizar os impactos do envelhecimento em nosso país.

■ Tópicos relevantes abordados no capítulo

- A nutrição no envelhecimento encontra-se associado as duas formas de envelhecimento, senescência e senilidade.
- A avaliar e acompanhar o estado nutricional é fundamental para prevenir ou retardar a fragilidade.
- Conhecer as alterações fisiológicas e corpóreas do processo de envelhecimento é o que possibilitará um trabalho multidisciplinar nesta área.
- Implementar programas e estratégias públicas para alimentação e nutrição no envelhecimento que visem o envelhecimento ativo

Referências bibliográficas

1. Najas M, Maeda AP, Nebuloni CC. Nutrição em Gerontologia. In: Tratado de Geriatria e Gerontologia. Freitas EV et al. 3 ed. Rio de Janeiro: Guanabara Koogan, 2011.
2. J.M. Argilés et al. Skeletal Muscle Regulates Metabolism via Interorgan Crosstalk: Roles in Health and Disease. J Am Med Dir Assoc. 2016 Sep. 1;17(9):789-96.
3. ILC – Centro Internacional de Longevidade Brasil – Envelhecimento Ativo: Um marco Político em resposta à Revolução da Longevidade – http://wwwilcbrazil.org/portugues. Rio de Janeiro, 2015.
4. Alimentação e Saúde: a base Científica do Guia Alimentar da População Brasileira (orgs. Louzada MLC, Canella DS, Jaime PC, Monteiro CA). Universidade de São Paulo. Faculdade de Saúde Pública. Ed. Faculdade de Saúde Pública Universidade de São Paulo, 2019.
5. World Health Organization (WHO) – Framework Implementation of the Inspire Icope. Care Program In Collaboration With the in the Occitania Region. J Frailty Aging 2020; in press Published online May 19, 2020, http://dx.doi.org/10.14283/jfa.2020.26).
6. Najas M, Maeda AP, Nebuloni CC Nutrição e Gerontologia. IN: Freitas EV, Py L, Cançado FAX Doll J, Gorzoni ML (orgs). Tratado de Geriatria e Gerontologia 4 ed. Rio de Janeiro Guanabara Koogan 2016:1365-72.
7. Najas MS, Nebuloni CC. Idoso Frágil: Intervenção Nutricional. In: Daniel Kitner, Omar Jaluul (orgs.) – Programa de Atualização em Geritaria e Gerontologia Proger; Ciclo 2, Volume 1, Porto Alegre Artmed pan-americana – 2016:9-34.
8. Fried LP, Tangen CM, Walston J, Newman AB, Hirsch C, Gottdiener J, et al. Frailty in Older Adults: Evidence for a Phenotype. Journal of Gerontology: Medical Sciences. 2001;56A(3):M146-M156.

9. Juliana Mara Andrade I, Yeda Aparecida de Oliveira Duarte, Luciana Correia Alves, Flávia Cristina Drumond Andrade, Paulo Roberto Borges de Souza Junior, Maria Fernanda Lima-Costal, Fabíola Bof de Andrade. Perfil da fragilidade em adultos mais velhos brasileiros: ELSI-Brasil, Fragilidade em adultos mais velhos no Brasil. Rev Saúde Pública. 2018;52 Supl 2:17s https://doi.org/10.11606/S1518-8787.2018052000616i.
10. NIA – National Institute on Ageing. 24 set. 2018. https://www.nia.nih.gov/ NIA.
11. Cruz-Jentoft AJ, Baeyens JP, Bauer JM, Boirie Y, Cederholm T, Landi F et al. European Working Group on Sarcopenia in Older People. Sarcopenia: European consensus on definition and diagnosis: Report of the European Working Group on Sarcopenia in Older People. 2010; 39(4):412-23.
12. Cruz-Jentoft AJ, Bahat G, Bauer J, Boirie Y, Bruyère O, Cederholm T, et al. Sarcopenia: revised European consensus on definition and diagnosis. Age and Ageing. 2019;48(1):16-31.
13. da Silva Alexandre, T., de Oliveira Duarte, Y.A., Ferreira Santos, J.L. et al. Prevalence and associated factors of sarcopenia among elderly in Brazil: Findings from the SABE study. J Nutr Health Aging 18, 284–290 (2014). https://doi.org/10.1007/s12603-013-0413-0.
14. Pereira IFS, Spyrides HC, Andrade LMB – Estado nutricional de idosos no Brasil: uma abordagem multinível. Cad. Saúde Pública, Rio de Janeiro, 32(5):e00178814, mai, 2016.
15. Perracini M, Najas MS & Bilton T Conceitos e Princípios em Reabilitação Gerontológica. IN: Freitas EV, Py L, Cançado FAX Doll J, Gorzoni ML (orgs.). Tratado de Geriatria e Gerontologia 1 ed. Rio de Janeiro: Guanabara Koogan, 2002. parte 5 cap 98.
16. Najas MS, Rockett T. Implicações Nutricionais na Funcionalidade – In: Perracini MR and Flo C M (orgs) Funcionalidade e Envelhecimento, 2a ed. Rio de Janeiro: Guanabara Koogan, 2019:421-28.
17. SODEXHO. Do tempo dos "Velhos" à "Idade do Poder": A mutação dos idosos dos anos 2000. São Paulo, 1999.
18. Health effects of dietary risks in 195 countries, 1990 – 2017: a systematic analysis for the Global Burden of Disease Study 2017 Lancet – online April 3, 2019 http://dx.doi.org/10.1016/S0140-6736(19)30041-8.

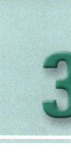

Avaliação Gerontológica Ampla

Mônica Rodrigues Perracini
Naira de Fátima Dutra Lemos
Marlon Juliano Romero Aliberti

■ Introdução

A Avaliação Gerontológica Ampla (AGA) que inclui a Avaliação Geriátrica é definida como um processo de avaliação multidimensional e interdisciplinar centrada nas necessidades, desejos e preferências da pessoa idosa e não apenas nas suas doenças ou condições de saúde. A AGA serve como ponto de partida para o desenvolvimento de um plano de cuidados integrados e em um *continuum* que envolve intervenções de prevenção, tratamento, reabilitação e cuidados paliativos. A AGA enfatiza a qualidade de vida e a funcionalidade, potencializando serviços orientados para as necessidades da pessoa idosa e quando for o caso, também de seus cuidadores.

■ Histórico

A história nos mostra que a responsável pela criação da AGA foi a médica geriatra britânica Marjory Warren na década de 1930. Foi a primeira a reconhecer que os idosos requerem uma abordagem distinta dos adultos jovens. É considerada por muitos como a responsável pela criação da Geriatria como especialidade médica (St John & Hogan, 2014). Nos seus manuscritos iniciais já sinalizava alguns pressupostos para a abordagem geriátrico-gerontológica que permanecem bastante atuais, tais como espaços físicos durante a internação que permitam intervenções de reabilitação e promovam a socialização, retorno o mais precoce possível da deambulação e reintegração do idoso as suas atividades diárias e uma abordagem multidisciplinar.

Em 1935, após assumir a coordenação de um hospital de retaguarda na cidade de Londres com 874 residentes na sua maioria pacientes crônicos e acamados, a médica implementou uma avaliação bastante detalhada. Ela destacou a importância de direcionar a atenção para problemas médicos e funcionais, fazer um diagnóstico preciso e incluir a avaliação de aspectos sociais. Sua defesa da necessidade de criação de unidades de internação específicas para cuidados aos idosos tinha como argumento a redução do tempo de internação, uma vez que avaliações sistematizadas permitiriam a elaboração e implementação de planos individualizados por meio de equipes multiprofissionais. Foi ainda uma defensora do cuidado integrado incluindo os pacientes, familiares e amigos (St John & Hogan, 2014).

Tendo como referência a avaliação sistemática preconizada pela médica geriatra, novos componentes foram acrescentados e a AGA é hoje um modelo de avaliação baseado no conceito de cuidado integrado centrado na pessoa. Ao longo dos anos a AGA foi validada e se constitui em uma ferramenta consistente de prevenção de desfechos negativos e de planejamento de intervenções na atenção à saúde de pessoas idosas em vários ambientes de saúde, de acordo com suas características, especificidades e público atendido (Pilotto et al., 2017).

■ A AGA nos diversos cenários de atenção

Nossa prática profissional nos mostra a necessidade de adaptação da AGA aos mais diversos cenários de atenção. Abordaremos aqui alguns deles.

Ambiente hospitalar

Neste espaço de atenção é comum que se encontrem duas "portas" para o atendimento em Geriatria e Gerontologia:

1. **Unidades de cuidados essencialmente geriátricos:** são aquelas nas quais normalmente a equipe é composta de especialistas na área do envelhecimento (já conhecedores e que fazem uso da AGA) que são denominadas *Geriatric Evaluation and Management Units* (GEMU) e para cuidados agudos para idosos denominadas *Acute Care for Elders* (ACE).
2. **Equipes de interconsulta**. A interconsulta é realizada por *"uma equipe externa que avalia os pacientes por meio da AGA em diferentes unidades de internação e, depois, oferece aos médicos assistentes recomendações de um plano terapêutico, de acordo com as condições geriátricas e o perfil funcional do paciente"* ("Documento norteador unidade de referência à saúde do idoso – URSI", 2016).

Neste caso das interconsultas cabe às equipes apresentar seus pareceres e sugestões aos demais profissionais, visando o melhor atendimento sob a ótica da Geriatria e Gerontologia. Considerando o ainda pequeno número de profissionais especialistas na área, o modelo de interconsultas tem se mostrado cada vez mais frequente. Entretanto, a e efetividade do modelo de interconsulta tem sido questionado nos últimos anos por ser menos efetivo que as unidades de geriátricos. O modelo da AGA em unidades de cuidados essencialmente geriátricos com a intervenção de equipes multiprofissionais tem desfechos mais positivos como menor mortalidade e melhor funcionalidade na alta hospitalar, além de favorecer a transição de cuidados do hospital para o domicílio (Pilotto et al., 2017).

Ambiente domiciliar

Devemos levar em consideração que o ambiente domiciliar é um espaço privado e de múltiplas funções, no qual as pessoas que lá residem constroem e reconstroem vínculos e vivenciam momentos de intenso significado e de intimidade, ambiente este absolutamente diferenciado de qualquer outro modelo de serviço. Este diferencial exige não apenas o consentimento dos seus moradores para o início do nosso atendimento aos idosos, como uma significativa adaptação da AGA para avalição e intervenção.

Os cuidados Geriátricos e Gerontológicos em domicílio devem partir do princípio que todos os aspectos daquele paciente e sua família devem ser conhecidos e considerados, e assim a sugestão é de que a partir dos moldes do Serviço e seus objetivos haja uma readequação ou complementação da AGA de modo a preencher as possíveis lacunas do modelo tradicional.

Atendimento ambulatorial

Na nossa realidade, grande parte do atendimento à idosos se dá em serviços ambulatoriais públicos, seja na atenção primária ou em serviços especializados, tais como Centros de Referência para Idosos, Ambulatórios de Hospitais Escola aonde se desenvolvem cursos de Geriatria e Gerontologia, Ambulatórios de especialidades, dentre outros. Alguns serviços vêm adaptando ou criando modelos específicos, como o município de São Paulo, cujas unidades de atenção a idosos, utilizam a Avaliação Multidimensional da Pessoa Idosa na Atenção Básica (AMPI-AB). Nesse sentido, um instrumento multidimensional como a AMPI-AB busca instrumentalizar a equipe de saúde da assistência primária para que possa identificar os problemas de saúde das pessoas idosas, quantificar as suas demandas e, assim, planejar melhor a gestão do cuidado na Rede de Atenção à Saúde da Pessoa Idosa (RASPI). Por exemplo, pacientes que são portadores de doenças crônicas e incapacidades para as atividades de vida diária podem ser priorizados para um atendimento mais especializado que contempla, inclusive, a elaboração de um Projeto Terapêutico Singular (PTS) com equipe de gerontologia. Por outro lado, pessoas idosas com doenças crônicas bem controladas e sem incapacidades podem seguir em atendimento padrão na Unidade Básica de Saúde, sempre com enfoque de manter a melhor capacidade funcional possível e promover o envelhecimento ativo (Saraiva et al., 2020). Isso exemplifica bem como a AGA assume um papel de destaque na atenção aos idosos no ambiente ambulatorial.

Instituições de Longa Permanência para Idosos (ILPI)

No contexto das ILPI a AGA é fundamental para indicar as multimorbidades encontradas na população residente, uma vez que em sua maioria esses idosos são aqueles mais frágeis, o que exige um olhar mais atento e detalhado. A AGA deve ser usada no momento da admissão, a cada quatro meses ou sempre que houver uma mudança da condição de saúde do residente. Resultados da AGA na população de uma ILPI pode ser usada como padrão de necessidade de treinamento da equipe de cuidadores e para estabelecer padrões de qualidade.

■ Contexto da AGA

O envelhecimento envolve marcadores biológicos, psicológicos, sociais e culturais que podem assumir vários graus de complexidade, determinando trajetórias de saúde e funcionalidade ao longo do curso de vida que são únicas para cada indivíduo. A AGA é um processo que refina o diagnóstico multiprofissional, facilita a coordenação de cuidados, otimiza e ajuda a hierarquizar intervenções, minimiza o uso desnecessários de serviços de saúde e facilita a identificação de desfechos de saúde que são significativos para a pessoa idosa no seu contexto de vida (Parker et al., 2018; Pilotto et al., 2017). A AGA pressupõe um trabalho em equipe interdisciplinar.

A AGA é uma ferramenta essencial para se alcançar o envelhecimento saudável. O *World Report on Ageing and Health* (*World Report on Ageing and Health*, 2015) define o envelhecimento saudável como "o processo de desenvolver e manter a capacidade funcional que permite o bem-estar na velhice. Por capacidade funcional entende-se os atributos relacionados a saúde que permitem que a pessoa possa ser e o que é importante e significativo para ela. A capacidade funcional reflete as capacidades intrínsecas (físicas, mentais, sensoriais) da pessoa idosa, o seu ambiente e contexto de vida e a sua relação e interação com esse ambiente. Os domínios da capacidade funcional para o envelhecimento saudável são: alcançar necessidades básicas (p.ex., alimentação, vestimenta, moradia, cuidados de saúde); aprender, se desenvolver e tomar decisões (p.ex., autonomia, integridade, dignidade, liberdade e independência); ter mobilidade (p.ex., realizar atividades diárias, se deslocar e participar de atividades); construir e manter relacionamentos (p.ex., família, companheiros ou cônjuges, vizinhos, outros) e contribuir para a sociedade (p.ex., cuidar de familiares e amigos, trabalhar, fazer voluntariado e participar de atividades sociais e culturais). A AGA é um processo que possibilita a identificação de declínios na capacidade intrínseca, na capacidade funcional e na interação com o ambiente (*Decade of healthy ageing: baseline report*, 2020).

Cuidados integrados utilizando a AGA possibilitam que as pessoas idosas recebam os cuidados de que precisam, no tempo adequado e no local apropriado (p.ex., domicilio, ambulatório de atenção primária e ambulatórios especializados, hospital, instituições de longa permanência).

Embora as trajetórias de saúde e funcionalidade possam assumir diferentes graus de complexidade de cuidados, entende-se que a AGA seja efetiva nos três grandes sub grupos:

1. Idosos com boa e estável capacidade funcional para os quais a AGA serve como uma avaliação periódica de saúde conduzida em geral na atenção primária;
2. Idosos com declínio de capacidade funcional associada à presença de multimorbidades ou de eventos e condições desfavoráveis para saúde (p.ex., recente hospitalização, quedas, viuvez, etc.);

3. Idosos com significativa perda de capacidade funcional e com um quadro de saúde e de capacidade funcional complexo em decorrência da presença de síndromes geriátricas e de fragilidade.

■ O processo de atenção à saúde baseado na AGA

A AGA em geral é constituída de processos que envolvem o rastreio e a avaliação do declínio das capacidades intrínsecas e da capacidade funcional; e o resultado da interação de possíveis declínios com o ambiente e o contexto social.

As capacidades intrínsecas estão relacionadas aos domínios: vitalidade (p.ex., nutrição, balanço energético, sono), sensorial (p.ex., visão e audição), cognição (p.ex., atenção, memória, julgamento), psicológico (p.ex., humor, solidão, viuvez), locomotor (p.ex., marcha, equilíbrio, condicionamento aeróbico, quedas). A AGA é composta por instrumentos de avaliação padronizados constituídos por questionários, escalas e testes aplicados por uma equipe interprofissional composta por profissionais de diferentes áreas: médicos, nutricionistas, assistentes sociais, enfermeiras, fisioterapeutas, terapeutas ocupacionais, psicólogos. Profissionais que de alguma maneira atendem a população idosa devem ser treinados e capacitados para a aplicação da AGA.

O programa ICOPE (*Integrated Care for Older People*) da OMS define estruturas de linhas de cuidado para prevenção de declínio de capacidade intrínseca (*Integrated care for older people (ICOPE): Guidance for person-centred assessment and pathways in primary care*, 2019).

■ Componentes da AGA

A AGA ou avaliação multidimensional do idoso apresenta diversos componentes (Perracini & Gazzola, 2019; Takahashi et al., 2020):

- Doenças e condições de saúde pré-existentes, incluindo uso de medicamentos.
- Auto avaliação de saúde, preferências e prioridades do idoso.
- Capacidades intrínsecas:
  - Sensorial: visão e audição.
  - Cognitiva.
  - Psicológica: humor (ansiedade, depressão), medo de cair.
  - Vitalidade: estado nutricional, sono, fadiga.
  - Locomotora: marcha e equilíbrio; histórico de quedas.
- Desempenho funcional em atividades básicas e instrumentais de vida diária.
- Avaliação social:
  - Dados de identificação.
  - Dados sócio econômicos e previdenciários.
  - Constituição familiar.
  - Suporte social.
  - Dados do cuidador (vínculo, condições de saúde, dificuldades no cuidado).
  - Uso de serviços de saúde (hospitalização, PS, consultas, exames).
- Ambiente.

■ Doenças e condições de saúde pré-existentes

As doenças e condições de saúde pré-existentes são geralmente levantadas durante a anamnese com o idoso e/ou seus familiares presentes na consulta. Uma busca ativa pode também ser realizada por meio da investigação em prontuários ou relatórios. Por essa razão é sempre muito importante no agendamento da avaliação solicitar ao idoso que traga os documentos das últimas consultas e/ou internações e a última receita médica.

Muitos idosos em decorrência do baixo nível educacional ou do analfabetismo em saúde desconhecem seus diagnósticos médicos e um rastreio pode ser feito usando a seguinte pergunta: "No último ano (ou outro período que desejar) algum médico ou profissional da saúde disse que você tinha pressão alta, diabetes, depressão, etc. (listar as principais doenças e condições de saúde)?" Alguns instrumentos podem também ser utilizados: Índice de Comorbidade Funcional, Índice de Comorbidades de Charlson.

■ Auto avaliação de saúde, preferências e prioridades do idoso

A auto avaliação da saúde é uma ferramenta útil e poderosa para avaliar a percepção que o idoso tem das suas condições de saúde, da satisfação com essas condições para que ele possa realizar as atividades que lhe são significativas. Normalmente é aferida com a pergunta: "Em geral, você diria que sua saúde é: muito boa; boa; regular; ruim; muito ruim". A comparação da saúde atual com a saúde de 1 ano atrás (ou outro período) pode ser útil para averiguar mudanças ao longo do tempo.

O levantamento de preferencias e prioridades de saúde é fundamental para alinhar aquilo que o idoso e sua família desejam e valorizam e aquilo que os profissionais de saúde venham a elencar no plano de cuidados.

■ Capacidades intrínsecas

Sensorial: visão e audição

A visão funcional é muito importante para a execução de atividades do dia a dia, se relacionar com outras pessoas, ter acesso à informação, se locomover principalmente fora de casa, e para evitar quedas. Na visão funcional estão incluídas a acuidade visual (de curta e longa distância) e a visão de profundidade. Para avaliação da acuidade visual é recomendado o uso do teste de Snellen usual ou o teste desenvolvido pela OMS usando o quadro de letras "E" em uma distância de 3 metros. Recomenda-se neste teste realizar o teste da visão de longe primeiro (3 metros) e depois a visão de perto, sem o uso de óculos, um olho de cada vez e depois os dois juntos.

A audição é essencial para o relacionamento interpessoal e a perda auditiva está relacionada ao isolamento social, depressão, declínio cognitivo e risco de demência, problemas de equilíbrio e quedas. O declínio auditivo pode ser rastreado utilizando-se o Teste do Susurro e complementado por testes audiológicos. Alguns aplicativos existentes podem também ajudar no rastreio da perda auditiva, porém ainda não disponíveis em língua portuguesa (p. ex., hearWHO: https://www.who.int/deafness/hearWHO). É importante também saber o grau de satisfação e de dificuldade no uso dos aparelhos de amplifica-

Capítulo 3 Avaliação Gerontológica Ampla

ção sonora quando for o caso, particularmente se estão bem adaptados e confortáveis ao conduto auditivo externo, possíveis interferências de ruídos externos, dificuldade com manutenção (limpeza e colocação e reposição das baterias).

Cognitiva

O declínio cognitivo compromete a capacidade dos idosos de realizarem atividades do dia a dia de forma independente e segura. Pode acometer vários domínios tais como memória, atenção e julgamento. Diabetes, hipertensão e doenças cerebrovasculares, depressão e outras doenças crônicas, assim como condições de saúde tais como desnutrição, polifarmácia e dor crônica estão associados ao declínio cognitivo e precisam ser investigadas. Condições agudas tais como infecções, desidratação, reações adversas ou interações medicamentosas e delirium são causas de declínio súbito na capacidade cognitiva.

A OMS recomenda o rastreio de declínio cognitivo por meio do Teste Simples de Memória e Orientação e o aprofundamento da avaliação usando testes tais como o Miniexame do Estado Mental e o *Montreal Cognitive Assessment* (MoCA).

Importante frisar que os familiares e pessoas que convivem com o idoso podem fornecer informações importantes sobre como percebem o seu funcionamento cognitivo no dia a dia e quais tem sido as dificuldades mais frequentes.

Psicológica: humor (ansiedade, depressão), medo de cair

A presença de sintomas depressivos está associada em geral a condições crônicas de saúde no idoso e a contextos de vida como solidão, viuvez, grandes perdas nos últimos seis meses e ser cuidador. Dentre as condições crônicas, salienta-se dor, polifarmácia, declínio visual e auditivo, perda de mobilidade, anemia e hipotireoidismo. O transtorno de humor leve caracteriza-se pela presença de dois ou mais sintomas depressivos na maior parte do tempo nas duas últimas semanas sem critério para depressão maior.

Além da depressão outros aspectos fazem parte da capacidade psicológica tais como ansiedade, medo de cair, propósito de vida, porém abordados com menor frequência. Como rastreio inicial a OMS recomenda a realização de duas perguntas: "Nas duas últimas semanas, você tem se incomodado com sentimento de tristeza, depressão ou desamparo?" e "Nas duas últimas semanas, você tem tido pouco interesse ou prazer em fazer coisas?" Respostas afirmativas para uma ou outra pergunta demandam uma avaliação de humor que podem ser complementadas com a Escala de Depressão Geriátrica e a *Patient Health Questionnaire* (PHQ-9).

Vitalidade: estado nutricional, sono, fadiga

Alterações do metabolismo, composição corporal e do equilíbrio energético em idosos geralmente estão relacionados à síndrome da fragilidade, sarcopenia, fadiga ou exaustão, declínio da mobilidade, quedas e fraturas.

Tanto a obesidade quanto a desnutrição são condições importantes de serem identificadas. Particularmente o rastreio de desnutrição é preconizado como essencial na prática Gerontológica. O Miniexame do Estado Nutricional e o monitoramento do índice de massa corpóreo são os mais usados para rastreio, além da pergunta de perda de peso não intencional e perda de apetite nos últimos 3 meses. O aprofundamento da avaliação por meio de um nutricionista é determinante no entendimento das carências nutricionais relacionadas à baixa ingestão proteica, insuficiência de vitamina D, dentre outras. Destaca-se que a importância da avaliação da saúde bucal e de problemas de mastigação e deglutição. Não raro a baixa ingestão calórica e proteica está relacionada a perda de dentes, próteses mal ajustadas e disfagia.

Problemas de sono, sonolência excessiva diurna e fadiga tanto periférica quanto central podem ajudar a entender como a vitalidade e energia para atividades do cotidiano estão comprometidas. A inatividade física e o comportamento sedentário são importantes aspectos relacionados ao comprometimento da vitalidade.

Locomotora – marcha e equilíbrio – histórico de quedas

A capacidade locomotora está relacionada à mobilidade que é definida como a atividade de caminhar, muda de posição, subir e descer degraus, carregar objetos e se locomover nos vários espaços de vida (dentro e fora de casa). Disfunções de força, potência e resistência muscular, flexibilidade, coordenação, equilíbrio e controle postural e marcha comprometem a mobilidade e são fatores de risco para quedas e fraturas. Vários instrumentos podem ser usados para avaliar a capacidade locomotora entre estes os mais usados são o teste de sentar e levantar da cadeira, o *Short Physical Performance Battery* (SPPB), a velocidade usual de marcha e testes de estabilidade na posição de pé.

A avaliação da adequação do uso de dispositivos de auxílio à marcha (bengalas e andadores) quanto à altura e lado de uso pode ser rapidamente realizada. Avaliações mais detalhadas de equilíbrio e marcha podem ser conduzidas.

Desempenho nas atividades básicas e instrumentais de vida diária

Os instrumentos relacionados ao desempenho funcional em atividades do cotidiano são extremamente importantes para identificar a possibilidade de o idoso viver de forma independente, morar só e estimar a frequência e intensidade de ajuda. É igualmente um poderoso instrumento para rastrear a insuficiência de cuidados.

Vários instrumentos podem ser usados tais como o WHODAS (*World Health Organization Disability Assessment Schedule* 2.0), o BOMFAQ (*Brazilian OARS Multidimensional Functional Assessment*), o Índice de Katz e a Escala de Lawton e Brody.

Avaliação social

Uma completa avaliação social, tem como objetivo conhecer o máximo possível de dados daquele idoso e busca compreender como estes podem interferir no contexto saúde-doença, avaliando suas demandas e assim facilitando a elaboração do plano de intervenção, conjuntamente com as diversas áreas.

A avaliação social é composta de dados de identificação, dados socioeconômicos (renda pessoal e familiar, nível de escolaridade, condição de moradia) e previdenciários (pensões, aposentadoria e outros benefícios); constituição familiar (composição familiar, familiares com quem o idoso pode contar, pessoas dependentes do idoso em termos de renda e suporte) e rede de suporte social.

A avaliação social deve conter necessariamente, as características do cuidador, pois ele será sempre o elo entre equipe, idoso e responsáveis pelo paciente, portanto a AGA deve conter espaço para a inserção de dados suficientes para a compreensão de aspectos a ele relacionados. É importante considerarmos, vinculo, condições de saúde, sobrecarga real e percebida, dificuldades de cuidado, dificuldade de comunicação e acesso a serviços, para entender o contexto cotidiano do cuidado e prevenir problemas, tais como idas recorrentes ao pronto-socorro, hospitalizações evitáveis, possível negligência, abuso e maus tratos.

Avaliação do Ambiente

A avaliação ambiental é parte importante da AGA uma vez que pode agir como uma barreira ou um facilitador para o idoso realizar atividades significativas e para participar ativamente da família e da comunidade. Especialmente para idosos frágeis, ambientes amigáveis ou que proporcionem previsibilidade, conforto, independência funcional e segurança agem como catalisadores sobre a saúde. Riscos ambientais para acidentes domésticos (queimaduras e incêndios, quedas, lesões com objetos cortantes) devem ser levantados. Além do ambiente domiciliar, a vizinhança imediata em termos do ambiente construído (calçadas), da disponibilidade de serviços (supermercados, farmácias, hospitais, posto de saúde, parques etc.) e segurança (violência, iluminação) pode influenciar substancialmente a mobilidade, a participação social (isolamento social) e qualidade de vida.

Embora seja essencial, levantar as necessidades ambientais e os riscos domiciliares, os instrumentos existentes são exaustivos e insuficientes para avaliar todos os atributos do ambiente, concentrando-se quase sempre a avaliação do risco de quedas.

A visita domiciliar é uma estratégia essencial para entender o contexto de vida do idoso e deve sempre que possível ser incluída como estratégia.

■ Instrumentos de detecção rápida baseados na AGA

Um problema relacionado à implementação da AGA é a demanda de tempo e recursos que são indisponíveis em muitos serviços de saúde. Levando-se em conta o crescente número de pessoas idosas que requerem os mais variados cuidados de saúde, existe uma necessidade urgente de instrumentos multidimensionais breves baseados na AGA para auxiliar os profissionais de saúde em locais com tempo e recursos limitados.

No Brasil, alguns instrumentos multidimensionais breves têm sido utilizados para atenção aos idosos, com destaque para a AMPI-AB (Saraiva et al., 2020), o Índice de Vulnerabilidade Clínico Funcional-20 (IVCF-20) (Moraes et al., 2016) e o instrumento *10-minute Targeted Geriatric Assessment* (10-TaGA), também conhecido como Avaliação Geriátrica Compacta de 10 minutos (AGC-10) em português (Aliberti et al., 2019). Esses instrumentos foram desenvolvidos para promover o rastreio rápido das condições de saúde dos idosos, podendo ser implementados com poucos recursos e aplicados por um dos profissionais da equipe de saúde devidamente treinado. A Figura 3.1 apresenta o instrumento 10-TaGA.

					Pontos
Suporte Social	Mora com quem?	Sozinho [pergunta abaixo]	Familiar ou cuidador [0,0]	Institucionalizado [0,5]	___
Se ficasse de cama, com que frequência contaria com alguém para ajuda-lo(a)? *(apenas para quem mora sozinho)*		Sempre ou quase sempre [0,5]		Às vezes, raramente ou nunca [1,0]	
Uso Sistema de Saúde Nos últimos seis meses	Nenhum [0,0]	Visita ao Pronto Atendimento apenas [0,5]		Internação Hospitalar [1,0]	___
Quedas No último ano	Sem quedas [0,0]	1 queda [0,5]		≥ 2 quedas [1,0]	___
Medicações Número em uso contínuo	< 5 [0,0]	5 – 9 [0,5]		≥ 10 [1,0]	___

Funcionalidade — Avaliação baseada no índice de Katz (atividades básicas de vida diária)

		NÃO	SIM	Pontos
Tomar banho	Realiza sem assistência ou recebe ajuda apenas para uma parte do corpo.	1	0	___
Vestir-se	Pega as roupas e se veste completamente sem ajuda, exceto para amarrar sapatos.	1	0	
Vaso sanitário	Vai ao banheiro, limpa-se e ajeita as roupas sem ajuda (pode usar dispositivo de apoio e, urinol à noite).	1	0	
Transferência	Deita-se e sai da cama, senta-se e levanta-se da cadeira sem ajuda (pode usar dispositivos de apoio).	1	0	
Continência	Controla inteiramente a micção e evacuação.	1	0	
Alimentação	Alimenta-se sem ajuda ou recebe assistência apenas para cortar a carne ou passar manteiga no pão.	1	0	

[0,0] 0 pontos   [0,5] 1 – 2 pontos   [1,0] ≥ 3 pontos

Cognição — Avaliação baseada no 10-Point Cognitive Screener (10-CS)

Orientação: ☐ dia do mês ☐ mês ☐ ano
Aprendizado: CARRO – VASO – TIJOLO (até 3 tentativas se necessário; não pontua)
Fluência (animais em 60s): ☐ 0-5 = 0   ☐ 6-8 = 1   ☐ 9-11 = 2   ☐ 12-14 = 3   ☐ ≥ 15 = 4
1._____ 2._____ 3._____ 4._____ 5._____ 6._____ 7._____ 8._____
9._____ 10._____ 11._____ 12._____ 13._____ 14._____ 15._____ 16._____
Evocação: ☐ carro ☐ vaso ☐ tijolo
Pontuação Bruta: _____ /10
Pontuação Ajustada: _____ /10   *(+2 se escolaridade = 0; +1 se escolaridade = 1-3 anos; máximo 10)*
[0,0] ≥ 8 pontos   [0,5] 6-7 pontos   [1,0] 0-5 pontos

Auto percepção — Como você considera a sua saúde geral?

☐ Incapaz	Muito ruim [1,0]	Ruim [1,0]	Razoável [0,5]	Boa [0,0]	Muito boa [0,0]	___

Sintomas Depressivos — Avaliação baseada na Escala de Depressão Geriátrica de 4 itens (GDS-4)

☐ Incapaz		NÃO	SIM	Pontos
	Você está satisfeito com a sua vida?	1	0	___
	Você abandonou muitas das suas atividades e dos seus interesses?	0	1	
	Você se sente feliz a maior parte do tempo?	1	0	
	Você prefere ficar em casa ao invés de sair e fazer coisas novas?	0	1	

[0,0] 0 – 1 ponto   [0,5] 2 pontos   [1,0] 3 – 4 pontos

Nutrição

Perda de Peso (≥ 4,5kg no último ano):   ☐ NÃO   ☐ SIM
Peso atual: _____ Kg   Altura: _____ m   IMC: _____ kg/m²   CP: _____ cm
Se não for possível utilizar a balança devido à imobilidade, substitua o IMC por Circunferência da Panturrilha (CP), sendo CP < 31 cm alterada.
[0,0] sem a perda de peso e IMC ≥ 22   [0,5] com a perda de peso ou IMC < 22   [1,0] com a perda de peso e IMC < 22

Velocidade de Marcha — Caminhar 4,5 metros (2x) e considerar melhor tempo.

☐ Incapaz   Tempo 1: _____ s   Tempo 2: _____ s
[0,0] ≤ 4,4s (> 1,0m/s)   [0,5] 4,5 – 7,5s (0,6 – 1,0m/s)   [1,0] ≥ 7,6s (< 0,6m/s) ou incapaz

[ ] BAIXO RISCO	[ ] MÉDIO RISCO	[ ] ALTO RISCO	**SOMA TOTAL**	
			ÍNDICE 10-TaGA (total dividido pelo nº de itens avaliados)	

Figura 3.1

10-minute Targeted Geriatric Assessment (10-TaGA). Fonte: adaptada de Aliberti et al., 2019.

Além do rastreio rápido de 10 parâmetros da saúde, o escore global 10-TaGA, que varia de 0 (nenhuma alteração) a 1 (alteração em todos os domínios), classifica os idosos da comunidade em baixo (0 a 0,24), médio (0,25 a 0,49) e alto risco (0,50–1) para desfechos adversos como quedas, perda funcional, hospitalização e morte (Saraiva et al., 2020). Essa estratificação de risco pode auxiliar a equipe de saúde no dimensionamento dos cuidados aos pacientes. Por exemplo, reforçando o atendimento integral para pacientes de maior risco e tendo a liberdade para promover um cuidado mais usual naqueles de baixo risco.

■ Aplicação da AGA: um projeto de equipe

Considerando a AGA como um instrumento fundamental para a realização dos diagnósticos e as tomadas de decisão quanto as condutas a serem indicadas na atenção à população idosa, não podemos deixar de ressaltar a importância da abordagem interdisciplinar, seja na sua aplicação, seja na condução do tratamento indicado. Neste sentido é fundamental a inclusão de todas as áreas profissionais, quer sejam, enfermagem, fisioterapia, fonoaudiologia, medicina, nutrição, odontologia serviço social e terapia ocupacional.)

Na atenção à saúde da pessoa idosa, é fundamental que sejam considerados todos os aspectos que a envolvem, com destaque para aqueles que podem interferir na sua funcionalidade. Desta forma os profissionais que pretendem conduzir a atenção a essa população devem ser capazes de aprender conhecimentos diversos, de distintas áreas, que em algum momento necessariamente convergirão na perspectiva de um projeto de atenção integral.

Estamos falando de equipe na sua concepção precípua que perpassa pela necessidade de adaptação dos envolvidos, flexibilidade e capacidade de se fazer entender e se "abrir" para entender o outro. Ainda que por vezes, em alguns casos, a ação terapêutica possa se concretizar a partir de um único tipo de intervenção, seja biológica psicológica ou social, o trabalho em equipe vai contribuir efetivamente para a consolidação do tratamento como um todo, uma vez que leva à compreensão do processo saúde -doença em todas as suas dimensões, facilitando a troca de conhecimento e proporcionando agilidade no atendimento as demandas.

É importante ressaltar que o trabalho em equipe não é algo fácil, simples ou natural. Compreende fatores extrínsecos (por ex., regras e normas institucionais, expectativas dos pacientes, familiares e ou cuidadores) e intrínsecos (as características individuais dos membros da equipe e suas experiências anteriores) que podem se apresentar como pontes facilitadoras ou barreiras dificultadoras para a concretização das ações. Portanto é imprescindível que o trabalho seja norteado por um projeto assistencial comum, que possa se concretizar numa perspectiva de integralidade, amparada em preceitos éticos e humanos.

■ Conclusões

A AGA é um modelo de cuidado que contempla as condições de saúde responsáveis pelas alterações mais comuns em pessoas idosas. Pela triagem dessas informações, os profissionais de saúde identificam as necessidades reais dos idosos e estabelecem um plano de cuidados individualizado que se inicia com o estabelecimento das medidas prioritárias e continua com objetivos a médio e longo prazos. Os resultados favoráveis na literatura apontam esse modelo como o pilar central da atenção à saúde das pessoas idosas.

Bibliografia

Aliberti MJR, Apolinario D, Suemoto CK et al. Targeted Geriatric Assessment for Fast-Paced Healthcare Settings: Development, Validity, and Reliability. J Am Geriatr Soc, 2018;66(4):748-754. doi: 10.1111/jgs.15303.

Decade of healthy ageing: baseline report, 2020. Acessível online: https://www.who.int/publications/i/item/9789240017900

Integrated care for older people (COPE): Guidance for person-centred assessment and pathways in primary care (2019). https://apps.who.int/iris/handle/10665/326843

Moraes EN, Carmo JA, Moraes FL, Azevedo RS, Machado CJ, Montilla DER. Índice de Vulnerabilidade Clínico Funcional-20 (IVCF-20): reconhecimento rápido do idoso frágil. Rev Saúde Pública 2016;50:81. https://doi.org/10.1590/S1518-8787.2016050006963.

Parker SG, McCue P, Phelps K et al. What is Comprehensive Geriatric Assessment (CGA)? An umbrella review. Age Ageing, 2018;47(1): 149-155. https://doi.org/10.1093/ageing/afx166.

Perracini MR, & Gazzola JM. Avaliação Multidimensional do Idoso. In M. R. Perracini & C. Fló (Eds.), Funcionalidade e Envelhecimento, 2019 (2a. Edição ed.). Guanabara Koogan.

Pilotto A, Cella A, Pilotto A, et al. Three Decades of Comprehensive Geriatric Assessment: Evidence Coming From Different Healthcare Settings and Specific Clinical Conditions. J Am Med Dir Assoc, 2017; 18(2):192.e1-192.e11. https://doi.org/10.1016/j.jamda.2016.11.004.

Saraiva MD, Rangel LF, Cunha JLL et al. Prospective GERiatric Observational (ProGERO) study: cohort design and preliminary results. BMC Geriatr, 2020; 27;20(1):427. doi: 10.1186/s12877-020-01820-4.

Saraiva MD, Venys AL, Abdalla FLP, et al. AMPI-AB validity and reliability: a multidimensional tool in resource-limited primary care settings. BMC Geriatr, 2020;20(1):124. doi: 10.1186/s12877-020-01508-9.

St John PD, Hogan DB. The relevance of Marjory Warren's writings today. Gerontologist, 2014;54(1), 21-29. https://doi.org/10.1093/geront/gnt053

Takahashi, S, Garcez, FB, Aliberti, MJR. Avaliação Geriátrica Ampla. In PROGER Programa de Atualização em Geriatria e Gerontologia: 2020; Ciclo 6 (Vol. v.2, pp. p. 9-41). Artmed Panamericana.

World Report on Ageing and Health W. H. Organization 2015. Acessível online: https://apps.who.int/iris/handle/10665/186463.

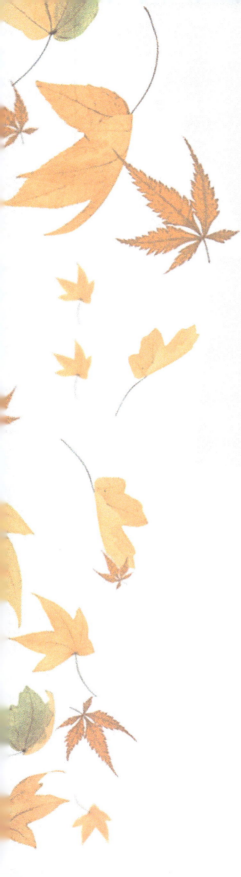

Parte II

Estado Nutricional

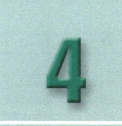

Avaliação Antropométrica e suas Limitações

Tamyris dos Santos Gonçalves

Lilian Barbosa Ramos

■ Introdução

A avaliação nutricional do idoso deve ser ampla e individualizada, considerando as características heterogêneas do envelhecimento e a rede de fatores que permeiam os problemas nutricionais nessa faixa etária.

Para uma avaliação nutricional adequada e completa devem ser utilizados parâmetros bioquímicos, dietéticos, semiológicos, antropométricos, além de métodos mais avançados de avaliação da composição corporal, como a bioimpedância e o *Dual-energy X-ray Absorptiometry* (DEXA). A associação desses indicadores é fundamental pelas vantagens e limitações específicas de cada um e, sobretudo, pelas influências inerentes ao processo de envelhecimento.

O histórico clínico nutricional e alimentar assim como os aspectos econômicos, sociais, demográficos, culturais e de estilo de vida do idoso requerem investigação para a compreensão da relação com sua saúde e nutrição. Ainda, a avaliação nutricional do idoso deve ser adequada à situação e ao ambiente em que é realizada, podendo ocorrer nos ambientes ambulatoriais, domiciliares, hospitalares ou institucionais. A partir de diagnósticos nutricionais precisos ações estratégicas em diversos contextos poderão ser implantadas.

Este capítulo será direcionado para a discussão da antropometria enquanto método de avaliação nutricional no envelhecimento. Serão apresentados e analisados os indicadores antropométricos mais apropriados para avaliação do indivíduo idoso, conforme descritos na Tabela 4.1, ressaltando suas aplicações, vantagens, limitações, influências das alterações inerentes ao envelhecimento, assim como formas de melhorar a sua acurácia.

Tabela 4.1. Medidas, índices/indicadores e suas funções na avaliação do idoso

Medidas	Índices/Indicadores	Função
Peso	Avaliação seriada do peso	Acompanhamento do peso
Altura	IMC	Avaliar massa corporal em relação à altura
CB	Percentual de perda ponderal	Avaliar grau da perda ponderal
CP	Perda de massa muscular	Avaliar massa muscular
Adutor do polegar	Perda de massa muscular	Avaliar massa muscular
Circunferência da Cintura (CC)	Risco cardiovascular/gordura visceral	Avaliar reserva e concentração de gordura corporal

■ Indicadores de massa corporal total

Para avaliação antropométrica da massa corporal do idoso os indicadores mais recomendados são: a medida seriada do peso, o índice de massa corpórea e o percentual de perda ponderal que serão discutidos a seguir.

Peso

A evolução ponderal é considerada o elemento mais importante na avaliação de risco de desnutrição em idosos. O resultado do cálculo do percentual de perda de peso (Tabela 4.2) de forma involuntária pode estar associado a diagnósticos clínicos. Dessa forma, enquanto perdas classificadas como graves em um curto período de tempo podem ser indicativas de doenças ameaçadoras da vida, perdas progressivas normalmente são multifatoriais sendo reflexo da evolução de quadros de fragilidade. Além disso, deve-se ter atenção à perda voluntária, pela probabilidade de ser em função de tratamentos dietoterápicos inadequados que podem levar à redução da massa muscular e consequentemente da funcionalidade do idoso. Embora os estudos mostrem que um aumento no peso seja benéfico, o excesso de gordura, principalmente gordura abdominal, representa um importante fator de risco para doenças crônicas, também em indivíduos de idade avançada. Assim, o ganho de peso também deve ser investigado, pois pode estar correlacionado ao sedentarismo, dietas inadequadas ou descompensações clínicas que acarretem no aumento da água total do organismo (edema, ascite etc.). A aferição do peso também é importante uma vez que a estimativa das necessidades de energia e nutrientes é programada em função desta medida.

Capítulo 4 — Avaliação Antropométrica e suas Limitações

Tabela 4.2. Cálculo e classificação da perda de peso segundo o tempo

Equação:

$$PPP\,(\%) = \frac{\text{Peso habitual (kg)} - \text{Peso atual (kg)} \times 100}{\text{Peso habitual (kg)}}$$

Classificação da perda de peso segundo o tempo		
Período	Significativa (%)	Grave (%)
1 semana	1–2	> 2
1 mês	5	> 5
3 meses	5–7	> 7
6 meses	10	> 10

Fonte: adaptada de Blackburn et al., 1977.

Dessa forma, a pesagem do idoso deverá ser realizada em todas as consultas, visitas domiciliares ou institucionais, seguido do cálculo do Percentual de Perda de Peso (PPP) e sua classificação de acordo com os valores de referência estabelecidos para a população nessa faixa etária.[1]

Limitações

- O uso isolado do peso não tem significado, o que dificulta a avaliação quando não se sabe o peso anterior do idoso.
- A aferição do peso pode ser limitada na situação em que o idoso estiver impossibilitado de ser pesado com auxílio de balança.

Solução

- Nesses casos é possível estimar o peso corporal através de equações para este propósito, apesar de apresentarem importantes limitações como a elevada margem de erro e a necessidade de várias medidas corporais.

Modo de aferição

- **Em balança antropométrica**: Destravar a balança, verificar se a balança está calibrada, caso não esteja, girar levemente o calibrador até que a agulha do braço e o fiel estejam nivelados, travar a balança, posicionar o idoso de costas para a balança, descalço com o mínimo de roupa possível, no centro do equipamento, ereto, pés juntos e com os braços estendidos ao longo do corpo, destravar a balança, mover o cursor maior para os quilos e o menor para as gramas até que a agulha do braço e o fiel estejam nivelados, travar a balança e realizar a leitura de frente para o equipamento.
- **Balanças adaptadas ao leito ou plataformas de balanças adaptadas à cadeira de rodas:** podem ser utilizadas, mas por serem de alto custo, na maioria das vezes, estarão limitadas ao ambiente hospitalar.

Estatura

Trata-se de uma medida antropométrica utilizada para obtenção do Índice de Massa Corporal (IMC). Sabe-se que o declínio da altura geralmente se inicia aos 40 anos e tende a acentuar-se ao longo dos anos, com redução de 2 cm a 3 cm por década ou de 1 cm a 2 cm em quatro anos, sendo decorrente de problemas osteoarticulares: achatamento dos espaços intervertebrais, osteoporose, cifose dorsal, arqueamento dos membros inferiores e/ou do arco plantar.

Limitação

* A fragilidade, instabilidade postural, síndrome da imobilidade, além de casos de amputação ou mesmo confinamento ao leito podem impossibilitar que o idoso fique ereto para a aferição da medida.

Solução

* Equações para estimativas de peso e altura a partir de medidas antropométricas representativas de ossos longos, como as equações de Chumlea et al., 1998[2] (Tabelas 4.3 e 4.4), que utilizam a medida da altura do joelho – também chamada comprimento da perna ou *knee height*. A altura do joelho parece sofrer poucas modificações com o envelhecimento, estimando com boa margem de erro a altura de idosos.

Tabela 4.3. Equações preditivas de estimativa de peso de idosos ou indivíduos sem possibilidade de ser medidos em pé

Homens (kg) = (0,98 × circunferência da panturrilha) + (1,16 × altura do joelho) + (1,73 × circunferência do braço) + (0,37 × prega cutânea subescapular) − 81,69
Mulheres (kg) = (1,27 × circunferência da panturrilha) + (0,87 × altura do joelho) + (0,98 × circunferência do braço) + (0,4 × prega cutânea subescapular) − 62,35

Peso Corporal (kg) = (0,5759 × circunferência de braço) + (0,5263 × circunferência de abdome) + (1,2452 × circunferência de panturrilha) − (4,8689 × sexo*) ± 32,9241
Sexo masculino = 1
Sexo feminino = 2

Fonte: adaptada de Chumlea et al., 1998[4] e Rabito et al., 2006.[3]

Tabela 4.4. Equações preditivas de estimativa de altura de idosos ou indivíduos sem possibilidade de ser medidos em pé

Sexo	Raça	Equação (altura)
Homens	Não hispânicos brancos	78,31 + (1,94 × altura do joelho) − (0,14 × idade)
	Não hispânicos negros	79,69 + (1,85 × altura do joelho) − (0,14 × idade)
	Mexicanos – Americanos	82,77 + (1,83 × altura do joelho) − (0,16 × idade)
Mulheres	Não hispânicas brancas	82,21 + (1,85 × altura do joelho) − (0,21 × idade)
	Não hispânicas negras	89,58 + (1,61 × altura do joelho) − (0,17 × idade)
	Mexicanas – Americanas	84,25 + (1,82 × altura do joelho) − (0,26 × idade)

Fonte: adaptada de Chumlea et al., 1998.

Modo de aferição – altura

O indivíduo deverá estar descalço ou usando meias finas, sem nenhum adereço na cabeça que possibilite alteração da medida, usar roupas leves de forma a visualizar a posição do corpo, o peso deverá estar bem distribuído em ambos os pés. Observando a condição do idoso, este deverá permanecer em pé, sobre a plataforma, com os calcanhares juntos, panturrilha, glúteos, ombros e cabeça deverá tocar a parede ou superfície vertical do dispositivo de medida e a cabeça deve estar posicionada no plano horizontal de Frankfurt (olhando em linha reta), os braços deverão estar caídos ao longo do corpo com as palmas das mãos voltadas para as coxas, o suporte deverá ser posicionado sobre a cabeça de tal forma que pressione apenas o cabelo, o medidor deverá se posicionar em frente à escala e as medidas deverão ser registradas cuidadosamente no centímetro mais próximo. Caso a parede seja utilizada como suporte de medida, esta deve ser lisa e não posicionada sobre tapete, carpete ou piso irregular.

Modo de aferição – altura do joelho

Colocar o idoso em posição supina ou sentado(a) o mais próximo possível da extremidade da cadeira, flexionar o joelho e o tornozelo formando um ângulo de 90°, colocar a parte fixa embaixo do calcanhar, posicionar a parte móvel na superfície anterior da coxa, próximo à patela, manter o paquímetro ou infantômetro paralelo a tíbia e pressionar a parte fixa para comprimir os tecidos, usar o valor obtido nas fórmulas para calcular a estatura.

IMC

Obtido a partir do cálculo do peso (em kg) dividido pelo quadrado da altura em metros (peso/altura^2 – kg/m^2), tem como finalidade avaliar a massa corporal em relação à altura e por isso sofre influência de alterações corporais já mencionadas anteriormente nos tópicos das medidas utilizadas para o seu cálculo.

Na meia idade (50 a 65 anos), o maior problema nutricional é o sobrepeso, estando associado às doenças crônico-degenerativas. Acima dos 80 anos, magreza e perda de massa magra são os maiores problemas, razão para a escolha dos valores de referência ser apropriada para a idade, pois o valor prognóstico do IMC em idosos é diferente do seu valor em adultos. Os estudos evidenciam que um melhor estado de saúde no idoso está associado a uma faixa superior de IMC, sendo que baixo IMC está associado a alta mortalidade. O IMC pode ser um bom indicador do estado nutricional de idosos, desde que sejam usados pontos de corte específicos para a idade, e especialmente se associados a medidas antropométricas que expressem a composição e a distribuição da gordura corporal, como a medida da circunferência da cintura.

Limitações

- Não possibilita determinar a composição corporal e não expressa a distribuição de gordura ocorrida com o processo de envelhecimento, sendo considerado, portanto, um indicador pobre para avaliar riscos em idosos.

Solução

- Realizar a interpretação desse parâmetro associado a outros indicadores.
- Apesar de vários estudos demonstrarem que o IMC apresenta boa correlação com a quantidade de gordura corporal em adultos, essa correlação parece diminuir com o avanço da idade. Sendo assim, o IMC não pode ser utilizado como única estimativa de obesidade ou massa corporal gorda, em idosos.

Solução

- Associar a outros parâmetros para análise da adiposidade.

Na Tabela 4.5 são apresentados os valores de referência indicados pela Organização Pan-Americana de Saúde (OPAS) em 2001[5] e utilizados no projeto Saúde e Bem-estar no Envelhecimento (Sabe).

O Sistema de Vigilância Alimentar e Nutricional (Sisvan) do Ministério da Saúde do Brasil utiliza os critérios propostos pelo *Nutrition Screening Iniciative* (NSI) para a avaliação do estado nutricional segundo o IMC (Tabela 4.6).

Tabela 4.5. Estado nutricional de idosos segundo o IMC

IMC	Classificação
< 23 kg/m²	Baixo peso
$23 \leq IMC \leq 28$ kg/m²	Peso normal
$28 \leq IMC < 30$ kg/m²	Sobrepeso
≥ 30 kg/m²	Obesidade

Fonte: adaptada de Organización Panamericana de La Salud, 2001.

Tabela 4.6. Estado nutricional de idosos segundo o IMC

IMC	Classificação
< 22 kg/m²	Baixo peso
$22 \leq IMC \leq 27$ kg/m²	Peso normal
≥ 27 kg/m²	Excesso de peso

Fonte: NSI,1982.[6]

Circunferência do braço

A CB vem sendo empregada para avaliação da desnutrição em idosos e apresenta uma sensibilidade de 89,1%, com valor preditivo negativo de 97,9%, sendo um método confiável para o diagnóstico de desnutrição. Essa medida reflete compartimentos corporais musculares e gordurosos – já que o osso é considerado praticamente constante. Pode ser avaliada de forma isolada a partir dos percentis do NHANES III[7] – como apresentado nas Tabelas 4.7 e 4.8 – ou inserida em fórmulas para estimativa da massa muscular e da gordura corporal.

Tabela 4.7. CB, PCT e CMB para homens de 60 anos ou mais, avaliados no NHANES III, 1988–1994

Variáveis e grupo de idades	N	Média ± EP	Percentil 10	15	25	50	75	85	90
CB (cm)									
60 – 69	1126	32,8 ± 0,15	28,4	29,2	30,6	32,7	35,2	36,2	37,0
70 – 79	832	31,5 ± 0,17	27,5	28,2	29,3	31,3	33,4	35,1	36,1
≥ 80	642	29,5 ± 0,19	25,5	26,2	27,3	29,3	31,5	32,6	33,3
PCT (mm)									
60 – 69	1122	14,2 ± 0,25	7,7	8,5	10,1	12,7	17,1	20,2	23,1
70 – 79	825	13,4 ± 0,28	7,3	7,8	9,0	12,4	16,0	18,8	20,6
≥ 80	641	12,0 ± 0,28	6,6	7,6	8,7	11,2	13,8	16,2	18,0
CMB (cm)									
60 – 69	1119	28,3 ± 0,13	24,9	25,6	26,7	28,4	30,0	30,9	31,4
70 – 79	824	27,3 ± 0,14	24,4	24,8	25,6	27,2	28,9	30,0	30,5
≥ 80	639	25,7 ± 0,16	22,6	23,2	24,0	25,7	27,5	28,2	28,8

Tabela 4.8. CB, PCT e CMB para mulheres de 60 anos ou mais, avaliadas no NHANES III, 1988–1994

Variáveis e grupo de idades	N	Média ± EP	Percentil 10	15	25	50	75	85	90
CB (cm)									
60 – 69	1122	32,8 ± 0,15	26,2	26,9	28,3	31,2	34,3	36,5	38,3
70 – 79	914	31,5 ± 0,17	25,4	26,1	27,4	30,1	33,1	35,1	36,7
≥ 80	712	29,5 ± 0,19	23,0	23,8	25,5	28,4	31,5	33,2	34,0
PCT (mm)									
60 – 69	1090	24,2 ± 0,37	14,5	15,9	18,2	24,1	29,7	32,9	34,9
70 – 79	902	22,3 ± 0,39	12,5	14,0	16,4	21,8	27,7	30,6	32,1
≥ 80	705	18,6 ± 0,42	9,3	11,1	13,1	18,1	23,3	26,4	28,9
CMB (cm)									
60 – 69	190	23,8 ± 0,12	20,6	21,1	21,9	23,5	25,4	26,6	27,4
70 – 79	898	23,4 ± 0,14	20,3	20,8	21,6	23,0	24,8	26,3	27,0
≥ 80	703	22,7 ± 0,16	19,3	20,0	20,9	22,6	24,5	25,4	26,0

Limitação
- Profissionais não habituados em realizar aferição de medidas em idosos podem sentir certa dificuldade devido excesso de pele.

Solução
- Seguir corretamente a técnica de aferição para evitar erros.

Método de aferição

- **Em pé:** o indivíduo deverá se posicionar de forma ereta, com a cabeça no plano de Frankfurt, braços relaxados e peso apoiado em ambos os pés, o braço flexionado em direção ao tórax, deverá formar um ângulo de 90, no cotovelo, localizar e marcar o ponto médio entre o processo acromial e o olecrano, após marcar o ponto médio, o indivíduo deverá estender o braço ao longo do corpo com a palma da mão voltada para a coxa, a fita deverá contornar o braço, no ponto marcado, de forma ajustada evitando compressão da pele.
- **Se deitado:** o procedimento deverá ser o mesmo para a marcação do ponto médio, posteriormente o indivíduo deverá estender o braço com a palma da mão direcionada para o teto, o mediador deverá também colocar um apoio no cotovelo do avaliado, com o objetivo de afastar o braço da mesa ou cama, possibilitando a realização da medida.

■ Composição corporal

A avaliação da composição corporal é a parte mais importante a ser investigada na avaliação nutricional do idoso. Com o envelhecimento, a massa muscular diminui e a massa gorda aumenta. Além disso, a mioesteatose – infiltração de gordura intra e inter muscular e miocelular – é comum, reduzindo a qualidade do músculo. Todo esse processo contribui de forma expressiva para a ocorrência de sarcopenia, a qual contribui para desfechos desfavoráveis como quedas, fraturas, aumento do grau de dependência e redução da qualidade de vida. Apesar de a antropometria apresentar limitações, sobretudo na estimativa de massa muscular, é uma ferramenta inócua, não invasiva, custo-efetiva e muito utilizada na prática clínica e epidemiológica. A seguir, serão discutidos os principais indicadores antropométricos de avaliação dos compartimentos de gordura e músculo.

■ Indicadores antropométricos de composição de gordura corporal

Verifica-se um aumento progressivo do tecido adiposo durante a vida adulta de forma semelhante em ambos os gêneros até a sétima década de vida, em seguida, esse componente da composição corporal tende a diminuir. Em torno dos 80 anos, há uma diminuição do acúmulo de gordura, sendo que este processo é mais acentuado nas mulheres, quando comparado aos homens. Quanto à distribuição, é observado um aumento preferencial de gordura visceral, combinada com uma diminuição da gordura subcutânea. Assim, indicadores antropométricos de acúmulo de gordura abdominal, como a CC, associada a outros parâmetros como IMC são válidos para o diagnóstico de obesidade em idosos.

Limitação

- Não há ainda valor de referência para circunferência da cintura específico para idosos. Os valores > 88 cm para mulheres e > 102 cm para homens são os considerados como risco muito aumentado para doenças associadas à obesidade em adultos e têm sido têm sido utilizados para essa população.[8]

Capítulo 4 Avaliação Antropométrica e suas Limitações

As pregas cutâneas estimam a gordura corporal e é outra alternativa para esta avaliação, entretanto, alterações na compressibilidade dos tecidos interferem na precisão dessas medidas no idoso. A PCT é a mais utilizada na prática clínica – os valores de referência estão apresentados nas Tabelas 4.7 e 4.8.

Técnica de aferição circunferência da cintura

O indivíduo deverá estar em posição ereta, com os pés juntos e o peso distribuído de forma uniforme em ambos os pés, os braços caídos ao longo do corpo. A região da cintura deve estar desprovida de roupa, deve-se apalpar e localizar a última costela e a crista ilíaca, na linha axial, medir a distância entre os dois pontos e marcar o ponto médio. A medida deve ser realizada ao final da expiração, tomando-se cuidado para não comprimir a pele, no ponto médio entre a última costela e a crista ilíaca. O medidor deverá se posicionar lateralmente ao indivíduo a ser medido e verificar se a fita está alinhada em um plano horizontal, paralelo ao chão.

Problemática em indivíduos muito obesos por não possuírem cintura definível, e a referência da crista ilíaca não estar acessível. O umbigo e a extensão anterior do abdômen podem estar deslocados de seus níveis verticais normais. Consequentemente, a medida pode exigir técnica diferente da utilizada em pessoas não obesas.

■ Indicadores antropométricos de composição de massa muscular

No adulto, o tecido muscular equivale a 40% do peso corporal enquanto no indivíduo idoso o valor cai para 30%. Após a quinta década de vida, a massa muscular declina a uma taxa anual de 1% a 2% correlacionando-se a menor força muscular, e após os 60 anos a taxa desta redução é de até 3% ao ano. Estes índices são mais elevados em sedentários comparados aos ativos, sendo duas vezes maior em homens em comparação com as mulheres.[9]

A CP é o indicador antropométrico mais sensível de alterações musculares no idoso e indica modificações da massa magra que ocorrem com o envelhecimento e diminuição de atividade física. Trata-se de um procedimento simples, barato, não invasivo e relevante, principalmente em quadros de incapacidade funcional. A associação de indicadores melhora a acurácia do diagnóstico, assim, a Circunferência Muscular do Braço (CMB) e o Músculo Adutor do Polegar também são usados na prática clínica. Além disso, indicadores utilizados na avaliação do adulto, como a área muscular do braço, também podem ser usados, desde que o acompanhamento seja feito com os valores do próprio indivíduo devido à ausência de valores de referência específicos. Em estudo francês os autores observaram que uma CP < 31 cm se relacionava com perda de capacidades e risco de desenvolvimento de fragilidade.[10] No Brasil, um estudo realizado por Barbosa-Silva e demais autores,[11] em Pelotas, aponta que valores inferiores a 34 cm em homens e a 33 cm em mulheres indicaram baixa reserva de massa muscular em idosos.

Limitação

* O valor de 31 cm usado como referência é resultante de um estudo com mulheres francesas.

- A constituição física do indivíduo desse ser levada em consideração para que não seja diagnosticado como falso positivo.
- A acurácia pode ser baixa em indivíduos muito obesos e na presença de edema.

Método de aferição

O indivíduo deverá estar deitado ou sentado, na mesma posição utilizada para medir o *Knee Height*. O(A) medidor(a) deverá posicionar a fita na circunferência máxima da panturrilha, a medida deverá ser aferida lateralmente e a leitura deverá ser feita no milímetro mais próximo.

CMB

A CMB é calculada a partir da fórmula: CMB (cm) = CB (cm) − π × [PCT (mm) ÷ 10] e os valores de referência estão apresentados nas Tabelas 4.7 e 4.8. A CMB não desconta a área óssea e nem considera a irregularidade dos tecidos do braço.

■ Espessura do Musculo Adutor do Polegar (EMAP)

É o único músculo que permite uma avaliação direta de sua espessura por apresentar-se anatomicamente bem definido e ser plano. É um parâmetro antropométrico preditor para a evolução clínica de indivíduos. A atrofia da EMAP reflete perda da vida laborativa. A medida seriada do adutor auxilia no monitoramento da composição de massa muscular. Não há valores de referência para o idoso.

Apesar de muito utilizada na prática clínica, a antropometria é limitada na quantificação da massa muscular, não avalia força nem qualidade muscular. Assim, os testes descritos a seguir não são antropométricos, entretanto, são fundamentais para o rastreio da sarcopenia e devem ser incorporados na prática do nutricionista.

Teste de sentar e levantar da cadeira 5 vezes

A habilidade de sentar e levantar da cadeira envolve mecanismos da função muscular e fatores complexos relacionados aos aspectos comportamentais. Além disso, a redução da área muscular da coxa e/ou a redução da força muscular de membros inferiores estão relacionadas à imobilidade e a redução de uma vida social ativa. Por isso, a avaliação da força de membros inferiores pode ser utilizada como preditora da incapacidade funcional em idosos.

Método de avaliação

O teste deve ser realizado com o idoso sentado em uma cadeira no meio do assento, com a coluna ereta, os pés apoiados no chão e os braços cruzados contra o tórax. Ao sinal, o avaliado deve se levantar, ficando totalmente em pé e depois retornar à posição completamente sentada repetindo o movimento cinco vezes.

Prejuízos no sentar e levantar são considerados quando o tempo for > 15 segundos.[12]

Força de preensão palmar

É uma medida de fácil aplicação, baixo custo e pouco invasiva, considerada um bom indicador para a força muscular global.

Método de aferição

O idoso deve permanecer sentado em cadeira com o braço aduzido e em rotação neutra, com cotovelo flexionado a 90°, com antebraço e punho em rotação neutra. A empunhadura deve ser autoajustada, conforme o relato de maior conforto dado pelo paciente e após a observação da posição correta do aparelho, cuja haste foi posicionada entre as segundas falanges dos dedos (indicador, médio e anular). No início do teste, a agulha do dinamômetro deve ser colocada na posição neutra (zero). Ao comando de voz do avaliador, o idoso deve realizar o máximo de força para aproximar as duas hastes do aparelho. Para avaliar a força de pressão palmar, o Consenso Europeu de Sarcopenia[12] recomenda os pontos de corte de < 27 para homens e < 16 para mulheres.

A importância da avaliação longitudinal

Os problemas nutricionais que podem causar impacto na funcionalidade do idoso, na determinação de prognósticos e na resposta ao tratamento devem ser identificados precocemente e de forma longitudinal visando o conhecimento da tendência ou evolução nutricional e suas inter-relações.

■ Considerações finais

Este capítulo apresenta as especificidades da antropometria enquanto parte importante da avaliação nutricional do indivíduo idoso, ressalta as alternativas para controle de suas limitações enfatizando como imprescindível a associação com indicadores semiológicos, bioquímicos, dietéticos, funcionais, assim como aqueles que identifiquem as causas da condição nutricional observada. Os principais destaques são: quais são os indicadores antropométricos com melhor validade para avaliação do idoso, como melhorar a acurácia dessa avaliação e a importância de investigar a composição corporal, sobretudo a força e função muscular.

Referências bibliográficas

1. Blackburn GL, Bistrian BR, Maini BS et al. Nutritional and metabolic assessment of the hospitalized patient. Journal of Parenteral and Enteral Nutrition, Baltimore, 1977; 1(1):11-22.
2. Chumlea WC, Guo S, Roche AF et al. Prediction of body weight for the nonambulatory elderly from anthropometry. Journal of the American Dietetic Association, New York, 1988; 88(5):564-8.
3. Rabito EI, Vannucchi GB, Suen VMM et al. Weight and height prediction of immobilized patients. Revista de Nutrição, Campinas, 2006; 19(6):655-61.
4. Chumlea WC, Guo SS, Wholihan K et al. Stature prediction equations for elderly non-Hispanic white, no-Hispanic black, and Mexican-American person developed from NHANES III data. Journal of the American Dietetic Association, New York, 1998; 82(2):137-142.

5. Organización Panamericana de la Salud. Salud Bienestar y Envejecimiento (SABE) em America Latina y el Caribe. In: Reunión del Comitê Asesor de Investigaciones en Salud, 36, Washington DC, 2001. Anais [...]. Washington DC: Organización Panamericana de la Salud, 2001:4-526.
6. Nutrition interventions manual for professionals caring for older Americans. Washington: Nutrition Screening Inative, 1992.
7. Kuczmarski MF, Kuczarisk RJ, Najjar M. Descriptive anthropometric reference data for older Americans. Journal of the American Dietetic Association, New York, 2000; 100(1):59-66.
8. World Health Organization. Obesity: preventing and managing the global epidemic. Geneva: World Health Organization, 1998.
9. Falsarella GR, Gasparotto LPR, Coimbra IB, Coimbra AMV. Envelhecimento e os fenótipos da Composição Corporal. Revista Kairós Gerontologia, São Paulo, 2004; 17(2):57-77.
10- Rolland Y, Lauwers-Cances V, Cournot M et al. Sarcopenia, calf circumference, and physical function of elderly women: a cross-sectional study. Journal of the American Geriatrics Society, London; 2003; 51(8):1120-4.
11- Barbosa-Silva T et al. Prevalence of sarcopenia among community-dwelling elderly of a medium-sized South American city: results of the study. J Cachexia Sarcopenia Muscle, 2016; 7(2):136-43.
12- Cruz-Jentoft AJ, Bahat G, Bauer J et al. Sarcopenia: revised European consensus on definition and diagnosis. Age Ageing, Oxford, 2018; 48(1):16-31.

Avaliação de Imagens e Bioimpedância

Aline Porciúncula Frenzel
Silvana Paiva Orlandi
Maria Cristina Gonzalez

■ Introdução

O processo de envelhecimento é acompanhado por alterações da composição e distribuição dos compartimentos corporais.

As alterações mais importantes seriam as musculares, não apenas com diminuição da quantidade, mas também com perda da qualidade muscular, levando ao quadro de sarcopenia primária. Esta perda muscular não acontece de maneira uniforme em todos os músculos, sendo mais evidente nos membros inferiores e abdômen, e tem como consequência alterações funcionais e de qualidade de vida associadas ao envelhecimento. Outra alteração importante seria o aumento do tecido adiposo e sua distribuição, com maior acúmulo na região abdominal, desencadeando um aumento do risco de doenças crônicas associadas ao processo de senescência. Estes dois processos ocorrem de forma simultânea e se retroalimentam, necessitando assim, de intervenções multimodais que possam ocorrer o mais precoce possível, no intuito de evitar o aparecimento de situações de maior gravidade no idoso. Além disto, estas alterações podem estar presentes mesmo em idosos com peso e índice de massa corporal estáveis.

Desta forma, a avaliação da composição corporal se faz cada vez mais importante em diversos contextos, não somente para identificação de indivíduos de maior risco, mas também para monitorar a resposta de intervenções nutricionais e de atividade física.

A avaliação da massa muscular vem ganhando destaque, principalmente por ter sido incorporada como critério diagnóstico em três condições clínicas frequentemente encontradas no idoso: a desnutrição,[1] a sarcopenia[2] e a caquexia. Sendo assim, os métodos de composição corporal tem sua principal indicação em idosos para a avaliação deste compartimento.

Embora não mais considerada o principal determinante de sarcopenia na mais recente atualização do Consenso Europeu (EWGSOP2),[2] a massa muscular ainda é vista como critério diagnóstico, e sua avaliação, fundamental para confirmação da doença. Frequentemente referida como o componente mais complexo da investigação diagnóstica da sarcopenia, a avaliação da massa muscular, tanto na sua quantidade como qualidade, é um assunto de grande discussão, e algumas das considerações necessárias para a escolha do método utilizado serão abordadas neste capítulo.

Em se tratando de métodos de avaliação da composição corporal, podemos considerar a ressonância magnética como o método de referência, ou seja, o padrão-ouro. Contudo, seu uso na prática clínica é extremamente restrito, sendo limitado para ambientes de pesquisa. Desta forma, os métodos de avaliação da composição corporal de maior acessibilidade na prática diária são: a bioimpedância elétrica, a absorciometria de duplo feixe de raios X e a tomografia computadorizada, sendo este último considerado um método de conveniência. O ultrassom é um método promissor, ainda sem protocolos definidos, mas que também será discutido.

Os próximos tópicos dizem respeito a cada um destes métodos citados, no refere a suas indicações, informações fornecidas, vantagens e desvantagens.

■ Ressonancia Magnética (RM)

A RM é considerada o padrão-ouro para avaliação da composição corporal e da massa muscular esquelética (MME), sendo um dos poucos métodos capazes de identificar adequadamente a presença de infiltração gordurosa entre as fibras musculares (mioesteatose). É capaz de avaliar a quantidade e qualidade da massa muscular total ou regional com acurácia e sem envolver radiação.[3] Porém seu alto custo, a complexidade técnica envolvida no seu uso e o fato de não ser portátil, tornam a adoção do método limitada ao âmbito de pesquisas, particularmente em estudos de validação de métodos mais simples.

■ Absorciometria por Dupla Emissão de Raios X (DXA)

A DXA é um método altamente disponível na maioria dos hospitais e apresenta alta precisão e acurácia para estimar compartimentos apendiculares e corpo inteiro. Com base no modelo de três compartimentos, a DXA avalia a gordura, tecidos moles e magros e ossos. É um método que apresenta baixa exposição à radiação, o que não impede sua avaliação em vários momentos do tempo.

A DXA apresenta pontos de corte definidos para a polução brasileira, baseada em uma população de referência jovem e saudável. Os pontos de corte sugeridos são 7,8 kg/m^2 para homens e 5,6 kg/m^2 para mulheres, utilizados no estudo de Barbosa-Silva et al. para a definição de baixa massa muscular em idosos.[4]

Apesar de ser considerado o método de primeira escolha na investigação de sarcopenia (e recomendado pelo EWGSOP2), a DXA não avalia especificamente a MME apendicular, e sim, os tecidos moles e magros apendiculares, também denominada massa magra apendicular (MMA). A MMA (do inglês, appendicular lean mass: ALM) tem sido erroneamente referida como MME apendicular (appendicular skeletal muscle mass – ASM) na maioria dos artigos e Consensos. Isto ocorre porque 75% da MME localiza-se nos membros superiores e inferiores e 75% da MMA é constituída pelo músculo esquelético. No entanto, o componente não muscular da MMA (pele, tecido conectivo e gordura intramuscular) aumenta durante o envelhecimento, mascarando a diminuição da massa muscular e levando à superestimativa da MME apendicular em idosos. Sendo assim, existe certa relutância por parte de alguns autores em aceitar a DXA como padrão-ouro para essa finalidade, uma vez que não fornece uma medida acurada da medida da MME, principalmente em idosos.[5]

Além disso, existe uma grande inconsistência entre os estudos em demonstrar associação da massa muscular, quando se utiliza este método para avaliação da massa muscular, com parâmetros funcionais ou desfechos negativos em idosos. Em contrapartida a diluição de creatina marcada, considerado um método promissor e de grande acurácia para avaliação massa muscular, vem demonstrando ser um importante preditor de resultados adversos em idosos, além de demonstrar maior correlação com a função muscular.[5]

Por esta razão, recentemente foi recomendado que a massa muscular avaliada pela DEXA não seja utilizada para avaliação da massa muscular no diagnóstico de sarcopenia.[6] Apesar disso, o Consenso Europeu,[2] que ainda não sofreu nenhuma atualização após estas últimas evidências, recomenda a utilização da DXA para a identificação do quadro de sarcopenia primária.

Dentre as limitações proveniente do uso da DXA pode-se destacar: a influência pelo estado de hidratação dos tecidos, obesidade e prótese metálica; o fato de não ser um método portátil; e a ausência de validação para avaliação da massa magra em situações clínicas.[7]

■ Tomografia Computadorizada (TC)

A TC passou a ser utilizada para a avaliação da composição corporal a partir de estudos que demonstraram que as medidas de massa muscular e gordura, avaliadas a nível da 3ª vértebra lombar (L3) por este método, apresentavam alta correlação com as medidas de massa muscular e gordura corporal total medidas pela RM. A partir destes estudos, softwares foram desenvolvidos para avaliação da MME e gordura, assim como a sua distribuição (subcutânea, visceral e intramuscular) a partir do exame de uma única imagem a nível de L3. A TC apresenta boa acurácia não só na avaliação da quantidade da massa muscular, mas também para quantificar a gordura corporal total.

Em relação à avaliação muscular, a TC mede diretamente a área muscular esquelética da região lombar, em cm^2, sendo posteriormente ajustado pela altura^2 para gerar o índice de músculo esquelético em cm^2/m^2. A infiltração de gordura intramuscular, conhecida como mioesteatose, é avaliada indiretamente através da radiodensidade. Desta forma, a TC também possibilita a avaliação de um marcador da qualidade muscular e pode também ser considerada como método padrão-ouro para avaliação da MME.[3]

A TC deve ser considerada como um método de avaliação da composição corporal de conveniência, comumente realizado em algumas situações como câncer, cirrose hepática e pacientes críticos, onde o exame foi realizado por questões clínicas. Desta forma, ela torna-se mais factível no diagnóstico de sarcopenia secundária, comumente encontrado nestas condições de saúde. A baixa MME, avaliada pela TC nestas situações clínicas, tem sido demonstrada como fator de risco associado a um pior prognóstico clínico e desfechos adversos, tais como, maior mortalidade, complicações pós-operatórias, menor sobrevida, quimiotoxicidade etc. A presença de mioesteatose também tem demonstrado ser um fator prognóstico importante, estando associada ao processo de envelhecimento, obesidade e presença de comorbidades.

As desvantagens deste método dizem respeito ao alto custo, a maior complexidade técnica associado ao instrumento (dependendo de software e de profissional capacitado para fazer a leitura da imagem) e a alta exposição à radiação. A automatização da leitura, através de novos *softwares*, pode facilitar o uso destes exames de imagem para a avaliação da composição corporal.

Outra desvantagem deste método é a falta de pontos de corte definidos a partir de uma população de referência para sua aplicação na prática clínica. Apesar de existirem diversos pontos de corte publicados para a identificação da baixa massa muscular a partir da TC, estes pontos de corte foram definidos a partir de abordagens estatísticas, tais como curva ROC, ou pelos menores tercis ou quartis de uma população em estudo. Com isso, a utilização destes valores fica restrita às amostras estudadas, não tendo validade externa para uso em outras populações. Apenas recentemente estudos foram publicados com valores de referência oriundos de populações saudáveis, sugerindo pontos de corte para o diagnóstico da baixa massa muscular.[8] No entanto, como em qualquer outro método de composição corporal, sugere-se que os pontos de corte sejam específicos para cada população/etnia.

■ Ultrassom

O ultrassom é considerado o método de maior ascensão atualmente. Ele possibilita a avaliação dos parâmetros musculares quantitativos, como a espessura, área transversal e volume de determinados grupos musculares, assim como a avaliação de parâmetros qualitativos, tais como o comprimento dos fascículos musculares, ângulo de penação e ecogenicidade (infiltração de gordura muscular).[9]

Estudos recentes utilizando o US demonstraram a importância da avaliação de grupos musculares específicos na identificação da perda muscular associada ao processo do envelhecimento. A perda e alterações da composição muscular não ocorre de maneira uniforme em todos os grupos musculares, sendo mais evidente nos membros inferiores e abdômen. Sendo assim, o US é um método que pode ser bastante útil para a identificação destas alterações musculares, presentes durante a evolução da sarcopenia, uma vez que pode identificá-las precocemente ao contrário de outros métodos, como o DXA.

É um método amplamente disponível em ambientes hospitalares, sendo considerado de baixo à médio custo. Estudos em pacientes críticos tem demonstrado que o método é sensível para detectar pequenas alterações musculares em curto intervalo de tempo, sendo, portanto, de grande utilidade para o acompanhamento do paciente.

Uma das grandes desvantagens do ultrassom é ser um método operador-dependente, necessitando da habilidade do operador tanto para obtenção das imagens, como para interpretá-las. Além disso, até o momento, não existem protocolos bem estabelecidos para sua mensuração nem quanto aos sítios que devam ser avaliados.[9] Uma segunda desvantagem deste método trata-se da ausência de pontos de corte definidos para diagnóstico de alterações dos compartimentos avaliados, sendo, portanto, de maior utilidade para o acompanhamento de indivíduos do que para o diagnóstico de baixa massa muscular.

■ Bioimpedância Elétrica (BE)

A BE mede a resposta elétrica passiva dos tecidos à passagem de uma corrente elétrica de baixa voltagem.[10] Esta resposta elétrica (impedância) é medida em seus dois componentes: a resistência e a reactância. A resistência seria um componente resistivo dos tecidos à passagem da corrente, dependendo do seu conteúdo hidroeletrolítico, e a reactância seria o componente capacitivo dos tecidos, relacionado principalmente com as membranas celulares. Para estimar os diversos compartimentos corporais, tais como a massa gorda e os diversos compartimentos relacionados à massa muscular (massa livre de gordura, MME total e MME apendicular), a BE utiliza equações, derivadas de regressões lineares a partir de outros métodos considerados como de referência, sendo os mais utilizados o DXA e a RM. Sendo assim, as equações são específicas para o aparelho e população para o qual foram desenvolvidas.[11] Os aparelhos de BE podem fornecer valores brutos de resistência e reactância para que sejam utilizados nas equações de escolha ou apresentarem diretamente os resultados da composição corporal, informando a equação que está sendo utilizada ou não (modelos caixa preta).

Existem três tipos de aparelhos de BE, de acordo com o número de frequências: os de frequência simples (50 kHz), os multifrequenciais (4 a 5 frequências de 5 a 1000 kHz), e a bioespectroscopia (BIS), com 50 ou mais frequências de 1 a 1000 kHz). O método BIS utiliza outros mode os matemáticos sofisticados para estimar a água corporal total e seus compartimentos (água extra e intracelular). Em relação às medidas, a BE pode ser feita de forma total ou segmentar (tronco e membros separadamente).

O ângulo de fase (AF), obtido diretamente pelas medidas brutas de resistência e reactância, é visto como um dos maiores destaques oferecidos por este método. Além de ser considerado um marcador prognóstico em diversas situações clínicas, o AF também pode ser considerado um marcador de massa muscular, sendo sensível a pequenas variações em curto intervalo de tempo.[10] Novos estudos têm demonstrado uma boa correlação do AF e função muscular, mostrando-se potencialmente capaz de tornar-se um bom marcador de sarcopenia.[10] Seu uso para avaliação da qualidade muscular é ainda questionável, sendo necessários mais estudos para este fim.

A BE é um método de avaliação da composição corporal amplamente utilizado em ambientes clínicos e hospitalares, por ser portátil e de baixo custo. Além disso a realização da BE não exige um rigoroso treinamento, e permite detectar alterações da composição corporal em curto intervalo de tempo.

A estimativa de composição corporal através da BE costuma apresentar acurácia satisfatória em estudos (valores médios), porém pode apresentar grande variabilidade a nível individual, dependendo da semelhança entre a população para a qual a equação foi desenvolvida e está sendo aplicada.[12] Além disto, com relação as limitações advindas deste método, pode-se elencar a falta de pontos de corte definidos para cada população. Entretanto, mesmo quando não houver equações e pontos de corte específicos para uma população, com o intuito de avaliar a composição corporal e fazer o diagnóstico de suas alterações, a BE pode ser útil para acompanhamento dos pacientes, principalmente após intervenções. Outras limitações do método seriam seu uso na presença de distúrbios hídricos, pela influência nas medidas pelo estado de hidratação e a contraindicação em indivíduos com valores extremos de índice de massa corporal.[12]

Apesar destas considerações, os consensos mundiais referentes a sarcopenia em idosos sugerem que a BE pode ser utilizada para avaliação da massa muscular, desde que sejam utilizados equações e pontos de corte específicos para determinado aparelho e população. O Consenso Asiático de Sarcopenia já apresenta valores de referência para avaliação da massa muscular por este método, visto que os pontos de corte foram derivados de estudos de base populacional realizados em população jovem e saudável asiática. No Brasil, apesar de já termos equações específicas para a população idosa, ainda não se dispõe de pontos de corte sugeridos para a identificação de baixa massa muscular nesta população.[13]

■ Conclusões

Diversos aspectos devem ser avaliados na escolha de um método para avaliação da composição corporal, tais como a exposição à radiação, a viabilidade de utilização à beira do leito, as características clínicas do paciente, os recursos financeiros disponíveis, o objetivo da avaliação, a disponibilidade de pontos de corte, e a capacidade de avaliação da qualidade muscular. A qualidade muscular tem se tornado um critério tão importante quanto à quantidade de massa muscular, por ter sido associada a importantes desfechos negativos em populações clínicas, como pacientes oncológicos e críticos. A Tabela 5.1 apresenta algumas características importantes no que se refere a escolha de um método de avalição da composição corporal.

O ambiente em que se deseja utilizar o método de avaliação da composição corporal também determina a sua escolha. Em ambientes hospitalares, os métodos de maior acurácia podem ser considerados a DXA e a TC. Já no contexto ambulatorial a BE e o ultrassom, no futuro, podem ser os métodos de melhor opção.

■ Tópicos

- A escolha de um método para avaliação da composição corporal depende de vários critérios, como segurança do método, acurácia, disponibilidade, custo, portabilidade e existência de pontos de corte específicos para a população estudada.

Capítulo 5 Avaliação de Imagense Bioimpedância

Tabela 5.1. Aspectos importantes na escolha de um método de avaliação da composição corporal

	Pontos de corte disponíveis	Avaliação da qualidade muscular	Menor exposição à radiação	Realização à beira do leito
RM	+	+++	+++	+
TC	+	+++	+	+
DXA	+++	+	++	+
BE	+	++	+++	+++
Ultrassom	+	+++	+++	+++

RM: ressonância magnética; TC: tomografia computadorizada; DXA: absorciometria por dupla emissão de raio X; BE: bioimpedância elétrica.

- A ressonância magnética é o método considerado padrão ouro, porém restrito a ambientes de pesquisa.
- A absorciometria por dupla emissão de raios X não mede a massa muscular. O uso da medida de massa magra apendicular (~75% é músculo) e seu uso para diagnosticar a sarcopenia tem sido questionado.
- A tomografia computadorizada é um método acurado de composição corporal, de uso restrito em algumas situações clínicas.
- O ultrassom é um método de grande potencial para a avaliação das alterações musculares associadas ao envelhecimento, necessitando ainda de protocolos bem estabelecidos para seu uso na prática clínica.
- A bioimpedância elétrica pode ser utilizada como método para acompanhamento das alterações da composição corporal em idosos, principalmente após intervenções, sendo sugerido o uso de equações específicas para o aparelho e população estudada.

Referências bibliográficas

1. Jensen GL, Cederholm T, Correia M, et al. GLIM Criteria for the Diagnosis of Malnutrition: A Consensus Report From the Global Clinical Nutrition Community. JPEN J Parenter Enteral Nutr. Jan 2019;43(1):32-40.
2. Cruz-Jentoft AJ, Bahat G, Bauer J, et al. Sarcopenia: revised European consensus on definition and diagnosis. Age Ageing. Jan 1 2019;48(1):16-31.
3. Lee K, Shin Y, Huh J, et al. Recent Issues on Body Composition Imaging for Sarcopenia Evaluation. Korean J Radiol. Feb 2019;20(2):205-217.
4. Barbosa-Silva TG, Bielemann RM, Gonzalez MC, Menezes AM. Prevalence of sarcopenia among community-dwelling elderly of a medium-sized South American city: results of the COMO VAI? study. J Cachexia Sarcopenia Muscle. May 2016;7(2):136-143.
5. Evans WJ, Hellerstein M, Orwoll E, Cummings S, Cawthon PM. D3 -Creatine dilution and the importance of accuracy in the assessment of skeletal muscle mass. J Cachexia Sarcopenia Muscle. Feb 2019;10(1):14-21.
6. Bhasin S, Travison TG, Manini TM, et al. Sarcopenia Definition: The Position Statements of the Sarcopenia Definition and Outcomes Consortium. J Am Geriatr Soc. Jul 2020;68(7):1410-1418.
7. Sheean P, Gonzalez MC, Prado CM, McKeever L, Hall AM, Braunschweig CA. American Society for Parenteral and Enteral Nutrition Clinical Guidelines: The Validity of Body Composition Assessment in Clinical Populations. JPEN J Parenter Enteral Nutr. Jan 2020;44(1):12-43.

8. Derstine BA, Holcombe SA, Ross BE, Wang NC, Su GL, Wang SC. Optimal body size adjustment of L3 CT skeletal muscle area for sarcopenia assessment. Sci Rep. Jan 11 2021;11(1):279.

9. Perkisas S, Bastijns S, Baudry S, et al. Application of ultrasound for muscle assessment in sarcopenia: 2020 SAR-CUS update. Eur Geriatr Med. Feb 2021;12(1):45-59.

10. Lukaski HC, Kyle UG, Kondrup J. Assessment of adult malnutrition and prognosis with bioelectrical impedance analysis: phase angle and impedance ratio. Curr Opin Clin Nutr Metab Care. Sep 2017;20(5):330-339.

11. Gonzalez MC, Barbosa-Silva TG, Heymsfield SB. Bioelectrical impedance analysis in the assessment of sarcopenia. Curr Opin Clin Nutr Metab Care. Sep 2018;21(5):366-374.

12. Earthman CP. Body Composition Tools for Assessment of Adult Malnutrition at the Bedside: A Tutorial on Research Considerations and Clinical Applications. JPEN J Parenter Enteral Nutr. Sep 2015;39(7):787-822.

13. Barbosa-Silva TG, Gonzalez MC, Bielemann RM, Santos LP, Menezes AMB, Coconut Study Group B. Think Globally, Act Locally: The Importance of Population-Specific Bioelectrical Impedance Analysis Prediction Equations for Muscle Mass Assessment. JPEN J Parenter Enteral Nutr. Sep 2020;44(7):1338-1346.

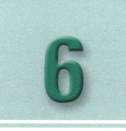

Triagem Nutricional

Rita de Cássia de Aquino
Flavia Ferreira Prado
Raquel Ferreira de Souza Siqueira

■ Introdução

Os instrumentos para a identificação de idosos em risco nutricional são denominados instrumentos de triagem nutricional. Um instrumento de triagem nutricional deve se diferenciar de uma avaliação nutricional completa, que normalmente inclui medidas antropométricas, bioquímicas, clínicas e dietéticas. Deve se basear em medidas e procedimentos fáceis, rápidos de se obter e de baixo custo, além da possibilidade de aplicação por qualquer profissional de saúde. O risco de desnutrição e, consequentemente os instrumentos de triagem nutricional, incluem variáveis associadas ao estado nutricional do idoso, além de condições físicas, sociais e psicológicas atuais. No sentido de proporcionar uma adequada abordagem nutricional, a identificação de idosos em risco nutricional é fundamental para a atenção nutricional.[1]

Os instrumentos de triagem nutricional podem ser adotados para uso em uma Avaliação Gerontológica Ampla (AGA), termo geralmente utilizado para descrever a estratégia para sistematização de atendimento a idosos, que permite em uma só anamnese identificar demandas geriátricas para desfechos diversos. A AGA é sempre multidimensional e interdisciplinar, e tem por objetivo determinar as deficiências e incapacidades apresentadas pelo idoso, objetivando o planejamento do cuidado e de acompanhamento a médio e longo prazo. É imprescindível na AGA a abordagem e avaliação dos domínios físico, funcional, cognitivo, sensorial, psicológico e social, além do rastreamento das clássicas Síndromes Geriátricas, tais como polifarmácia, demência, depressão, fragilidade, incontinência urinária e risco de quedas, além da disfagia e desnutrição.[2]

São vários os instrumentos de triagem nutricional desenvolvidos e validados para uso em diferentes contextos, em idosos vivendo em comunidade, institucionalizados ou hospitalizados. Em uma revisão sistemática da literatura sobre Triagem Nutricional para Idosos, Phillips et al. (2010)[3] levantaram os principais instrumentos de triagem para idosos e constatou que os instrumentos mais utilizados nessa população de estudo foram **MNA** (*Mini Nutritional Assessment*) e **NSI** (*Nutritional Screening Initiative*). A seguir a descrição dos principais instrumentos de triagem nutricional em idosos na prática clínica e validados para a população de idosos brasileiros

■ Miniavaliação Nutricional (MAN®)

Em 1996 Guigoz et al.[4] desenvolveram um instrumento de avaliação do estado nutricional de idosos denominada Mini Avaliação Nutricional (MAN) com o objetivo de sintetizar variáveis determinantes de desnutrição. Inicialmente não foi considerada um instrumento de triagem nutricional, apesar de fácil e rápida aplicação. Ao longo dos anos, a MAN teve várias adaptações, com a separação em dois blocos, sendo o primeiro bloco atualmente considerado e validado como um instrumento de triagem nutricional.[5-8]

A MAN foi desenvolvida em parceria entre o Hospital Universitário de Toulouse (França), a Universidade do Novo México (EUA) e a Nestlé Research Center na Suíça, devido essa razão tem a Nestlé como marca registrada (®). O objetivo da ferramenta é rastrear o risco de desenvolver a desnutrição ou detectá-la em estágio inicial em idosos nos diferentes níveis de atenção ou institucionalizados, pois inclui aspectos físicos, mentais e dietéticos. Consiste em um questionário dividido em duas partes, a primeira é denominada *Triagem Nutricional* e a segunda é denominada *Avaliação Global*. A triagem compreende as seguintes questões:

1. Alteração da ingestão alimentar
2. Perda de peso nos últimos meses
3. Condições de mobilidade.
4. Presença recente de estresse psicológico ou doença aguda no último trimestre.
5. Problemas neuropsicológicos
6. Índice de Massa Corporal (IMC).

Para cada item é atribuído uma pontuação, e se a pontuação final for igual ou inferior a 11 pontos significa que há a possibilidade de desnutrição. A segunda parte, Avaliação Global, aborda questões relacionadas ao modo de vida, presença de lesões de pele ou escaras, uso de medicações, um inquérito dietético (número de refeições, ingestão de alimentos e líquidos, capacidade autônoma de alimentação), autoavaliação (percepção da saúde e do estado nutricional) e a avaliação de dados antropométricos (perímetro braquial e de panturrilha). Ao final, somam-se as pontuações e o paciente é classificado como normal (escore total > 24), em risco nutricional (escore de 17–23,5) ou desnutrido (escore < 17) (Anexo 6.1).

Capítulo 6 Triagem Nutricional

Mini Nutritional Assessment
MNA®

Nestlé NutritionInstitute

Sobrenome:	Nome:
Sexo: Idade: Peso, kg:	Altura, cm: Data:

Responda à secção "triagem", preenchendo as caixas com os números adequados. Some os números da secção "triagem". Se a pontuação obtida for igual ou menor que 11, continue o preenchimento do questionário para obter o escore indicador de desnutrição.

Triagem

A Nos últimos três meses houve diminuição da ingesta alimentar devido a perda de apetite, problemas digestivos ou dificuldade para mastigar ou deglutir?
0 = diminuição severa da ingesta
1 = diminuição moderada da ingesta
2 = sem diminuição da ingesta ☐

B Perda de peso nos últimos 3 meses
0 = superior a três quilos
1 = não sabe informar
2 = entre um e três quilos
3 = sem perda de peso ☐

C Mobilidade
0 = restrito ao leito ou à cadeira de rodas
1 = deambula mas não é capaz de sair de casa
2 = normal ☐

D Passou por algum estresse psicológico ou doença aguda nos últimos três meses?
0 = sim   2 = não ☐

E Problemas neuropsicológicos
0 = demência ou depressão graves
1 = demência leve
2 = sem problemas psicológicos ☐

F Índice de Massa Corporal = peso em kg / (estatura em m)²
0 = IMC < 19
1 = 19 ≤ IMC < 21
2 = 21 ≤ IMC < 23
3 = IMC ≥ 23 ☐

Escore de Triagem (subtotal, máximo de 14 pontos) ☐☐

12-14 pontos: estado nutricional normal
8-11 pontos: sob risco de desnutrição
0-7 pontos: desnutrido

Para uma avaliação mas detalhada , continue com as perguntas G-R

Avaliação global

G O paciente vive em sua própria casa (não em casa geriátrica ou hospital)
1 = sim   0 = não ☐

H Utiliza mais de três medicamentos diferentes por dia?
0 = sim   1 = não ☐

I Lesões de pele ou escaras?
0 = sim   1 = não ☐

Ref. Vellas B, Villars H, Abellan G, et al. Overview of the MNA® - Its History and Challenges. J Nut Health Aging 2006 : 10 : 456-465.
Rubenstein LZ, Harker JO, Salva A, Guigoz Y, Vellas B. Screening for Undernutrition in Geriatric Practice : Developing the Short-Form Mini Nutritional Assessment (MNA-SF). J. Geront 2001 ; 56A : M366-377.
Guigoz Y. The Mini-Nutritional Assessment (MNA®) Review of the Literature - What does it tell us? J Nutr Health Aging 2006 : 10 : 466-487.
® Société des Produits Nestlé, S.A., Vevey, Switzerland, Trademark Owners
© Nestlé, 1994, Revision 2006. N67200 12/99 10M
Para maiores informações : www.mna-elderly.com

J Quantas refeições faz por dia?
0 = uma refeição
1 = duas refeições
2 = três refeições ☐

K O paciente consome:
• pelo menos uma porção diária de leite ou derivados (leite, queijo, iogurte)?   sim☐ não☐
• duas ou mais porções semanais de leguminosas ou ovos?   sim☐ não☐
• carne, peixe ou aves todos os dias?   sim☐ não☐

0.0 = nenhuma ou uma resposta «sim»
0.5 = duas respostas «sim»
1.0 = três respostas «sim» ☐.☐

L O paciente consome duas ou mais porções diárias de fruta ou produtos hortícolas?
0 = não   1 = sim ☐

M Quantos copos de líquidos (água, suco, café, chá, leite) o paciente consome por dia?
0.0 = menos de três copos
0.5 = três a cinco copos
1.0 = mais de cinco copos ☐.☐

N Modo de se alimentar
0 = não é capaz de se alimentar sozinho
1 = alimenta-se sozinho, porém com dificuldade
2 = alimenta-se sozinho sem dificuldade ☐

O O paciente acredita ter algum problema nutricional?
0 = acredita estar desnutrido
1 = não sabe dizer
2 = acredita não ter um problema nutricional ☐

P Em comparação a outras pessoas da mesma idade, como o paciente considera a sua própria saúde?
0.0 = pior
0.5 = não sabe
1.0 = igual
2.0 = melhor ☐.☐

Q Perímetro braquial (PB) em cm
0.0 = PB < 21
0.5 = 21 ≤ PB ≤ 22
1.0 = PB > 22 ☐.☐

R Perímetro da perna (PP) em cm
0 = PP < 31
1 = PP ≥ 31 ☐

Avaliação global (máximo 16 pontos) ☐☐.☐
Escore da triagem ☐☐.☐
Escore total (máximo 30 pontos) ☐☐.☐

Avaliação do Estado Nutricional

de 24 a 30 pontos ☐ estado nutricional normal
de 17 a 23,5 pontos ☐ sob risco de desnutrição
menos de 17 pontos ☐ desnutrido

Anexo 6.1.
MAN – Mini Avaliação Nutricional® (*Mini Nutritional Assessment*).

A versão curta da MAN foi padronizada como instrumento de triagem nutricional inicialmente por Rubenstein et al.,[6] e posteriormente por Kaiser et al.[8] A versão curta (*Mini Nutritional Assessment short-form version* – MNA-SF), composta por:

1. Alteração da ingestão alimentar.
2. Perda de peso nos últimos meses.
3. Condições de mobilidade.
4. Presença recente de estresse psicológico ou doença aguda no último trimestre.
5. Problemas neuropsicológicos.
6. Índice de Massa Corporal (IMC), posteriormente foi validada com a substituição do IMC pela circunferência da panturrilha, caso necessário (Anexo 6.2).

Alguns trabalhos validaram a MAN na língua portuguesa em diversos contextos. Machado et al.[9] com idosos residentes de instituições públicas de longa permanência da cidade do Rio de Janeiro, e Lera et al.[10] validaram as versões MAN-SF nas cinco principais cidades da América Latina (São Paulo, Santiago, Havana, México DF e Montevidéu) participantes do estudo SABE. A Sociedade Brasileira de Geriatria e Gerontologia, assim como a *European Society of Parenteral and Enteral Nutrition* (ESPEN)[11] recomenda a MAN como instrumento preferível para triagem nutricional de idosos hospitalizados.

A disponibilidade de Guia do Usuário para o preenchimento das versões da MAN® permite a adaptação do conteúdo de forma detalhada e consistente, explicando cada questão e como atribuir e interpretar o escore: https://www.mna-elderly.com/forms/mna_guide_portuguese.pdf). No Anexo 6.3 segue uma versão adaptada para um trabalho de campo realizada pela equipe e Pós-Graduação em Ciências do Envelhecimento da Universidade São Judas Tadeu.

■ Determine

Outro instrumento utilizado na avaliação de risco nutricional de idosos foi desenvolvido no mesmo período da MAN® por uma força-tarefa denominada *Nutrition Screening Iniciative* (NSI) pela reunião de importantes instituições americanas como a *American Academy of Family Physicians*, *American Dietetic Association* e *National Council on the Aging Inc.*). O instrumento foi denominado *Determine Your Nutritional Health* (DNH),[12] traduzido e validado para a língua portuguesa por Roediger et al.[13] como: *verifique a condição nutricional do idoso*. O instrumento desenvolvido foi capaz de reproduzir resultados suficientes referentes à sua validade discriminante e equivalência operacional. É composto por dez questões com enunciados afirmativos em que são atribuídas pontuações, e não há aferições corporais com peso e circunferência de panturrilha. A versão final adaptada ao português do Brasil do método DNH, *verifique a condição nutricional do idoso* (Tabela 6.1) apresenta a mesma forma de execução (por questionário), quantidade de questões (dez), de pontuação e de escore final para o diagnóstico do indivíduo (bom = 2 pontos; risco nutricional moderado = 3 a 5 pontos; e risco nutricional alto = 6 ou mais pontos).

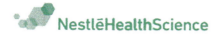

Mini Avaliação Nutricional
MNA® – Versão Reduzida

Sobrenome: _____ Nome: _____

Sexo: _____ Idade: _____ Peso, kg: _____ Altura, cm: _____ Data: _____

Completar a avaliação, preenchendo as caixas com os números adequados. Some os números para obter o escore final de triagem.

Triagem

A Nos últimos três meses houve diminuição da ingesta alimentar devido à perda de apetite, problemas digestivos ou dificuldade para mastigar ou deglutir?
0 = diminuição severa da ingesta
1 = diminuição moderada da ingesta
2 = sem diminuição da ingesta

B Perda de peso nos últimos 3 meses
0 = superior a três quilos
1 = não sabe informar
2 = entre um e três quilos
3 = sem perda de peso

C Mobilidade
0 = restrito ao leito ou à cadeira de rodas
1 = deambula mas não é capaz de sair de casa
2 = normal

D Passou por algum estresse psicológico ou doença aguda nos últimos três meses?
0 = sim   2 = não

E Problemas neuropsicológicos
0 = demência ou depressão graves
1 = demência leve
2 = sem problemas psicológicos

F1 Índice de Massa Corporal (IMC = peso [kg] / estatura [m^2])
0 = IMC < 19
1 = 19 ≤ IMC < 21
2 = 21 ≤ IMC < 23
3 = IMC ≥ 23

SE O CÁLCULO DO IMC NÃO FOR POSSÍVEL, SUBSTITUIR A QUESTÃO F1 PELA F2.
NÃO PREENCHA A QUESTÃO F2 SE A QUESTÃO F1 JÁ TIVER SIDO COMPLETADA.

F2 Circunferência da Panturrilha (CP) em cm
0 = CP menor que 31
3 = CP maior ou igual a 31

Escore de Triagem
(máximo: 14 pontos)

12-14 pontos: estado nutricional normal
8-11 pontos: sob risco de desnutrição
0-7 pontos: desnutrido

Para uma avaliação mais detalhada, preencha a versão completa no MAN®, que está disponível no www.mna-elderly.com

Anexo 6.2
Mini Avaliação Nutricional – versão reduzida (*Mini Nutritional Assessment short-form version* – MNA-SF).

Universidade São Judas Tadeu
Mini Avaliação Nutricional ®
Mini Nutritional Assessment MNA®

Nome: _____ Sexo: _____ Idade: _____

Peso Atual: _____ Estatura: _____ CB (cm): _____ CP (cm): _____

CB: Circunferência do Braço   CP: Circunferência da Panturrilha

TRIAGEM NUTRICIONAL
(MAN versão reduzida)

A) Nos últimos 3 meses houve <u>DIMINUIÇÃO DA INGESTÃO ALIMENTAR</u>?

PERGUNTE AO IDOSO

• Você comeu menos do que o normal nos últimos 3 meses? Nesse caso, isso se deve à falta de apetite ou à dificuldade para engolir ou mastigar?
• Você comeu **MUITO** menos do que comia antes?
• Você comeu **SÓ UM POUCO MENOS** do que antes?

0 = Redução severa na ingestão de alimentos.
1 = Redução moderada na ingestão de alimentos.
2 = Não houve redução na ingestão de alimentos.

B) Houve <u>PERDA DE PESO</u> involuntária nos últimos 3 meses?

PERGUNTE AO IDOSO

• Você perdeu peso sem querer nos últimos 3 meses?
• A cintura de sua calça está mais folgada?
• Quanto peso você acha que perdeu? Mais ou menos do que 3kg?

0 = Perda de peso superior a 3kg.
1 = Não sabe informar.
2 = Perda de peso entre 1 e 3 kg.
3 = Nenhuma perda de peso.

C) Houve alteração da <u>MOBILIDADE</u>?

PERGUNTE AO IDOSO

• Você consegue sair da cama/cadeira atualmente?
• Você consegue sair de casa sozinho?

0 = Restrito à cama ou à cadeira de rodas.
1 = Pode sair da cama/cadeira, deambula, mas não sai.
2 = Consegue sair de casa sozinho (normal).

D) Passou por <u>ESTRESSE PSICOLÓGICO</u> ou <u>DOENÇA AGUDA</u> nos últimos 3 meses?

PERGUNTE AO IDOSO

• Sofreu a perda de algum ente querido recentemente?
• Mudou-se de residência recentemente?
• Ficou doente recentemente?

0 = Sim.
2 = Não.

E e F não são questões, preencher conforme orientações

E) Apresenta algum <u>PROBLEMA NEUROPSICOLÓGICO</u>?

Algumas indicações do estado mental do idoso põem ser observadas ou obtidas da pessoa que cuida ou acompanhante ou anotações médicas.

0 = Demência severa/grave ou depressão.
1 = Demência leve.
2 = Sem problemas psicológicos.

F) Cálculo do Índice de Massa Corporal (IMC) – (peso em kg/altura em m²): _____ kg/m² **OU** avaliação da **Circunferência da Panturrilha (CP)**, se IMC não for possível.

0 = IMC menor do que 19 ou **CP** menor 31 cm.
1 = IMC 19 até menos do que 21.
2 = IMC 21 até menos do que 23.
3 = IMC 23 ou maior ou **CP** maior ou igual a 31 cm.

<u>ESCORE TOTAL DA TRIAGEM NUTRICIONAL</u>

12 a 14 PONTOS: estado nutricional **normal**, sem alterações, **NÃO** é necessário continuar a avaliação.

8 a 11 PONTOS: **risco de desnutrição** (sugere-se continuar a avaliação).

7 PONTOS ou menos: **DESNUTRIÇÃO** (sugere-se continuar a avaliação).

Anexo 6.3 _____

Universidade São Judas Tadeu – Mini Avaliação Nutricional® – *Mini Nutritional Assessment* MNA® (*continua*).

AVALIAÇÃO GLOBAL

G) Vive em casa, sozinho ou com parentes?
0 = Não.
1 = Sim.

H) Toma mais de 3 medicamentos diferentes por dia?
0 = Sim
1 = Não

I) Tem lesões de pele, feridas ou úlceras cutâneas?
0 = Sim
1 = Não

J) Quantas refeições faz por dia?

PERGUNTE AO IDOSO

• Você normalmente toma café da manhã, faz almoço e jantar? Uma refeição completa é definida como uma refeição que se senta para comer e consome mais do que 3 itens ou pratos.
0 = 1 refeição/dia.
1 = 2 refeições/dia.
2 = 3 refeições/dia.

K) Qual a avaliação do consumo de fontes de proteínas.

PERGUNTE AO IDOSO E ASSINALE SIM OU NÃO
• Consome pelo menos **uma porção** de leite, queijo ou iogurte todo dia? ☐ sim ☐ não
• Consome **duas ou mais porções de leguminosas** (feijão) ou **ovos** por semana? ☐ sim ☐ não
• Consome carne, peixe ou ave todo dia? ☐ sim ☐ não
0,0 = se nenhuma ou uma resposta "sim"
0,5 = se duas respostas "sim"
1,0 = se três respostas "sim"

L) Consome duas ou mais porções diárias de frutas ou legumes e verduras?

PERGUNTE AO IDOSO

• Você consome frutas, legumes e verduras? Quantas porções por dia consome? Uma porção de fruta pode ser considerada uma unidade ou fatia, e uma porção de legumes e verduras 1 xícara/escumadeira.
1 = Sim
0 = Não

M) Qual a quantidade de líquidos consumida por dia (água, suco de frutas, chá, leite e café)?

• Quantos copos, xícaras ou canecas de líquidos consome por dia?
0,0 = menos que 3 copos ou xícaras.
0,5 = 3 a 5 copos ou xícaras.
1,0 = mais que 5 copos ou xícaras.

N) Modo de alimentação.

PERGUNTE AO IDOSO

• Você consegue comer sozinho?
• Você precisa de ajuda para preparar suas refeições (abrir potes, passar manteiga no pão ou cortar carne)?
• Você precisa de ajuda para comer?
0 = Não consegue se alimentar sem ajuda.
1 = Alimenta-se sozinho, mas com alguma dificuldade.
2 = Alimenta-se sozinho.

O) Do ponto de vista pessoal, como você descreve seu estado nutricional (vê-se desnutrido ou sem problemas nutricionais)?
0= Vê-se desnutrido.
1 = Não tem certeza de sua condição nutricional.
2 = Vê-se sem problemas nutricionais.

P) Em comparação com outras pessoas de mesma idade, como avalia sua condição de saúde?
0,0 = Não tão boa quanto a de outras pessoas.
0,5 = Não sabe.
1,0 = Tão boa quanto a de outras pessoas.
2,0 = Melhor que a de outras pessoas.

Q) Circunferência do Braço. _____ cm.
0,0 = CB<21 cm.
0,5 = CB de 21 a 22 cm.
1,0 = CB maior ou igual a 22 cm.

R) Circunferência da Panturrilha. _____ cm.
0 = CP menor que 31cm.
1 = CP maior ou igual a 31 cm.

PONTUAÇÃO GERAL	
Avaliação Global (até 16,0)	
Escore da Triagem (até 14,0)	
Escore Total (GLOBAL + TRIAGEM)	

ESCORE DE INDICAÇÃO DE DESNUTRIÇÃO	
24 a 30 PONTOS: NORMAL	
17 a 23,5 pontos: risco de desnutrição	
Menos que 17 PONTOS: DESNUTRIÇÃO	

Referência: Adaptado de Nestlé Nutrition: Um Guia para completar a Mini Avaliação Nutricional-MNA®

Anexo 6.3

Universidade São Judas Tadeu – Mini Avaliação Nutricional® – *Mini Nutritional Assessment* MNA® (*continuação*).

Tabela 6.1. "Verifique a condição nutricional do idoso"[13]

Pergunta	Sim
1. O(a) Sr.(a) tem alguma doença ou problema de saúde que o(a) obrigou a mudar a sua alimentação?	2
2. O(a) Sr.(a) come menos de 2 vezes por dia?	3
3. O(a) Sr.(a) come, poucas vezes por dia, frutas, legumes, verduras, leite, queijo e iogurte?	2
4. O(a) Sr.(a) bebe 3 ou mais copos de cerveja, vinho ou cachaça, quase todos os dias?	2
5. O(a) Sr.(a) tem problemas na boca ou nos dentes que dificultam sua alimentação?	2
6. Algumas vezes o(a) Sr.(a) não teve dinheiro suficiente para comprar os seus alimentos?	4
7. Na maioria das vezes, o(a) Sr.(a) come sozinho, ou seja, sem companhia?	1
8. O(a) Sr.(a) usa 3 ou mais remédios diferentes por dia?	1
9. Nos últimos 6 meses, o(a) Sr.(a), sem querer, perdeu ou ganhou, mais ou menos 4,5 kg?	2
10. Algumas vezes, o(a) Sr.(a) não foi fisicamente capaz de fazer compras, de cozinhar ou comer sozinho?	2
TOTAL	

■ Simplified Nutritional Appetite Questionnaire – SNAQ

Apesar de não serem considerados instrumentos específicos de triagem nutricional, há ferramentas práticas para avaliação objetiva do apetite em idosos. Um instrumento muito citado na literatura é o *Council of Nutrition Appetite Questionnaire* (CNQA). O CNAQ foi inicialmente desenvolvido com oito itens pontuados segundo uma escala de Likert de 1–5 pontos, e o somatório da pontuação (8 a 40 pontos), sendo que pontuações menores indicam deterioração do apetite. Algumas questões do CNQA foram separadas para formar uma ferramenta mais curta denominada *Simplified Nutritional Appetite Questionnaire* (SNAQ – Questionário de Apetite Nutricional Simplificado) e foi demonstrado que o questionário simplificado foi capaz de predizer a perda de peso em idosos residentes na comunidade e institucionalizados. Os escores que adotados para identificação de idosos com comprometimento de apetite e risco de perda de peso são: menor que 28 no caso do CNQA e menor que 14 para o SNAQ.[14]

O SNAQ tem como objetivo monitorar o apetite e identificar idosos sob risco de perda de peso. O uso do SNAQ permite a identificação precoce de idosos com risco de perda de peso relacionada à anorexia, e a intervenção precoce pode ser instituída antes do desenvolvimento de perda de peso. O SNAQ contém quatro questões que avaliam o apetite, o sabor da refeição, a porção relacionada à satisfação e o número de refeições por dia.

Zukeran et al. (2020)[15] realizaram a tradução e adaptação cultural para a população brasileira e a tradução e adaptação cultural do questionário SNAQ foram bem-sucedidas (Tabela 6.2) A próxima etapa será a validação desta ferramenta em diferentes contextos clínicos no Brasil.

Tabela 6.2. Questionário de Apetite Nutricional Simplificado (do inglês – *Simplified Nutritional Appetite Questionnaire* – SNAQ)

1. **Meu apetite é: a.** muito ruim; **b.** ruim; **c.** mediano; **d.** bom; **e.** muito bom.
2. **A comida tem sabor: a.** muito ruim; **b.** ruim **c.** mediano; **d.** bom; **e.** muito bom/eu prepara a comida como eu gosto.
3. **Quando eu como eu me sinto satisfeito após comer: a.** somente algumas colheradas, garfadas; **b.** menos da metade ou cerca de 1/3 da refeição; **c.** mais da metade da refeição; **d.** a maior parte da refeição; **e.** eu como tudo/eu raramente me sinto satisfeito.
4. **Normalmente eu como: a.** menos do que uma refeição por dia; **b.** uma refeição por dia; **c.** duas refeições por dia; **d.** três refeições por dia; **e.** mais do que três refeições por dia.

■ Conclusão

Os instrumentos de triagem nutricional são imprescindíveis na atenção global e multidisciplinar a idosos. O principal instrumento de triagem nutricional para idosos é a versão curta da MAN® (Mini Avaliação Nutricional), que engloba aspectos importantes e impactantes no risco nutricional, como alteração da ingestão alimentar, perda de peso involuntário, comprometimento de mobilidade, presença de estresse psicológico ou doença aguda, e problemas neuropsicológicos, além da avaliação de uma medida de composição corporal (Índice de Massa Corporal ou Circunferência da Panturrilha). Qualquer que seja o instrumento selecionado, a triagem deve direcionar a necessidade de atenção nutricional individualizada, com monitoramento e respectiva intervenção sobre os aspectos de composição corporal, alterações bioquímicas e clínicas, além de orientação e viabilização de escolhas de alimentos visando a adesão a um padrão alimentar saudável e protetor nesse estágio de vida.

■ Tópicos relevantes abordados no capítulo

- Os instrumentos para a identificação de idosos em **risco nutricional** são denominados instrumentos de triagem nutricional.
- Os instrumentos de triagem nutricional devem ser adotados em uma **Avaliação Gerontológica Ampla (AGA)**, estratégia para sistematização de atendimento a idosos.
- O principal instrumento de triagem nutricional para idosos é a **versão curta da MAN® (Mini Avaliação Nutricional)** composto por: alteração da ingestão alimentar; perda de peso nos últimos meses; condições de mobilidade; presença recente de estresse psicológico ou doença aguda no último trimestre; problemas neuropsicológicos e Índice de Massa Corporal (IMC) ou circunferência da panturrilha (CP).
- Outro instrumento utilizado na avaliação de risco nutricional de idosos- **DETERMINE** foi validado para a língua portuguesa como "**Verifique a condição nutricional do idoso**".
- Há ferramentas práticas para avaliação do apetite em idosos, como o **SNAQ** (*Simplified Nutritional Appetie Questionnaire*) que tem como objetivo monitorar o apetite e identificar idosos sob risco de perda de peso, principal fator de risco nutricional.

Referências bibliográficas

1. Aquino RC, Fornasari MLL, Sousa MI, Previdelli NA. Avaliação Nutricional de pacientes hospitalizados. In: Ribeiro SM, Melo, CM, Tirapegui. Avaliação Nutricional: Teoria & Prática. 2 ed. Riio de Janeiro: Guanabara Koogan, 2018.
2. Pilotto A, Cella A, Pilotto A, Daragjati J, Veronese N, Musacchio C, et al. Three decades of comprehensive geriatric assessment: evidence coming from different healthcare settings and specific clinical conditions. J Am Med Dir Assoc. 2017;18(2):192. e1-192.e11.
3. Philips MB, Foley AL, Bernard R, Isenring EA, Miller MD. Nutritional screening in community-dwelling older adults: a systematic literature review. Asia Pacific Journal of Clinical Nutrition, South Australia, 2010.
4. Guigoz Y, Vellas B. Garry PJ. Assessing the nutritional status of the elderly: The Mini Nutritional Assessment as part of the geriatric evaluation, Nutr Rev 1996; 54: S59-S65.
5. Vellas B, Guigoz Y, Garry PJ, Nourhashemi F, Bennahum D, Lauque S, Albarede JL. The Mini Nutritional Assessment (MNA) and its use in grading the nutritional state of elderly patients. Nutrition. 1999 Feb;15(2):116-22. doi: 10.1016/s0899-9007(98)00171-3. PMID: 9990575.
6. Rubenstein LZ, Harker JO, Salvà A, Guigoz Y, Vellas B. Screening for undernutrition in geriatric practice: developing the short-form mini-nutritional assessment (MNA-SF). J Gerontol A Biol Sci Med Sci. 2001 Jun;56(6):M366-72.
7. Vellas B, Villars H, Abellan G et al. Overview of the MNA® – Its History and Challenges. J Nutr Health Aging. 2006; 10:456-465.
8. Kaiser MJ, Bauer JM, Ramsch C, Uter W, Guigoz Y et al. MNA – International Group. Validation of the Mini Nutritional Assessment short-form (MNA-SF): a practical tool for identification of nutritional status. J Nutr Health Aging. 2009 Nov;13(9):782-8.
9. Lera L, Sanchez H, Angel B, Albala C. Mini nutritional assessment short form: Validation in five Latin American cities. SABE study. The journal of nutrition, health & aging, p. 1-9, 2016.
10. Machado RSP, Coelho MASC, Veras RP. Validity of the portuguese version of the mini nutritional assessment in brazilian elderly. BMC geriatrics, v. 15, n. 1, p. 132, 2015.
11. SOCIEDADE BRASILEIRA DE GERIATRIA E GERONTOLOGIA (SBGG). I consenso brasileiro de nutrição e disfagia em idosos hospitalizados. 1ª edição, Barueri: Ed. Manole, 2011.
12. Posner B, Jette A, Smith K, Miller D. Nutrition and Health Risks in the Elderly: The Nutrition Screening Initiative. Am J Public Health 1993; 83(7):972-978.
13. Roedinger MA, Marucci MFN, Latorre MRDO, Hearst N, Oliveira C, Duarte YAO, et al. Cross-cultural adaptation to the Portuguese language of the Determine Your Nutritional Health® screening method for the elderly in assisted living accommodation. Ciênc Saúde Coletiva. 2017; 22:509-18.
14. Wilson MM, Thomas DR, Rubenstein LZ, Chibnall JT, Anderson S, Baxi A et al. Appetite assessment: simple appetite questionnaire predicts weight loss in community-dwelling adults and nursing home residents. Am J Clin Nutr. 2005; 82:1074-81.
15. Zukeran MS, Aprahamian I, Vicente BM, Ribeiro SML. Versão em português do questionário SNAQ: tradução e adaptação cultural. Arq Gastroenterol. 2020;57(2):178-181.

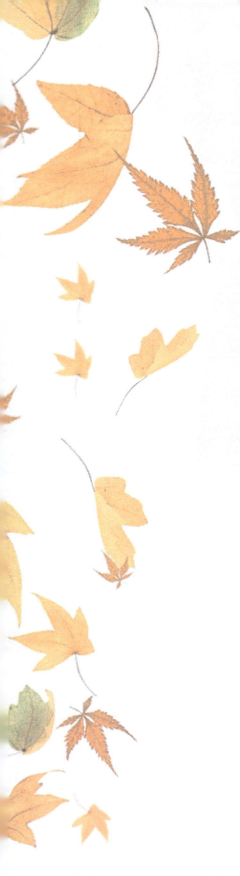

Parte III

Síndromes Geriátricas e Nutrição

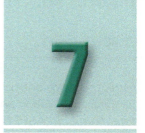

Desnutrição

Clarice Cavalero Nebuloni
Giselle Vitto Reis Pereira
Regiane Aparecida dos Santos Albuquerque

■ Introdução

Desnutrição é um problema de saúde global, que aumenta o risco de desenvolvimento de diversas doenças associadas aos sistemas nervoso, musculoesquelético, cardiovascular, imunológico e tegumentar. Em idosos é uma condição preocupante, sendo um indicador de prognóstico negativo devido a sua relação com a incapacidade física, maior susceptibilidade às quedas e infecções, maior tempo de internação hospitalar e aumento da mortalidade.[1]

A identificação de sua prevalência está condicionada ao critério diagnóstico utilizado, e, portanto, varia entre as pesquisas. Em estudo transversal utilizando os dados da Pesquisa de Orçamento familiar 2008/2009, cujo objetivo foi de avaliar o estado nutricional e identificar fatores associados ao perfil nutricional na população idosa brasileira, os autores verificaram uma prevalência de desnutrição segundo o Índice de Massa Corpórea – IMC < 22 kg/m^2 de 19,9% para homens e 18,2% para mulheres.[2] Em idosos hospitalizados utilizando o mesmo critério de avaliação essa porcentagem varia de 41 a 60,6%, conforme revisão realizada por Fidelix (2013).[3]

Não há um consenso mundial sobre a definição de desnutrição; motivo pelo qual em setembro de 2016 no Congresso da Sociedade Europeia de Nutrição Clínica e Metabolismo (ESPEN – do inglês, *European Society for Clinical Nutrition and Metabo-*

lism), as quatro principais sociedades de nutrição enteral e parenteral: *European Society for Clinical Nutrition and Metabolism* (ESPEN); *American Society for Parenteral and Enteral Nutrition* (ASPEN); *The Parenteral and Enteral Nutrition Society of Ásia* (PENSA); e *Federación Latino Americana De Terapia Nutricional, Nutrición Clínica Y Metabolismo* (FELANPE) reuniram-se e elegeram um Comitê com representantes das quatro Sociedades objetivando desenvolver um acordo global baseado em evidências, e adequado a diversos ambientes clínicos sobre o diagnóstico de desnutrição. O Comitê foi denominado *Global Leadership Initiative on Malnutrition* (GLIM). Na ocasião ficou acordado também que a abordagem deveria ser simples e incluir critérios diagnósticos clinicamente relevantes, que pudessem ser aplicados por todos os profissionais de saúde utilizando métodos amplamente disponíveis, que pudessem ser combinados com outras abordagens ou preferências de cada região.[4]

O Consenso foi alcançado gradualmente e em 2019 o comitê publicou um relatório com uma abordagem em duas etapas para o diagnóstico da desnutrição. A primeira consiste na triagem do risco de desnutrição. Nesta etapa podem ser utilizados vários instrumentos disponíveis, entre eles: *Nutritional Risk Screening* (2002); *Subjective Global Assessment* (SGA) e *Mini Nutritional Assessment – Short Form* (MNA-SF). Este último validado para idosos. A segunda etapa consiste na avaliação para diagnóstico e classificação da gravidade da desnutrição.[4]

■ Fisiopatologia

A redução da ingestão de alimentos ou a absorção inadequada destes figuram entre as principais causas da desnutrição.[4] Estas condições acionam mecanismos fisiológicos compensatórios para garantir o equilíbrio energético do organismo frente à redução da glicose e insulina circulante.

Com a diminuição da glicose e da insulina, ocorre a liberação aumentada de glucagon, hormônio cuja ação é oposta à da insulina e, portanto, estimula a glicogenólise no fígado para restabelecer os níveis de glicose sanguínea, e a lipólise dos triglicerídeos nas reservas de gordura, com a finalidade de produzir ácidos graxos e glicerol para serem utilizados pelos tecidos como fonte de energia e convertidos no fígado em corpos cetônicos. Com a diminuição das reservas de glicogênio hepático outra via metabólica é estimulada no hepatócito: a gliconeogênese. Esta via sintetiza glicose para ser utilizada pelo cérebro e células vermelhas a partir do lactato, do glicerol e dos aminoácidos provenientes do tecido muscular e órgãos viscerais. O organismo passa então a utilizar proteínas e gorduras como fonte primordial de energia, o que resulta em balanço nitrogenado negativo e perda ponderal.[5]

As causas da desnutrição dividem-se em três categorias principais: sociais, psicológicas e clínicas,[1] sendo que estas podem ocorrer simultaneamente. A regra mnemônica dos 9 D's é um recurso útil na identificação dos fatores de risco e causas de desnutrição:

- **D**entição.
- **D**iarreia.
- **D**emência.

Capítulo 7 Desnutrição

- **D**isgeusia.
- **D**oença crônica.
- **D**isfunção.
- **D**isfagia.
- **D**epressão.
- **D**rogas.[6]

Compõem os fatores sociais o desconhecimento na aquisição dos alimentos e preparo da refeição, solidão, isolamento social e insuficiência financeira. A ansiedade, luto, depressão e demência caracterizam-se como as causas psicológicas. Dentre as causas clínicas destacam-se redução de apetite, problemas orais e disfagia, perdas sensoriais como redução do paladar e olfato, além de alterações respiratórias, gastrointestinais, endócrinas, neurológicas, infecciosas, incapacidade física e uso de medicamentos.[7]

Além dos fatores elencados anteriormente, alguns autores têm destacado o papel etiológico da inflamação aguda ou crônica no desenvolvimento da desnutrição. Os mecanismos inflamatórios contribuem para a desnutrição em razão da anorexia associada e diminuição da ingestão de alimentos, bem como alteração do metabolismo com elevação do gasto energético em repouso e aumento do catabolismo muscular.[4]

A redução fisiológica da ingestão alimentar é conhecida como anorexia do envelhecimento, e pode ser ocasionada por mudanças na complacência do fundo do estômago devido à deficiência do óxido nítrico; retardo do esvaziamento gástrico em resposta a grandes volumes de alimentos; diminuição de neurotransmissores controladores da fome; e aumento da colecistoquinina, o principal hormônio da saciedade gastrointestinal. Em associação com outras doenças a anorexia pode tornar – se mais grave em decorrência da produção de citocinas inflamatórias[8] exacerbando o quadro de desnutrição.

■ Diagnóstico

Os representantes da GLIM recomendam para o diagnóstico da desnutrição seguir duas etapas. A primeira consiste na identificação de risco, e esta deve ser feita com a utilização de ferramentas de rastreio como a *Mini Nutritional Assessment – Short Form* (MNA-SF), entre outras.[4]

A MNA-SF é um instrumento de triagem de risco de desnutrição validada para idosos e composta por questões sobre diminuição do apetite e perda de peso nos últimos seis meses; mobilidade; presença de estresse psicológico ou doença aguda nos últimos três meses; problemas neuropsicológicos e Índice de Massa Corpórea (IMC). Esta versão reduzida apresenta boa correlação com a versão completa; alta sensibilidade, especificidade e acurácia diagnóstica para classificar os indivíduos. Idosos com pontuação 12 ou mais de um total de 14 pontos são considerados fora de risco. Já 11 pontos ou menos, supõe-se uma possível desnutrição e deve-se seguir com uma avaliação mais detalhada onde será possível determinar o diagnóstico.[9]

Os critérios selecionados pela GLIM para o diagnóstico da desnutrição incluem três critérios fenotípicos (perda de peso involuntária, baixo IMC e redução da massa muscular) e dois critérios etiológicos (redução da ingestão ou absorção inadequada de alimentos/nutrientes, e inflamação ou carga de doença). Para diagnosticar a desnutrição, pelo menos um critério fenotípico e um critério etiológico devem estar presentes. A classificação da gravidade da desnutrição é baseada nos critérios fenotípicos e apresenta dois estágios: Estágio 1 (desnutrição moderada) e Estágio 2 (desnutrição grave).[4]

Nas Tabelas 7.1 e 7.2 é possível verificar os critérios fenotípicos e etiológicos para o diagnóstico e os limiares para classificação da gravidade da desnutrição em idosos, respectivamente.

■ Tratamento

A intervenção nutricional na desnutrição deve considerar os aspectos fenotípicos e etiológicos com o objetivo de atingir balanço calórico positivo resultando em aumento da reserva energética e aporte adequado de micronutrientes.

Tabela 7.1. Critérios fenotípicos e etiológicos para o diagnóstico de desnutrição

Critérios fenotípicos			Critérios etiológicos	
Perda de peso (%)	Baixo IMC (kg/m²)	Reduzida massa muscular[a]	Redução da ingestão ou absorção de alimentos[b,c]	Inflamação
> 5% nos últimos 6 meses ou > 10% acima de 6 meses	< 20 se < 70 anos ou < 22 se > 70anos Ásia: < 18,5 se < 70 anos ou < 20 se > 70anos	Constatada por técnicas de medição de composição corporal validadas, como por exemplo, índice de massa magra apendicular por densitometria óssea ou bioimpedância elétrica, entre outras[a]	≤ 50% das necessidades energéticas > 1 semana ou qualquer redução > 2 semanas ou qualquer condição crônica gastrintestinal que afete negativamente a assimilação ou absorção de alimentos/ nutrientes[b,c]	Doença/lesão aguda ou relacionada à doença crônica

Fonte: adaptado de Cederholm T et al., 2019.[4]
[a]Ainda não há um consenso sobre a melhor técnica para medir e definir a massa muscular, principalmente na prática clínica. GLIM recomenda a medição por DEXA ou Bioimpedância elétrica para cálculo do índice de massa magra apendicular, entre outros exames. Porém, como estes métodos são de alto custo e inacessíveis para uma parcela da população a medida da circunferência da panturrilha pode ser utilizada como alternativa.[4] Deve ser considerada adequada circunferência igual ou superior a 33 cm para as mulheres e igual ou superior a 34 cm para os homens[10]. Em situações em que a massa muscular não pode ser avaliada prontamente, a força de preensão palmar é um *proxy* de suporte adequado. Os pontos de corte preconizados são <27 kg para homens e <16 kg para mulheres[11].
[b]Considere os sintomas gastrintestinais como fatores que prejudicam a ingestão ou absorção de alimentos: disfagia, náusea, vômito, diarreia, prisão de ventre ou dor abdominal. Avalie o grau em que a ingestão e/ou absorção são prejudicadas, assim como a intensidade, frequência e duração dos sintomas.
[c]A assimilação reduzida de alimentos/nutrientes está associada a distúrbios de má absorção, como síndrome do intestino curto, insuficiência pancreática e pós-cirurgia bariátrica, assim como estenoses esofágicas, gastroparesia e pseudo-obstrução intestinal.

Capítulo 7 Desnutrição

Tabela 7.2. Limiares para classificação da gravidade da desnutrição em estágios 1 (Moderada) e 2 (Grave)

	Critérios fenotípicos[a]		
	Perda de peso (%)	Baixo índice de massa corpórea (kg/m^2)[b]	Massa muscular reduzida[c]
Estágio 1/desnutrição moderada (requer 1 critério fenotípico que atenda a este grau)	5%–10% nos últimos 6 meses ou 10%–20% após 6 meses	< 20 se < 70 anos < 22 se ≥ 70 anos	Déficit leve a moderado (por métodos de avaliação validados)
Estágio 2/desnutrição grave (requer 1 critério fenotípico que atenda a este grau)	> 10% nos últimos 6 meses ou > 20% após 6 meses	< 18,5 se < 70 anos < 20 se ≥ 70 anos	Déficit grave (por métodos de avaliação validados)

Fonte: adaptada de Cederholm T et al., 2019,[4]
[a]A classificação da gravidade da desnutrição é baseada nos critérios fenotípicos observados, enquanto os critérios etiológicos fornecem o contexto para orientar a intervenção e os resultados esperados.
[b]Mais pesquisas são necessárias para garantir dados de IMC de referência para populações asiáticas em ambientes clínicos.
[c]Medida, por exemplo, pelo índice de massa magra apendicular por densitometria óssea ou bioimpedância elétrica, entre outras. Na impossibilidade destes a medida da circunferência da panturrilha pode ser utilizada como alternativa. Avaliações funcionais como força de preensão manual podem ser usadas como uma medida de suporte.[4]

Para o cálculo das necessidades calóricas é recomendado 32 a 38 kcal/kg peso/dia. O tratamento deve ser iniciado com a menor recomendação prescrita (32 kcal) ou aquela tolerada pelo paciente, com o aumento gradativo conforme a resposta. Para o cálculo das necessidades calóricas e proteicas deve ser considerado o peso atual do indivíduo.[9]

Desnutridos apresentam menor capacidade gástrica, o que pode dificultar a aceitação de grande volume de alimentos necessário para a recuperação do estado nutricional. Desta forma, estratégias como: aumento de densidade calórica e fracionamento das refeições em pequenos volumes a cada duas horas, com aumento gradativo das quantidades poderão ser prescritas.[9]

O aumento da densidade calórica consiste em elevar o valor calórico da preparação sem alterar seu volume, utilizando preferencialmente os óleos vegetais pelo seu alto valor energético – 9 kcal por grama, além de carboidratos simples e complexos[11] e/ou módulos de proteínas, carboidratos ou lipídios. Os alimentos que podem ser utilizados para aumentar a densidade calórica são as gorduras monoinsaturadas (óleo de oliva) ou poli-insaturadas (óleos vegetais, como soja, canola, milho, girassol), carboidratos simples (açúcar, mel), leite em pó integral, entre outros. Na presença de doenças crônicas como diabetes, assim como na hipertrigliceridemia utilizar carboidratos complexos (maisena, aveia), gorduras mono e poli-insaturadas e leite em pó desnatado. Na dislipidemia preferencialmente utilizar gorduras monoinsaturadas e leite em pó desnatado.[9]

Com relação às necessidades proteicas vários pesquisadores têm afirmado que a ingestão de proteínas superior à recomendação atual de 0,8g/kg/dia para idosos é benéfica para a recuperação do estado nutricional e manutenção da funcionalidade. Essa maior necessidade de proteínas dietéticas é, em parte, consequência do declínio da resposta anabólica às proteínas ingeridas. Além disso, um maior aporte de proteínas é necessário para compensar as condições inflamatórias e catabólicas associadas às doenças crônicas e agudas que ocorrem frequentemente com o envelhecimento. Por estes motivos, os pesquisadores têm recomendado que nos casos de desnutrição acentuada deve-se fornecer até 2,0 g/kg de peso corporal/dia. Importante ressaltar que atenção especial deve ser dada aos idosos com doença renal grave (taxa de filtração glomerular <30 mL/min), para os quais não são indicados o aumento das proteínas.[12]

A ESPEN recomenda uma ingestão de pelo menos 1,0 g/kg peso/dia a todos os idosos, principalmente àqueles em risco de desnutrição.[13]

Quando a ingestão por via oral for insuficiente às necessidades nutricionais mesmo após a utilização das estratégias descritas anteriormente a suplementação poderá ser utilizada. Em idosos hospitalizados, a suplementação nutricional colabora para recuperação e/ou manutenção do estado nutricional, podendo ser indicados no período pós-alta hospitalar. Os suplementos em pacientes desnutridos ou em risco de desnutrição devem fornecer ao menos 400 kcal e 30g de proteína por dia, por um período mínimo de 30 dias. A avaliação da aceitação, tolerância e necessidades devem ser constantemente monitoradas.[13]

A escolha do suplemento deve ser feita de forma individualizada e com distribuição adequada nas várias refeições ao longo do dia. Vale lembrar ainda que é necessário adequar a quantidade de calorias antes de aumentar as proteínas, uma vez que estas apresentam alto efeito térmico (20%).[9]

Os idosos desnutridos com chance realista de melhora ou manutenção da condição e da qualidade de vida devem receber nutrição enteral se a ingestão oral for considerada impossível por mais de três dias ou abaixo da metade das necessidades energéticas por mais de uma semana, apesar das intervenções para garantir a ingestão oral adequada, a fim de atender às necessidades nutricionais e manter ou melhorar o estado nutricional.[13]

Da mesma forma os idosos deverão receber nutrição parenteral se a ingestão oral e enteral forem impossíveis por mais de três dias ou abaixo da metade das necessidades de energia por mais de uma semana.[13]

Durante os primeiros três dias de terapia de nutrição enteral e nutrição parenteral em idosos desnutridos, atenção especial deve ser dada aos níveis sanguíneos de fosfato, magnésio, potássio e tiamina, que devem ser suplementados mesmo em caso de deficiência leve a fim de evitar a síndrome da realimentação.[5,13]

■ Conclusão

Este capítulo ressaltou a importância da identificação do risco de desnutrição, sendo esta a primeira etapa proposta pelo Consenso elaborado pelas principais sociedades de nutrição para o diagnóstico da Desnutrição.

O diagnóstico correto permite que as intervenções sejam implementadas mais rapidamente, minimizando os riscos de complicações, que incluem incapacidade física e óbito.

A utilização de medidas simples como a circunferência de panturrilha e força de preensão palmar em substituição aos métodos de alto custo na identificação de redução de massa muscular facilita a identificação dos idosos desnutridos na prática clínica.

A intervenção nutricional na desnutrição consiste em garantir o aporte calórico e proteico dos idosos, lançando mão de estratégias como fracionamento das refeições, aumento da densidade calórica, utilização de suplementos e via alternativa de nutrição quando necessário.

Identificar a causa da desnutrição é fundamental para definir as intervenções adequadas para a recuperação e/ou manutenção do estado nutricional.

■ Tópicos relevantes abordados no capítulo

- Diagnóstico da desnutrição em duas etapas.
- Identificação dos critérios fenotípicos e etiológicos.
- Fisiopatologia da desnutrição.
- Causas da desnutrição.
- Intervenção Nutricional na desnutrição.

Referências bibliográficas

1. Murphy RA, Patel KV, Kritchevsky SB, Houston DK, Newman AB, Koster A, et al. Weight change, body composition, and risk of mobility disability and mortality in older adults: a population-based cohort study. J Am Geriatr Soc. 2014;62(8):1476-1483.
2. Pereira IFS, Spyrides MHC, Andrade LMB. Estado nutricional de idosos no Brasil: uma abordagem multinível. Cad. Saúde Pública. 2016;32(5):1-12.
3. Fidelix MSP , Santana AFF , Gomes JR. Prevalência de desnutrição hospitalar em idosos RASBRAN – Revista da Associação Brasileira de Nutrição. 2013:5(1):60-68.
4. Cederholm T, Jensen GL, Correia MITD, Gonzalez MC, Fukushima R, Higashiguchi T, et al. GLIM criteria for the diagnosis of malnutrition – A consensus report from the global clinical nutrition community. Clin Nutr. 2019 Feb;38(1):1-9.
5. Sakai AF, Costa NC da. Síndrome de realimentação: da fisiopatologia ao manejo. Rev da Fac Ciências Médicas Sorocaba. 2018;20(2):70.
6. Robbins LJ. Evaluation of weight loss in the elderly. Geriatrics 1989; 44(4):31-4.
7. Hickson M. Malnutrition and ageing. Postgrad Med J. 2006;82(963):2–8.
8. Morley JE. Anorexia of ageing: a key component in the pathogenesis of both sarcopenia and cachexia. J Cachexia Sarcopenia Muscle. 2017;8(4):523-526.
9. Najas MS, Maeda AP, Nebuloni CC. Nutrição em Gerontologia. In: Tratado de Geriatria e Gerontologia. Freitas EV et al. 4. ed. Rio de Janeiro: Guanabara Koogan, 2017 p.3069 – 87.
10. Barbosa-Silva TG , Menezes, AMB, Bielemann RM , Malmstrom TK, Gonzalez MC. Enchancing SARC-F: Improving Sarcopenia Screening in the Clinical Pratice. JAMDA. 2016; 17:1136-1141.
11. Cruz-Jentoft AJ, Bahat G, Bauer J, Boirie Y, Bruyère O, Cederholm T, et al. Writing Group for the European Working Group on Sarcopenia in Older People 2 (EWGSOP2), and the Extended Group for EWGSOP2. Sarcopenia: revised European consensus on definition and diagnosis. Age Ageing.2019;48(1):16-31.
12. Bauer J, Biolo G, Cederholm T, Cesari M, Cruz-Jentoft AJ Morley, et al. Evidence-based recommendations for optimal dietary protein intake in older: a position paper from the PROT-AGE Study Group. J Am Med Dir Assoc. 2013;14:542-559.
13. Volkert D, Beck AM, Cederholm T, Cruz-Jentoft A, Goisser S, Hooper L, et al. ESPEN guideline on clinical nutrition and hydration in geriatrics Clin Nutr. 2019;38(1):10-47.

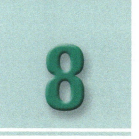

Fragilidade e Sarcopenia

Thiago Gonzalez Barbosa e Silva

Tiago da Silva Alexandre

■ Introdução

Com o progressivo envelhecimento populacional observado nas últimas décadas, a atenção ao idoso vem ocupando cada vez mais o foco de cuidados e intervenções em saúde. Condições extremamente prevalentes, como a fragilidade e a sarcopenia, tornam-se verdadeiros problemas de saúde pública, visto que a parcela populacional de indivíduos de 60 anos ou mais aumenta progressivamente, e, além de viver mais, espera-se viver melhor. Associadas com uma considerável relação de comorbidades e aumento de mortalidade, a sarcopenia e a fragilidade serão o foco deste capítulo.

A fragilidade e a sarcopenia são intrinsicamente relacionadas – e, de fato, frequentemente se sobrepõem. Porém, são entidades distintas que merecem atenção individualizada por parte dos profissionais responsáveis pela saúde do idoso. Enquanto a sarcopenia refere-se a uma doença muscular que pode ser um fator contribuinte para a fragilidade, esta representa um conceito muito mais amplo. Assim, é importante frisar que nem todos os indivíduos sarcopênicos são frágeis, e vice-versa. As principais particularidades de cada uma dessas condições serão brevemente abordadas a seguir.

■ Fragilidade

Fragilidade é uma síndrome clínica, multicausal, caracterizada por um declínio das funções fisiológicas, que diminui a resistência individual a agentes estressores aumentando o risco de dependência e/ou morte.[1]

A prevalência mundial de fragilidade foi recentemente estimada entre 12% e 24% enquanto a prevalência de pré-fragilidade variou entre 46% e 49%, sendo essa variação dependente da classificação utilizada para defini-la. Os fatores de risco conhecidos para a síndrome são: idade avançada, sexo feminino, baixa escolaridade, renda, morar só, fumo, sedentarismo, diabetes, osteoartrite, doença cardíaca, doença pulmonar, desnutrição, sarcopenia, depressão, câncer, inflamação crônica de baixo grau, deficiência de vitamina D, polifarmácia, comprometimento visual, comprometimento auditivo e declínio cognitivo.[3]

A fragilidade pode ser física, psicológica ou uma combinação desses dois componentes, sendo uma condição dinâmica que não é sinônimo de incapacidade. Por ser uma condição reversível ou atenuável com intervenções é fundamental que os profissionais de saúde a detectem precocemente nos diversos cenários de assistência, principalmente na atenção básica.[1]

Aspectos gerais

Duas abordagens para definir fragilidade física se tornaram amplamente conhecidas. A primeira, canadense, é o modelo do acúmulo de déficits, desenvolvido por Kenneth Rockwood e colaboradores.[4] A proposta foi pautada na avaliação médica de setenta itens clínicos, psicológicos e funcionais. Posteriormente, esses itens foram sintetizados e utilizados para criar a Escala Clínica de Fragilidade, que classifica o idoso de muito ativo à doente terminal.[4,5]

A segunda abordagem, americana, é o modelo do fenótipo da fragilidade, desenvolvido por Linda P. Fried e colaboradores. A fragilidade física é apresentada por desregulações nos sistemas de resposta ao estresse, metabolismo e sistema músculo esquelético. A síndrome é identificada por um fenótipo físico composto por cinco componentes, a saber: perda de peso não-intencional, exaustão, fraqueza muscular, lentidão da velocidade da marcha e baixo nível de atividade física. Dessa forma, os autores consideram como frágeis àqueles indivíduos que apresentam três ou mais dos componentes supracitados, pré-frágeis àqueles que apresentam um ou dois componentes e não frágeis aqueles que não apresentam nenhum componente.[6]

Esses dois conceitos distintos carregam a mesma nomenclatura e ambos são bons preditores de desfechos negativos em idosos. Entretanto, denotam diferentes teorias, etiologias, medidas diagnósticas bem como diferentes alvos de intervenção. Essas distinções implicam em compreensões diferentes de etiologia e da fisiopatologia da síndrome.[7]

Por ser multicausal,[1] a fragilidade não possui uma história natural única conhecida e possível de ser identificada.[8] Entretanto, enquanto o modelo do fenótipo da fragilidade propõe sua ligação com uma fisiopatologia específica, o modelo do acúmulo de déficits é baseado na observação clínica de que a multiplicidade de problemas clínicos em um paciente cria um risco agregado de desfechos negativos. Dada essa diferença conceitual, esse capítulo focará na fisiopatologia da síndrome da fragilidade física examinando o fenótipo da fragilidade.

Em indivíduos saudáveis, múltiplos sistemas fisiológicos funcionam bem e interagem harmonicamente em um sistema complexo e dinâmico para manter a alostase e homeostase. Entretanto, com o envelhecimento, há um declínio na eficiência dos sistemas fisiológicos individuais bem como na comunicação entre as células e entre os sistemas deteriorados. De acordo com Fried e colaboradores, tal circunstância resulta numa desregulação de múltiplos sistemas que, eventualmente, cruza um limiar de severidade e precipita um estado de função e resiliência altamente diminuída, denominado de fragilidade física (Figura 8.1).

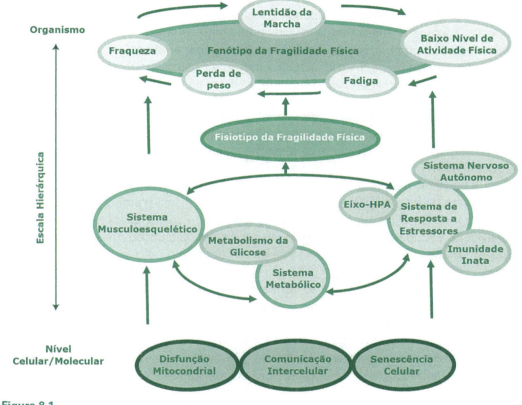

Figura 8.1
Representação hierárquica da desregulação fisiológica e dos prováveis fatores biológicos da fragilidade física. Fonte: adaptada de Fried et al.[7]

A desregulação dos sistemas dinâmicos complexos parece seguir alguns critérios na fragilidade física:

1. Numerosos módulos fisiológicos estão disfuncionais.
2. A disfunção é particularmente aparente na habilidade dos sistemas em responder a estressores.
3. A disfunção não procede de forma independente em cada sistema, mas sim fundamentalmente nas interações entre os sistemas via *loops* de *feedback*.

4. O impacto da disfunção não é linear, mas sim exponencial e com efeitos de limiar.
5. Essa dinâmica pode levar a uma transição crítica e a uma mudança abrupta no estado fisiológico de no mínimo três tipos:
   a. Transição para um estado fisiologicamente vulnerável.
   b. Transição para o fenótipo clinicamente aparente.
   c. Transição para incapacidade e morte.[7]

Entre todos os sistemas fisiológicos, há um conjunto básico de sistemas e subsistemas que são críticos para a homeostase e que se apresentam em níveis de função anormal em pessoas com fragilidade física. Alterações no metabolismo energético ocorrem por disfunções no sistema metabólico incluindo a dinâmica da glicose e da insulina, intolerância à glicose, resistência à insulina bem como por alterações na regulação energética hormonal como a leptina, grelina e adiponectina. Ainda acerca do metabolismo energético, são evidenciadas alterações na função do sistema músculo esquelético que diminuem a eficiência da produção e utilização de energia mitocondrial bem como restringem o aumento do número de mitocôndrias.[7]

Há também alterações nos sistemas agregados de resposta ao estresse e seus subsistemas em indivíduos com fragilidade física com aumento da inflamação de baixo grau relacionada ao envelhecimento (*inflammaging*).[7] Há evidências da associação de fragilidade com o aumento de marcadores pró-inflamatórios como a proteína C reativa (PCR), a interleucina-6 (IL-6) e o fator de necrose tumoral alfa (TNF-α). Por outro lado, um aumento de interleucina-10 (IL-10), um marcador anti-inflamatório, tem sido encontrado em indivíduos centenários. Portanto, apesar de não completamente elucidado, tais evidências sugerem que na fragilidade ocorre uma disfunção no equilíbrio de citocinas pró e anti-inflamatórias e não somente o aumento ou diminuição de uma única citocina específica.[8]

Ainda no que tange à resposta ao estresse, indicadores de desregulação do sistema nervoso autônomo em indivíduos frágeis incluem diminuição da variabilidade da frequência cardíaca e do comprometimento do controle ortostático. Além disso, a fragilidade física está associada à desregulação da função do eixo hipotálamo-hipófise-adrenal incluindo maiores níveis de atenuação de variação diurna de cortisol salivar e menores níveis plasmáticos de desidroepiandrosterona sulfato (DHEAS).[7]

Todas essas alterações mencionadas acima estão originalmente associadas à perda de regeneração de células tronco, lesões de DNA, declínio no metabolismo, desregulação hormonal e perda de proteostase.[8]

No que tange à regeneração celular, o envelhecimento é caracterizado pela perda da propriedade regenerativa dos tecidos e acúmulo de células senescentes, duas importantes condições que contribuem para a fragilidade. As anormalidades morfológicas das células senescentes associadas às mudanças na sua expressão gênica podem comprometer a função do tecido e limitar o *pool* de células-tronco potenciais. Além disso, as células senescentes desenvolvem o que tem sido denominado de fenótipo secretor associado a senescência, ou seja, secretam citocinas, quimiocinas, proteases de remodelação da matriz e fatores de crescimento, todas substâncias associadas tanto com a fragilidade quanto com o envelhecimento e com doenças crônicas.[8]

Recentes evidências também têm demonstrado uma correlação entre maior ocorrência de danos no DNA e fragilidade. Esses danos seriam induzidos pela ação de espécies reativas de oxigênio (ERO) e pelo encurtamento dos telômeros.[8]

Ademais, o declínio no metabolismo relacionado à idade e que envolve múltiplos mecanismos fisiológicos parecem ter também uma intrínseca relação com a fragilidade. Isso se dá porque a perda de massa muscular e o consequente acúmulo de tecido adiposo na região abdominal, que caracterizam uma mudança na composição corporal idade-dependente, não são apenas baseados na redução da taxa metabólica basal ou no declínio geral do nível de atividade física. A perda de massa muscular também reflete um balanço proteico e energético negativo resultante de redução do consumo alimentar, inabilidade de sintetizar proteínas e metabolismo anormal com mudanças hormonais e inflamação de baixo grau.[8]

As alterações hormonais que frequentemente estão relacionadas à fragilidade também são encontradas como associadas ao processo de envelhecimento. Contudo, os hormônios anabólicos como os andrógenos e o fator de crescimento semelhante à insulina têm se mostrado mais claramente implicados na fragilidade, por conta de seu papel na síntese proteica, crescimento muscular e secreção de insulina, estando todos, quando diminuídos, implicados com sarcopenia. Entretanto, vale ressaltar que o número de hormônios desregulados parece ser melhor preditor de fragilidade do que somente uma única anormalidade hormonal.[8]

Todas essas alterações implicam, de alguma forma, no aparecimento dos cinco componentes do fenótipo da fragilidade. Contudo, mesmo sem um mecanismo único, há evidências de que alguns de seus componentes podem ser capazes de predizer a progressão da síndrome. Há indícios de que indivíduos que entram no ciclo da fragilidade pela presença da fraqueza muscular tenham uma evolução mais lenta da síndrome, enquanto aqueles que entram no ciclo pela presença de exaustão e perda de peso têm uma evolução mais rápida, o que é importante quando se pensa no planejamento de linhas de cuidado e na estruturação da rede de serviços de assistência à pessoa idosa.[9]

Diagnóstico

Atualmente, há uma recomendação de que todos os adultos de 65 anos ou mais (entenda-se 60 anos ou mais nos países em desenvolvimento),[3] bem como aqueles indivíduos com perda maior ou igual a 5% do peso corporal devido a uma doença crônica,[1] devem ser triados para fragilidade utilizando um instrumento simples, validado e adequado para o ambiente ou contexto específico onde está a pessoa idosa.[3] Para isso, diversas propostas pautadas em avaliações subjetivas da fragilidade em diferentes cenários foram apresentadas como, por exemplo, o questionário de triagem FRAIL.[1]

O questionário FRAIL, cujo acrônimo significa *Fatigue* (fadiga), *Resistance* (resistência), *Aerobic* (aeróbico), *Illness* (doença) e *Loss of weight* (perda de peso), é apresentado na Tabela 8.1.

Os indivíduos que apresentam três ou mais respostas positivas são classificados como frágeis, enquanto os que apresentam uma ou duas respostas positivas são classificados como pré-frágeis e os que não apresentam nenhuma resposta positiva como não-frágeis.[1]

Tabela 8.1. Questionário FRAIL

Perguntas	Sim	Não
Você está fadigado?		
Você não é capaz de subir um lance de escadas?		
Você não é capaz de andar um quarteirão?		
Você tem mais de cinco doenças?		
Você perdeu mais de 5% do seu peso nos últimos 6 meses?		

Fonte: Morley et al., 2013.[1]

Uma vez que a pessoa idosa tem um teste de triagem positivo para a pré-fragilidade ou fragilidade ela deve ser avaliada clinicamente para que o diagnóstico seja confirmado. Em virtude dos dois modelos teóricos hegemônicos para a definição de fragilidade, é possível que o diagnóstico da síndrome seja realizado pelo fenótipo de fragilidade ou pelo Índice de Fragilidade, tendo os últimos *Guidelines* do *International Conference of Frailty and Sarcopenia Research (ICFSR)* recomendado o diagnóstico pelo fenótipo da fragilidade.[3] Dado que a recomendação de Fried e colaboradores é que sejam utilizadas notas de corte específicas para a população que está sendo avaliada, a Tabela 8.2 traz a operacionalização do fenótipo da fragilidade com os pontos de corte obtidos para a população brasileira, analisada no município de São Paulo por meio do Estudo Saúde, Bem-Estar e Envelhecimento (Estudo SABE).[10]

Uma vez diagnosticada a pré-fragilidade ou a fragilidade, é importante que uma avaliação multidimensional do idoso seja realizada, para que um plano de cuidado integral possa ser elaborado. Esse plano deve se atentar à inclusão do tratamento da sarcopenia, polifarmácia, causas de exaustão (depressão, anemia, hipotensão, hipotireoidismo e deficiência de vitamina B12), tratamento das causas de perda de peso e desnutrição. Dado que a fadiga é também resultante de várias doenças como a insuficiência cardíaca, uma avaliação para excluir outras causas de fadiga também deve ocorrer.[3]

Outra recomendação importante é que pessoas idosas com fragilidade severa devam ser referenciadas para um geriatra, uma vez que esse profissional tem maior *expertise* para lidar com esses casos.

■ Sarcopenia

O termo *sarcopenia* (do grego: *sarx*, carne; *penia*, falta/deficiência) foi originalmente cunhado em 1988 por Rosenberg para se referir à perda de massa muscular frequentemente observada em indivíduos idosos. Desde então, ao longo das décadas seguintes, viu-se que o conceito talvez seja mais amplo do que originalmente imaginado – não sendo restrito nem só à perda quantitativa de massa, nem apenas ao envelhecimento. Assim, hoje em dia, apesar da falta de consenso diagnóstico entre as diferentes Sociedades especializadas e Grupos de Interesse, é de comum acordo que o conceito de sarcopenia abrange tanto a perda de quantidade (massa) quanto de qualidade (funcionalidade, na forma de força e/ou performance) muscular.

Em 2010, o *European Working Group on Sarcopenia in Older People* (EWGSOP) propôs a que viria a ser a mais amplamente aceita definição de sarcopenia no meio científico.[11] Na

Capítulo 8 Fragilidade e Sarcopenia

Tabela 8.2. Operacionalização do Fenótipo da Fragilidade[10]

Componentes
Perda de peso não intencional
Perda de peso ≥ 4,5 kg no ano anterior sem dieta
Exaustão
Autorrelato positivo de qualquer uma das duas perguntas da Escala CES-D
Fraqueza
20% mais fracos na força de preensão manual por sexo e IMC (kg/m²)
Homens
Força ≤ 21 kg para IMC ≤ 23.12 kg/m²
Força ≤ 25.5 kg para IMC > 23.12 e ≤ 25.5 kg/m²
Força ≤ 30 kg para IMC > 25.6 e ≤ 28.08 kg/m²
Força ≤ 27 kg para IMC > 28.08 kg/m²
Mulheres
Força ≤ 14 kg para IMC ≤ 23.8 kg/m²
Força ≤ 15 kg para IMC > 23.8 e ≤ 27.05 kg/m²
Força ≤ 15 kg para IMC > 27.06 e ≤ 30.83 kg/m²
Força ≤ 15 kg para IMC > 30.83 kg/m²
Lentidão
20% mais lentos no teste de caminhada por sexo e altura (m)
Homens
> 5 segundos para altura ≤ 1.66 m
> 5 segundos para altura > 1.66 m
Mulheres
> 6 segundos para altura ≤ 1.53 m
> 5 segundos para altura > 1.53 m
Baixo nível de atividade física
20% menor gasto calórico por sexo
Homens ≤ 390.5 kcal
Mulheres ≤ 478.15 kcal

Fonte: Alexandre et al., 2014[10]

ocasião, o diagnóstico da sarcopenia foi proposto como a combinação da perda de massa muscular associada à perda de força e/ou a perda de performance muscular, com base em métodos de avaliação pré-estabelecidos. Assim, indivíduos que apresentassem a perda de massa associada à perda de força *ou* função musculares eram classificados como sarcopênicos, enquanto aqueles que apresentassem deficiência nos três critérios (massa, força *e* performance) eram considerados sarcopênicos graves. Ainda, na presença isolada de perda de massa muscular sem déficit funcional (força ou performance), considerava-se que a doença estava num estágio pré-clínico denominado pré-sarcopenia.

O conceito acima descrito orientou o pensamento clínico e científico sobre o tema até 2018-2019, até a publicação (e posterior correção, no ano seguinte), pelo mesmo grupo – agora, autointitulado EWGSOP2 – de um consenso atualizado sobre sarcopenia capaz de refletir o conhecimento acumulado entre os quase 10 anos que separam as diferentes propostas.[12] Agora, a força era vista como o principal determinante da sarcopenia, ocupando o lugar de destaque antes ocupado pela massa muscular. Ainda, o conceito de pré-sarcopenia foi abolido, e a performance muscular – antes considerada critério diagnóstico – passou a ser considerada critério de severidade da doença. Assim, com base na última atualização do consenso, o diagnóstico de sarcopenia passa a ser definido pela presença concomitante da perda de força e massa musculares.

Como se pode imaginar, muito do que se conhecia sobre a epidemiologia da doença foi diretamente impactado por essa recente proposta. Sob os critérios do primeiro consenso da EWGSOP, a prevalência de sarcopenia entre idosos ao redor do mundo era estimada entre 6% e 22%,[13] porém, sob a luz dos novos critérios, apenas os anos dirão. Da mesma forma, muitos dos aspectos discutidos a seguir podem passar por mudanças nos próximos anos, e, então, ressalta-se a importância da constante atualização acerca de um assunto ainda tão, de certa forma, dinâmico – sempre em constante evolução, como é de se esperar do conhecimento científico.

Aspectos gerais

A sarcopenia é relacionada a uma série de relevantes desfechos negativos em saúde. Entre os principais, destaca-se sua associação com o aumento da incidência de quedas e fraturas; doenças cardíacas e respiratórias; déficits cognitivos e de mobilidade; prejuízo na capacidade de realização de atividades de vida diária, perda da independência e impacto negativo na qualidade de vida; aumento do número de hospitalizações (e custos associados); e, por fim, aumento da mortalidade.[12]

Para melhor compreender sua fisiopatologia, é preciso ter em mente a fisiologia muscular ao longo do ciclo vital. Entre a terceira e quarta década de vida, a musculatura atinge seu ápice – tanto em termos de quantidade quanto de desempenho. Porém, nos anos subsequentes, um declínio progressivo da saúde muscular (até certo ponto, fisiológico) é esperado: estima-se que, a partir dos 50 anos, a perda de massa muscular gira em torno de 1% a 2% ao ano, enquanto a perda anual de força pode atingir até 5%.[12] Tais perdas podem ser parcialmente explicadas por processos como a infiltração gordurosa e/ou fibrose da musculatura, a diminuição do número de neurônios-motor (responsáveis pela ativação muscular), a modificação dos tipos de fibra muscular, a diminuição dos níveis hormonais relacionada ao envelhecimento e a diminuição do aporte sanguíneo relacionada a vasculopatias.[14] Processos, esses, que podem ainda ser patologicamente acelerados por fatores genéticos ou comportamentais.

Quando a sarcopenia é atribuível apenas ao envelhecimento, como descrito acima, é considerada *primária*. Por outro lado, na presença de demais fatores contribuintes, considera-se que a sarcopenia é *secundária*. Entre esses fatores estão as doenças sistêmicas (como neoplasias, falência de órgãos específicos, osteoartrite e distúrbios neurológicos); a inatividade física (sedentarismo, incapacidade); e a desnutrição.[12] A importância dessa classificação relaciona-se com o impacto da doença – seja isoladamente, ou, ainda, acrescido das patologias concomitantes em questão. Tais patologias, apesar de potencialmente reversíveis em alguns casos, podem também implicar na potencialização de desfechos negativos, e, assim, sua identificação é fundamental tanto para orientar o tratamento quanto para estratificar o risco associado.

Da mesma forma, deve-se considerar a existência de síndromes associadas à sarcopenia, como a osteossarcopenia e a obesidade sarcopênica (associação da doença com,

Capítulo 8 Fragilidade e Sarcopenia

respectivamente, baixa densidade óssea e excesso de adiposidade). Tais síndromes, apesar de não aqui abordadas, também são capazes de agravar os acima mencionados efeitos deletérios relacionados à sarcopenia.[12,14]

Diagnóstico

De acordo com o EWGSOP2, os critérios diagnósticos para a sarcopenia são a baixa força muscular (qualidade) e a baixa massa muscular (quantidade). Ainda, na presença concomitante de déficit na performance muscular, a sarcopenia é considerada grave.[12]

Na prática clínica, para pacientes acima dos 60-65 anos, recomenda-se a aplicação de ferramentas de rastreio para sarcopenia – como o Questionário SARC-F (Tabela 8.3) ou o Escore SARC-CalF (Tabela 8.4) – com periodicidade anual.[12,13,15] Alternativamente, a investigação oportunística também está indicada quando houver suspeita clínica ou forem evidenciados sinais de alerta (como as quedas que requeiram hospitalização, constatação de perda de peso ou autorrelato de fraqueza ou limitações físicas).[12,13]

O primeiro critério diagnóstico a ser avaliado é a força muscular. Para tal, recomenda-se preferencialmente a avaliação da força de preensão manual através da dinamometria manual. Alternativamente, pode-se avaliar a força dos membros inferiores através do Teste de Força de Extensão do Joelho, ou, ainda, através do Teste de Levantar da Cadeira

Tabela 8.3. Versão adaptada para a Língua Portuguesa do Questionário SARC-F[16] Uma pontuação ≥ 6 sugere a presença de sarcopenia

Componente	Pergunta	Pontuação
Força	O quanto de dificuldade você tem para levantar e carregar 5kg?	Nenhuma = 0
		Alguma = 1
		Muita ou não consegue = 2
Ajuda para caminhar	O quanto de dificuldade você tem para atravessar um cômodo?	Nenhuma = 0
		Alguma = 1
		Muita, usa apoios ou incapaz = 2
Levantar da cadeira	O quanto de dificuldade você tem para levantar de uma cama ou cadeira?	Nenhuma = 0
		Alguma = 1
		Muita ou não consegue sem ajuda = 2
Subir escadas	O quanto de dificuldade você tem para subir um lance de escadas de 10 degraus?	Nenhuma = 0
		Alguma = 1
		Muita ou não consegue = 2
Quedas	Quantas vezes você caiu no último ano?	Nenhuma = 0
		1-3 quedas = 1
		4 ou mais quedas = 2
Somatório (0-10 pontos)		
0-5: sem sinais sugestivos de sarcopenia no momento *(cogitar reavaliação periódica)*		
6-10: sugestivo de sarcopenia *(prosseguir com investigação diagnóstica completa)*		

Fonte: Barbosa-Silva et al, 2016.[16]

Tabela 8.4. Versão adaptada para a Língua Portuguesa do Escore SARC-CalF.[16] Uma pontuação ≥ 11 sugere a presença de sarcopenia

Componente	Pergunta	Pontuação
Força	O quanto de dificuldade você tem para levantar e carregar 5kg?	Nenhuma = 0 Alguma = 1 Muita ou não consegue = 2
Ajuda para caminhar	O quanto de dificuldade você tem para atravessar um cômodo?	Nenhuma = 0 Alguma = 1 Muita, usa apoios ou incapaz = 2
Levantar da cadeira	O quanto de dificuldade você tem para levantar de uma cama ou cadeira?	Nenhuma = 0 Alguma = 1 Muita ou não consegue sem ajuda = 2
Subir escadas	O quanto de dificuldade você tem para subir um lance de escadas de 10 degraus?	Nenhuma = 0 Alguma = 1 Muita ou não consegue = 2
Quedas	Quantas vezes você caiu no último ano?	Nenhuma = 0 1–3 quedas = 1 4 ou mais quedas = 2
Panturrilha	Meça a circunferência da panturrilha direita exposta do(a) paciente em pé, com as pernas relaxadas e com os pés afastados 20cm um do outro	Mulheres: > 33 cm = 0 ≤ 33 cm = 10 Homens: > 34 cm = 0 ≤ 34 cm = 10
Somatório (0-20 pontos)		
0-10: sem sinais sugestivos de sarcopenia no momento *(cogitar reavaliação periódica)*		
11-20: sugestivo de sarcopenia *(prosseguir com investigação diagnóstica completa)*		

Fonte: Barbosa-Silva et al, 2016.[16]

ou suas variações (*Chair Stand Test/Timed Chair Stand Test*). Constatada a baixa força, diz-se que a sarcopenia é *provável* – mas ainda não confirmada.[12]

O próximo passo da investigação requer a avaliação da massa muscular. Essa quantificação se dá geralmente na forma de valores para o corpo inteiro ou, ainda, do somatório dos membros (dita *apendicular*). Esses compartimentos podem também ser ajustados para diferentes medidas corporais, como a altura ou o IMC, na forma de índices (kg/m²). Para tal avaliação, os métodos mais frequentemente utilizados na prática clínica são a absorciometria de duplo feixe de raios-X (DXA) ou a bioimpedância elétrica.[12] Métodos mais complexos, como a tomografia computadorizada e a ressonância magnética, também podem ser úteis; métodos ainda "em desenvolvimento" – como o ultrassom, podem contribuir na prática clínica num futuro próximo; e, por fim, na ausência dos demais, a circunferência da panturrilha pode ser utilizada como *proxy* da massa muscular.[12,15]

Capítulo 8 Fragilidade e Sarcopenia

Se constatada a presença de baixa massa muscular, o diagnóstico de sarcopenia, antes *provável*, confirma-se; caso contrário, o diagnóstico é descartado e o indivíduo avaliado é considerado *não sarcopênico*, ou seja, a sarcopenia refere-se à presença concomitante de baixa força e baixa massa muscular, e a classificação "sarcopenia provável" é apenas temporária – até que a massa muscular, critério diagnóstico de confirmação, seja avaliada, e a presença ou não da doença seja formalmente estabelecida.

Confirmado o diagnóstico, recomenda-se a investigação de gravidade da doença através da avaliação da performance muscular: se deficitária, a sarcopenia é considerada *grave*. Para tal, o teste de velocidade de marcha é o mais frequentemente utilizado, e valores ≤ 0,8 m/s são agora preconizados pela EWGSOP2 como indicativos de baixa performance. Alternativamente, testes como o *Short Physical Performance Battery* (SPPB) e o *Timed Get-Up and Go Test* (TGUG) podem ser também considerados.[12]

Por fim, deve-se enfatizar a importância da adoção de pontos de corte baseados em valores normativos regionais (ou seja, compatíveis com a população a ser avaliada), sempre que disponíveis.[12,15] Dessa forma, os pontos de corte sugeridos para a população brasileira estão apresentados na Tabela 8.5.

Tabela 8.5. Pontos de corte sugeridos para determinação de baixa força e baixa massa muscular na população brasileira

Componente	Pontos de corte (déficit)[a]
Força de preensão palmar (dinamometria manual)[17]	Homens: < 30 kg
	Mulheres: < 16 kg
Massa muscular apendicular (DXA)[18]	Homens: < 7,5 kg/m²
	Mulheres: < 5,5 kg/m²
Massa muscular apendicular (CP)[18]	Homens: ≤ 34 cm
	Mulheres: ≤ 33 cm

CP: circunferência da panturrilha; DXA: absorciometria de duplo feixe de raios-X.
[a]Valores derivados de amostra populacional brasileira composta por adultos jovens e saudáveis.

■ Tratamento

As abordagens terapêuticas (e potencialmente preventivas) da fragilidade física e da sarcopenia seguem as mesmas linhas gerais, e são fundamentalmente baseadas em atividade física e suplementação proteico-calórica.[1,14] Paralelamente, ressalta-se a importância do manejo adequado de fatores associados, como, por exemplo, a redução da polifarmácia e o controle adequado de patologias concomitantes e/ou relacionadas (em especial, no caso da sarcopenia secundária).

Há forte recomendação para a prática de exercícios físicos, com evidências de melhora na força de preensão manual, força de membros inferiores, massa muscular, equilíbrio, velocidade da marcha e redução da incidência de quedas.[3,13,15,19] O treinamento físico multicomponente tem sido o que apresenta os resultados mais promissores, incluindo exercícios de resistência e força muscular, equilíbrio e marcha.[19] A frequência do treinamento físico a ser alcançado deve ser de, no mínimo, três vezes por semana, com duração de 30 a 45 minutos. Os exercícios de resistência devem ter aumento progressivo da intensidade da carga alcançando 60% a 80% de uma repetição máxima (1RM), com três séries de oito ou dez repetições. O treinamento inicial com baixas intensidades é uma forma segura para melhorar a adaptação, a adesão e a técnica de realização dos exercícios, reduzindo o risco de lesões.[19]

A suplementação proteica e/ou calórica é recomendada em pessoas idosas frágeis quando a perda de peso está presente ou a desnutrição for diagnosticada.[3] Entretanto, tal suplementação pode se fazer necessária naqueles indivíduos que estão realizando atividade física para que melhores resultados sejam alcançados, principalmente no que tange ao ganho de força e, se possível, de massa muscular.[3]

Em relação à sarcopenia, as metas nutricionais são de garantir uma oferta proteica de 1 a 1,5 g/kg/dia através de uma dieta rica em proteínas, ou, quando necessário, através da suplementação. Em casos selecionados (estado pró-inflamatório/catabólico, doença grave), o aporte proteico de 2 g/kg/dia pode ser considerado.[15]

Por fim, vale mencionar que existem muitos tratamentos experimentais para os quadros em questão, como a Vitamina D e o HMB (β-hidroxi β-metilbutirato). Até o momento, tais compostos não dispõem de evidências o suficiente para embasar suas recomendações no tratamento da fragilidade física e da sarcopenia.[3,13,15]

■ Tópicos relevantes abordados no capítulo

- Fragilidade é uma síndrome clínica, multicausal, caracterizada por um declínio das funções fisiológicas, que diminui a resistência individual a agentes estressores.
- Sarcopenia é uma doença muscular progressiva e generalizada que, por si só, já está associada a desfechos negativos.
- Apesar de intrinsicamente relacionadas, a fragilidade e a sarcopenia constituem condições clínicas distintas.

Referências bibliográficas

1. Morley JE, Vellas B, van Kan GA, Anker SD, Bauer JM, Bernadei R, et al. Frailty consensus: A call to action. J Am Med Dir Assoc. 2013;14:392-397. doi:10.1016/j.jamda.2013.03.022.
2. O'Caoimh R, Sezgin D, O'Donovan MR, Molloy DW, Clegg A, Rockwood K, et al. Prevalence of frailty in 62 countries across the world: A systematic review and meta-analysis of population-level studies. Age Ageing. 2021;50:69-104. doi:10.1093/ageing/afaa219.
3. Dent E, Morley JE, Cruz-Jentoft AJ, Woodhouse L, Rodrígues-Manãs L, Fried LP. Physical frailty: IJFSR international clinical practice guidelines for identification and management. J Nutr Health Aging. 2019;23(9)771-798. doi:10.1007/s12603-019-1273-z.
4. Rockwood K, Song X, MacKnight C, Bergman H, Hogan DB, McDowell I, et al. A global clinical measure of fitness and frailty in elderly people. Can Med Assoc J. 2005;173(5):489-495. doi:10.1503/cmaj.050051.
5. Rodrigues MK, Rodrigues IN, Silva DJVG, Pinto JMS, Oliveira MF. Clinical Frailty Scale: Translation and cultural adaptation into the Brazilian Portuguese Language. J Frailty Aging. 2021;10(1):38-43. doi:10.14283/jfa.2020.7.
6. Fried LP, Tangen CM, Walston J, Newman AB, Hirsch C, Gottdiener J, et al. Frailty in older adults: Evidence for a phenotype. J Gerontol A Biol Sci Med Sci. 2001;56A(3):M146-M156. doi:10.1093/gerona/56.3.m146.
7. Fried LP, Cohen AA, Xue Q, Walston J, Bandeen-Roche, Varadhan R. The physical frailty syndrome as a transition from homeostatic symphony to cacophony. Nat Aging. 2021;1:36-46. doi:10.1038/s43587-020-00017-z.

8. Bisset ES, Howlett SE. The biology of frailty in humans and animals: Understanding frailty and promoting translation. Aging Med (Milton). 2019;2:27-34. doi:10.1002/agm2.12058.

9. Xue Q, Bandeen-Roche, Varadhan R, Zhou J, Fried, LP. Initial manifestations of frailty criteria and the development of frailty phenotype in the Women's Health and Aging Study II. J Gerontol A Biol Sci Med Sci. 2008;63A(9):984-990. doi:10.1093/gerona/63.9.984.

10. Alexandre TS, Corona LP, Nunes DP, Santos JLF, Duarte YAO, Lebrão ML. Similarities among factors associated with components of frailty in elderly: SABE Study. J Aging Health. 2014;26:441-457. doi:10.1177/0898264313519818.

11. Cruz-Jentoft AJ, Baeyens JP, Bauer JM, Boirie Y, Cederholm T, Landi F, et al. Sarcopenia: European consensus on definition and diagnosis: report of the European Working Group on Sarcopenia in Older People. Age Ageing. 2010;39:412–23. doi:10.1093/ageing/afq034.

12. Cruz-Jentoft AJ, Bahat G, Bauer J, Boirie Y, Bruyère O, Cederholm T, et al. Sarcopenia: Revised European consensus on definition and diagnosis. Age Ageing. 2019;48(1):16-31. doi:10.1093/ageing/afy169.

13. Dent E, Morley JE, Cruz-Jentoft AJ, Arai H, Kritchevsky SB, Guralnik J, et al. International Clinical Practice Guidelines for Sarcopenia (ICFSR): Screening, diagnosis and management. J Nutr Health Aging. 2018;22:1148–1161. doi:10.1007/s12603-018-1139-9.

14. Morley JE. Frailty and sarcopenia: The new geriatric giants. Rev Inves Clin. 2016;68:59-67.

15. Bauer J, Morley JE, Schols AMWL, Ferruci L, Cruz-Jentoft AJ, Dent E, et al. Sarcopenia: a time for action. An SCWD position paper. J Cachexia Sarcopenia Muscle. 2019;10(5):956-961. doi:10.1002/jcsm.12483.

16. Barbosa-Silva TG, Menezes AM, Bielemann RM, Malmstrom TK, Gonzalez MC, Grupo de Estudos em Composição Corporal e Nutrição (COCONUT). Enhancing SARC-F: improving sarcopenia screening in the clinical practice. J Am Dir Assoc. 2016;17(12):1136–1141. doi:10.1016/j.jamda.2016.08.004.

17. Bielemann RM, Gigante DP, Horta BL. Birth weight, intrauterine growth restriction and nutritional status in childhood in relation to grip strength in adults: From the 1982 Pelotas (Brazil) birth cohort. Nutr. 2016;32(2):228-235. doi:10.1016/j.nut.2015.08.014.

18. Barbosa-Silva TG, Bielemann RM, Gonzalez MC, Menezes AMB. Prevalence of sarcopenia among community-dwelling elderly of a medium-sized South American city: Results of the COMO VAI? study. J Cachexia Sarcopenia Muscle. 2016;7(2):136-143. doi:10.1002/jcsm.12049.

19. Pillatt AP, Nielsson J, Schneider RH. Efeitos do exercício físico em idosos fragilizados: Uma revisão sistemática. Fisioter Pesqui 2019;26(2):210-217. doi:10.1590/1809-2950/18004826022019.

Obesidade Sarcopênica e Dinapenia

Tiago da Silva Alexandre
Roberta de Oliveira Máximo
Mariane Marques Luiz

■ Introdução

A sarcopenia é uma disfunção muscular esquelética progressiva e generalizada que envolve a perda acelerada de massa e função muscular à medida que se envelhece. Nesse conceito, entende-se por perda da função muscular a redução da força muscular e do desempenho físico[1]. Paralelamente ao desenvolvimento e progressão da sarcopenia em pessoas idosas, a prevalência de obesidade vem também aumentando nessa população como resultado de uma dieta pouco saudável e de um estilo de vida sedentário. A convergência dessas duas condições levou ao fenótipo da obesidade sarcopênica, definida como a presença simultânea tanto de sarcopenia quanto de obesidade em um mesmo indivíduo.[2]

Por questões fisiológicas ainda não totalmente elucidadas, mas que parecem ser bastante influenciadas pelo acúmulo de gordura, alguns indivíduos, ao aumentarem seu peso corporal, ao invés de apresentarem um crescimento da massa muscular evoluem para uma redução da mesma, o que pode culminar em sarcopenia e em redução da força muscular.[3]

Por outro lado, apesar da redução da força muscular ter sido elevada a critério principal para a identificação da sarcopenia pelo *European Working Group on Sarcopenia in Older People* (EWGSOP2),[4] a redução da massa muscular parece não ser seu único mecanismo causal. Tal afirmação é pautada em quatro importantes evidências da literatura:

1. A redução da força e da massa muscular não é linear.
2. A redução da força muscular ocorre em indivíduos independentemente da redução da massa muscular.
3. O ganho de força muscular pode ocorrer independentemente do ganho de massa muscular.
4. A força muscular pode diminuir tanto em pessoas idosas que ganham quanto nas que perdem peso.[5,6]

Dessa forma, outra corrente de pesquisadores defende que a redução da força muscular relacionada à idade, seja conceituada como dinapenia e diferenciada do conceito de sarcopenia.[7]

Entretanto, independente do conceito utilizado, tanto a obesidade sarcopênica quanto a dinapenia vêm sendo associadas a desfechos negativos em pessoas idosas. Enquanto a obesidade sarcopênica se associa ao aumento da resistência à insulina, dislipidemia, hipertensão arterial sistêmica, diabetes tipo II e inflamação de baixo grau, tanto a obesidade sarcopênica quanto a dinapenia se associam ao maior risco de quedas, incapacidade funcional, hospitalização, institucionalização precoce e morte.[8,9]

Dessa forma, esse capítulo abordará a etiologia, a fisiopatologia, as formas de diagnóstico bem como o tratamento dessas duas condições clínicas para que os profissionais da saúde saibam como lidar com elas.

■ Histórico e epidemiologia

Baumgartner[3] foi quem concebeu pela primeira vez, em 2000, a ideia de obesidade sarcopênica e, ao usar o *dual energy X-ray absorptiometry* (DEXA) para mensurar a massa e a gordura corporal, sugeriu que aproximadamente 15% dos indivíduos com sarcopenia também eram obesos. Já em 2002, Davison e colaboradores[10] adotaram a técnica de *Bioelectrical Impedance Analysis* (BIA) para mensurar a massa muscular e a gordura corporal, dando início ao uso de medidas mais acessíveis para definir obesidade sarcopênica.

Assim, técnicas alternativas baseadas em medidas antropométricas para estimar a massa muscular como a circunferência muscular do braço (CMB) e a circunferência de panturrilha (CP) e para avaliar a obesidade, como o IMC, foram adotadas no ambiente clínico. Mais tarde, considerando as mudanças na distribuição corporal de gordura com o envelhecimento, o uso da circunferência da cintura (CC), no lugar do IMC, passou a ter mais destaque dado que diferencia melhor o acúmulo de gordura abdominal ao longo deste processo.

Atualmente não existe uma definição operacional única para obesidade sarcopênica e o uso de diferentes métodos pode tornar difícil as comparações entre os estudos. Apesar das diferentes formas de avaliação (Tabela 9.1), a prevalência da obesidade sarcopênica na população com mais de 60 anos é de 12,6% nos homens e 33,5% nas mulheres, podendo atingir 27,5% dos homens e 48% das mulheres com mais de 80 anos.[11]

No que tange à dinapenia, ao longo de muitos anos as pesquisas desenvolvidas com pessoas idosas consideraram a manutenção da massa muscular como um determinante de força muscular e fator fundamental para a independência funcional nessa população.

A mudança deste paradigma se deu com o surgimento de novas evidências a respeito da relação não linear entre perda de força e massa muscular à medida que a idade avança, mostrando que a perda da força é significativamente mais rápida e em maior proporção do que a perda de massa muscular.[5,6] Ao mesmo tempo, o uso isolado da força muscular mensurada por diferentes metodologias ganhava popularidade e aparecia como importante preditora de desfechos negativos em pessoas idosas.

À luz destas descobertas, Clark e Manini[7] cunharam, em 2008, o termo dinapenia, que do grego se traduz em "pobreza de força", para designar a condição majoritariamente explicada pelos efeitos do envelhecimento neuromuscular que tem na sarcopenia apenas um de seus muitos contribuintes. Desde então, os autores propuseram que dinapenia deveria ser considerada como condição separada da sarcopenia. A Tabela 9.1 mostra as diferentes definições de sarcopenia que podem ser utilizadas. Da mesma forma que para a obesidade sarcopênica o uso de diferentes métodos pode tornar difícil as comparações entre os estudos. Contudo, a prevalência de dinapenia na população de São Paulo com mais de 60 anos é de 25,8% em homens e 34,4% nas mulheres.[12]

■ Conceito e etiologia

A obesidade sarcopênica ainda não tem etiologia completamente elucidada. Acredita-se que seu desenvolvimento seja provocado por uma combinação de fatores que contribuem tanto para a sarcopenia quanto para a obesidade. Os principais fatores envolvidos com a obesidade sarcopênica incluem mudanças na composição corporal relacionadas à idade, baixo gasto energético, resistência anabólica (como redução da ação da insulina, de fatores de crescimento, de secreção hormonal, de consumo e/ou síntese de aminoácidos e nível de atividade física), alterações hormonais (redução de testosterona, estrogênio, fator de crescimento semelhante à insulina 1 – IGF-1 e aumento de corticosteroides), inflamação crônica de baixo grau e disfunção mitocondrial.[17,18]

A dinapenia tem em sua etiologia um processo muito mais complexo, pois envolve inúmeras mudanças na função e fisiologia neuromuscular que marcam o envelhecimento, como a diminuição da excitabilidade cortical e medular, deficiência na ativação neural, falha na transmissão neuromuscular, transformações de fibras musculares do tipo II (rápidas) para fibras do tipo I (lentas), diminuição da massa muscular (sarcopenia) e infiltração de gordura muscular.[7,19] Outros determinantes da dinapenia incluem condições clínicas como o diabetes, alterações nutricionais e sedentarismo, além de resistência anabólica, alterações hormonais, inflamação crônica de baixo grau e disfunção mitocondrial.

■ Fisiopatologia e anatomia patológica

O desenvolvimento do fenótipo da obesidade sarcopênica resulta da potencialização dos mecanismos fisiopatológicos específicos da obesidade e sarcopenia. Sob a influência de fatores como resistência anabólica e aumento de estímulos catabólicos (inflamação crônica de baixo grau e estresse oxidativo), a composição corporal de pessoas idosas sofre significativas mudanças incluindo a perda progressiva de massa muscular, ganho de gordura corporal e acúmulo de gordura abdominal (Figura 9.1).

Tabela 9.1. Definições operacionais de obesidade sarcopênica e dinapenia

Autor	População e idade	Técnica	Medida operacional	Pontos de corte
Baumgartner 2000[3]	≥ 60 anos EUA	DEXA	**Sarcopenia** IMMEA: MMEA/altura^2 **Obesidade** Gordura corporal %	**Obesidade Sarcopênica** **Homens:** IMMEA < 7.26 kg/m^2 e Gordura Corporal > 27% **Mulheres:** IMMEA < 5.45 kg/m^2 e Gordura Corporal > 38%
Davison et al. 2002[10]	≥ 70 anos EUA	BIA	**Sarcopenia** IMMEA: MMEA/altura^2 **Obesidade** Gordura corporal %	**Obesidade Sarcopênica** **Homens:** IMMEA < 9.12 kg/m^2 e Gordura Corporal > 37.1% **Mulheres:** IMMEA < 6.53 kg/m^2 e Gordura Corporal > 40.0%
Newman et al. 2003[13]	70 a 79 anos EUA	DEXA	**Sarcopenia** IMMEA: MMEA/altura^2 **Obesidade** Índice de massa corpórea	**Obesidade Sarcopênica** **Homens:** IMMEA < 7.23 kg/m^2 e IMC ≥ 30kg/m^2 **Mulheres:** IMMEA < 5.67 kg/m^2 e IMC ≥ 30kg/m^2
Levine et al. 2012[14]	≥ 60 anos EUA	DEXA Antropometria	**Sarcopenia** IMMEA: MMEA/peso × 100 **Obesidade** Circunferência de cintura	**Obesidade Sarcopênica** **Homens:** IMMEA < 25.7% e CC > 102 cm **Mulheres:** IMMEA < 19.4% e CC > 88 cm
Atkins et al. 2014[15]	60 a 79 anos (amostra exclusivamente masculina) Reino Unido	Antropometria	**Sarcopenia** CMB: circunferência do braço em cm – (3,14 x dobra cutânea tricipital em mm) **Obesidade** Circunferência de cintura	**Obesidade Sarcopênica** **Homens:** CMB ≤ 25,9 cm e Circunferência de Cintura ≥ 102 cm
EWGSOP 2010[1]	Consenso	Dinamometria	**Força Muscular** Força de preensão manual	**Dinapenia** **Homens:** < 30 kg **Mulheres:** < 20 kg
FNIH 2014[16]	Estudo multicêntrico	Dinamometria	**Força Muscular** Força de extensão do joelho	**Dinapenia** **Homens:** < 26 kg **Mulheres:** < 16 kg
EWGSOP2[4]	Consenso	Dinamometria	**Força Muscular** Força de preensão manual	**Dinapenia** **Homens:** < 27 kg **Mulheres:** < 16 kg
Clark e Manini 2007[7]	Ensaio Teórico	Dinamometria	**Força Muscular** Força de preensão manual	**Dinapenia** **Homens:** < 1,13 Nm/kg **Mulheres:** < 1,01 Nm/kg

Nota: IMMEA: índice de massa muscular esquelética apendicular; CMB: circunferência muscular o braço.

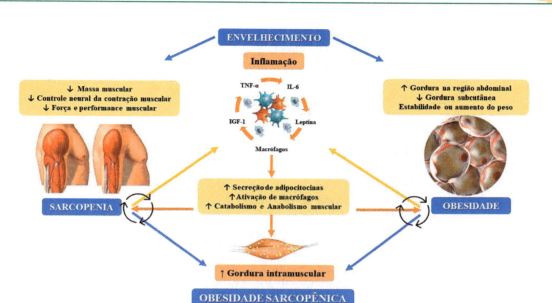

Figura 9.1
Representação da fisiologia e mecanismos envolvidos na obesidade sarcopênica. Fonte: adaptado de Wannamethee e Atkins.[23]

A sarcopenia decorre de uma série de mudanças fisiológicas relacionadas à idade como a perda de unidades motoras e de suas fibras musculares do tipo II (rápidas), junto com a atrofia das fibras dos tipos I e II, redução intrínseca da contratilidade das fibras, infiltração de gordura muscular e prejuízo da integridade neuromuscular. Esse processo pode estar associado a fatores extrínsecos hormonais, funcionais, nutricionais e condições clínicas levando à sarcopenia secundária.[20] A progressão da sarcopenia leva ao desequilíbrio metabólico muscular e contribui para a redução da taxa metabólica basal, favorecendo a obesidade em pessoas idosas.

Por sua vez, a obesidade e o envelhecimento por si estão, ambos, intimamente relacionados ao quadro de inflamação crônica de baixo grau causada pela secreção de citocinas, como interleucina-6 (IL-6), fator de necrose tumoral alfa (TNF-α), proteína C reativa (PCR) e leptina.[21] Essas citocinas tem o potencial de diminuir a sinalização das células satélites envolvidas com ativação, proliferação, diferenciação e regeneração de fibras musculares, processos estes conhecidos como miogênese. Algumas delas, como a IL-6 e o TNF-α deprimem o anabolismo muscular pelo bloqueio nas ações anabólicas do IGF-1/insulina nos músculos, quebrando a homeostase metabólica muscular e a síntese de importantes proteínas musculares ao mesmo tempo em que aumentam o catabolismo muscular por meio da ativação de vias de sinalização apoptóticas nas células musculares (degradação acelerada de proteínas musculares e apoptose de miócitos).

Além da obesidade, e o envelhecimento também favorecem o processo de infiltração de gordura intramuscular. Este evento consiste na deposição intramiocelular de lipídios que promove uma lipotoxicidade com aumento dos níveis de inflamação. A atividade inflamatória, por sua vez, desencadeia uma disfunção mitocondrial e consequente dano oxidativo no sistema musculoesquelético. A disfunção mitocondrial também se associa ao aumento da expressão da miostatina, uma proteína inibidora do crescimento muscular, resultando em menor sinalização de células satélites e uma ineficiente regeneração muscular.

Somado a estas questões, a queda do estrogênio e testosterona com a idade reduz seus importantes efeitos anabólicos centrado na ativação de células satélites e síntese de proteínas musculares e pode ter efeitos catabólicos indiretos no músculo pelo aumento das respostas inflamatórias, bem como tem papel na resposta lipolítica e na absorção de gordura subcutânea.[22]

Por todos estes mecanismos a sarcopenia leva a obesidade em pessoas idosas e, em um ciclo vicioso, a inflamação crônica de baixo grau gerada pela obesidade promove uma importante degradação e dificuldade de reparação das estruturas musculares acentuando o desenvolvimento da obesidade sarcopênica e dinapenia.

A dinapenia, por sua vez, compartilha de alguns dos mecanismos envolvidos na obesidade sarcopênica, embora um papel preponderante da função neuromuscular esteja envolvido (Figura 9.2). O avanço da idade é acompanhado por uma redução da excitabilidade cortical e medular e falha na ativação neural, que repercutem em um retardo na condução do impulso nervoso e em taxas de descarga da unidade motora abaixo do ideal. Somado a estes processos, o envelhecimento induz a uma inflamação de baixo grau que prejudica a sinalização de insulina/IGF-1 e leva a perda de motoneurônios. Isso ocorre porque o IGF-1 não só regula o metabolismo muscular como participa da manutenção da mielinização e germinação dos axônios.[24] Como consequência, ocorre uma remodelação da unidade motora que induz a um menor recrutamento das fibras contráteis desta unidade. Essas

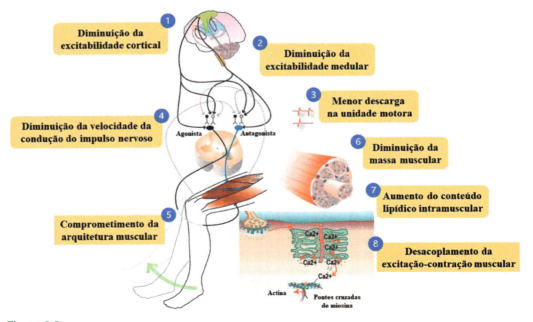

Figura 9.2
Potenciais locais e mecanismos fisiológicos que regulam a força neuromuscular. Fonte: adaptada de Clark e Manini.[7]

falhas no recrutamento das fibras musculares, principalmente as de contração rápida do tipo II, levam a um déficit no desacoplamento da excitação e contração muscular (conversão do sinal neural para ativação muscular) e subsequentes falhas na cinética da contração muscular. Ao mesmo tempo a sarcopenia induz a alterações no sistema de fibra elástica, redução do comprimento do fascículo, do ângulo de penetração e da densidade muscular, fatores que resultam na ativação subótima do músculo e com a somatória de todos os mecanismos neurais têm como via final a perda da força muscular e dinapenia.[25]

A dinapenia pode progredir em pessoas idosas que tem um fenótipo de combinação de dinapenia e obesidade, condição nomeada por obesidade dinapênica. Especificamente, a obesidade central (abdominal) desempenha um papel na exacerbação da dinapenia por mecanismos que compreendem a potencialização da inflamação crônica de baixo grau e resistência à insulina induzindo o catabolismo muscular e bloqueando o efeito insulínico no anabolismo muscular e no processo de reparação do motoneurônio. A obesidade dinapênica é uma condição fortemente associada a desfechos negativos como quedas, incapacidade funcional, limitação de mobilidade, alto risco cardiometabólico como diabetes, hipertensão arterial sistêmica, hipercolesterolemia e hipertrigliceridemia e mortalidade.[26]

■ Diagnóstico

O diagnóstico da obesidade sarcopênica necessariamente deve considerar o aumento de gordura corporal (obesidade global ou central) e a perda de massa e função muscular (sarcopenia). A maioria dos construtos de obesidade sarcopênica, contudo, incorpora a definição mais elementar de sarcopenia sem levar em consideração a função muscular em termos de força ou desempenho físico como recomendada pelo *EWGSOP2*. Como implicação clínica deste fato é possível que o valor preditivo da obesidade sarcopênica como fator de risco à saúde para pessoas idosas seja minimizado.

Assim, a abordagem mais adequada para o diagnóstico da obesidade sarcopênica deve ter o componente sarcopenia avaliado pelo algoritmo do *EWGSOP2*,[4] que será discutido profundamente em outro capítulo deste livro.

Duas definições operacionais alternativas de obesidade sarcopênica para uso em contexto clínico podem consistir na estimativa da sarcopenia pela circunferência da panturrilha < 31 cm ou pela equação de predição do IMMEA, considerado baixo quando $\leq$ 8.90 kg/m² em homens e $\leq$ 6.37 kg/m² em mulheres[28]. A circunferência da panturrilha é a avaliação de sarcopen a mais utilizada em pessoas idosas, sendo realizada no membro não dominante na face medial da panturrilha em sua maior circunferência entre joelho e tornozelo, enquanto a equação de predição antropométrica de Lee[28] é uma alternativa validada para a população brasileira (Tabela 9.2).

Tabela 9.2. Equação antropométrica de Lee[28]

MMEA = (0,244 x peso) + (7,8 x altura) – (0,098 x idade) + (6,6 x sexo) + (etnia – 3,3)
Sexo (0 = mulheres e 1 = homens)
Etnia (0 = branco; –1,2 = amarela; 1,4 = negro e pardo)
IMMEA = MMEA/altura²

O diagnóstico da obesidade sarcopênica deve ser completado pelo componente obesidade avaliado através do IMC ≥ 30 kg/m² ou circunferência da cintura ≥ 102 cm em homens e ≥ 88 cm em mulheres.[29] O IMC é calculado dividindo o peso pela altura ao quadrado (kg/m²), sendo o peso corporal medido com uma balança de boa precisão com o indivíduo descalço e usando roupas leves, enquanto a altura de ser medida usando um estadiômetro com o indivíduo descalço. A obtenção precisa da circunferência da cintura considera que o indivíduo esteja de pé com tronco ereto, braços junto ao corpo, pés lado a lado e peso uniformemente distribuído, sendo a medida tomada com fita métrica inextensível no ponto médio entre a margem inferior da costela flutuante (menos palpável) e o topo da crista ilíaca ao final de uma expiração normal.

Com relação à dinapenia, seu diagnóstico pode ser estabelecido pela mensuração da força muscular por dinamometria da força de extensão dos joelhos ou força de preensão manual, conforme sugerido por Clark e Manini.[7]

A força de extensão dos joelhos tem sido preconizada para avaliações geriátricas abrangentes, embora a execução dessa medida possa ser desafiadora em ambientes clínicos. Pessoas idosas em alto risco de dinapenia podem ser consideradas pela força extensora do joelho < 1,13 Nm/kg em homens e < 1,01 Nm/kg em mulheres.[30]

Por outro lado, a obtenção da força de preensão manual tem custo relativamente baixo, viabilidade em contextos de pesquisas ou ambientes clínicos e fornece informações robustas, sendo preditor confiável de desfechos negativos em pessoas idosas e altamente correlacionada com a força de extensão dos joelhos.[31,32] Atualmente, o consenso *EWGSOP2* revisou suas recomendações e passou a adotar a força de preensão < 27 kg para homens e < 16 kg para mulheres como definição operacional de dinapenia.[4] Esta medida é a mais recomendada e está fortemente associada a desfechos negativos em pessoas idosas.

Alternativas mais antigas como o *EWGSOP*[1] fornecem recomendações específicas de gênero para definir dinapenia com base em uma força de preensão manual < 30 kg em homens e < 20 kg em mulheres, enquanto o *Foundation for the National Institutes of Health* (FNIH)[16] adotava a força de preensão manual < 26 kg em homens e < 16 kg em mulheres. A posição correta para execução do teste é determinada com o indivíduo sentado, ombro aduzido, cotovelo a 90 graus, antebraço neutro e pega do dinamômetro corretamente ajustada para o tamanho da mão.

■ Tratamento

Tratar adequadamente a obesidade sarcopênica e a dinapenia é de extrema importância e requer mudanças nos hábitos de vida, como uma dieta apropriada e a prática de atividade física (Tabela 9.3).

Apesar de não existir uma dieta específica voltada ao manejo da obesidade sarcopênica e dinapenia, algumas estratégias têm apresentado resultados significativos em estudos e tornando-se promissoras para a prática clínica. Neste sentido, a suplementação proteica, considerando a digestibilidade, a absorção da proteína bem como o papel de aminoácidos específicos na regulação de processos celulares, é uma estratégia que se destaca pelo seu potencial de estímulo ao anabolismo muscular. A recomendação mais atual é a ingestão entre 1,0 g/kg e 1,1 g/kg de proteína ao dia, administrada de forma distribuída através de 25 g a 30 g de proteína por refeição, contendo cerca de 2,5 g a 2,8 g do aminoácido leucina, que atua tanto como substrato quanto como sinalizador do metabolismo proteico. A oferta proteica em dose única não atende as necessidades advindas das mudanças fisiológicas do envelhecimento, dado que o limiar anabólico da ingestão de proteína por refeição é maior em indivíduos mais velhos em comparação com adultos jovens. Doses superiores a 1,2 g a 1,5 g/kg ao dia podem ser necessárias em pessoas idosas com condições clínicas agudas ou crônicas e até 2,0 g/kg ao dia naqueles com doenças graves que levam ao quadro de desnutrição severa.[33]

Somada a ingestão proteica de alto valor biológico, a instituição de um programa de perda de peso em pessoas idosas com obesidade sarcopênica consiste na implementação de uma dieta hipocalórica. É importante ressaltar que essa dieta pode resultar na diminuição da síntese de proteínas musculares e aumentar o catabolismo muscular, contribuindo para a redução de massa e força muscular, o que contribui para a sarcopenia e a dinapenia. Para evitar tais prejuízos, uma restrição moderada de calorias de 500 a 1.000 kcal por dia, a fim de perder aproximadamente 0,5 kg por semana, e uma média de 8% a 10% do peso corporal em até seis meses, garante uma ingestão adequada de calorias, proteínas e micronutrientes para pessoas idosas.[34]

A restrição calórica deve vir acompanhada pelo treinamento aeróbico implementado três vezes por semana e por um mínimo de 150 minutos semanais com exercícios de intensidade moderada à vigorosa que atinja inicialmente cerca de 65% do pico da frequência cardíaca e com o objetivo de progredir para cerca de 70% a 85% ao longo do regime de exercícios. A combinação entre dieta e exercícios melhora o desempenho físico em comparação a pessoas idosas que aderem somente aos exercícios e pode também repercutir na melhora dos níveis de inflamação através da redução dos níveis de PCR e IL-6 e leptina e aumento dos níveis de adiponectina.[34] Ao contrário, instituir dieta hipocalórica sem treinamento de resistência não é recomendado principalmente para pessoas idosas com obesidade sarcopênica, dado que em um período de até 6 meses pode levar a uma perda de massa e força muscular de até 4,6% e 1,7 kg e pode alterar o metabolismo ósseo, resultando na perda de densidade mineral óssea.

O manejo da dinapenia deve preconizar a suplementação proteica associada a uma combinação de exercícios resistidos, que exerce papel protetor para a massa e força muscular em pessoas idosas. Pessoas idosas com dinapenia devem praticar semanalmente, no mínimo, três sessões de exercícios resistidos que envolvam o treinamento de força inicialmente composto por 1 a 2 séries com 8 a 12 repetições e com aproximadamente 65% de uma repetição máxima (1RM – quantidade máxima de força gerada em uma única repetição) e devem evoluir para 2 a 3 séries com 85% de 1RM ao longo do regime de treinamento.[35]

Além destas estratégias bem estabelecidas, novas alternativas estão surgindo para complementar o tratamento da obesidade sarcopênica e dinapenia, como a suplementação de 800 a 1.000 unidades internacionais (IU) de vitamina D por dia para aqueles com vitamina D < 20 ng/mL.[17,18] A vitamina D regula o metabolismo osteomineral através do controle da absorção intestinal e reabsorção renal de íons cálcio e fósforo, promovendo adequado crescimento e mineralização óssea. Também viabiliza o influxo de cálcio para os miócitos, que representa uma etapa fundamental para a cinética da contração muscular, além de contribuir para a regeneração das fibras contráteis e síntese de proteínas musculares. Ademais, participa da modulação da expressão gênica e de proteínas funcionais relacionadas à função adiposa. Assim, a suplementação de vitamina D em pessoas idosas com a síntese cutânea prejudicada pode prevenir potenciais distúrbios no metabolismo ósseo decorrentes de restrições calóricas, promover ganho de massa e força muscular, auxiliar no tratamento da atrofia muscular, melhorar a desempenho funcional, e contribuir para a perda de peso no manejo da obesidade.

Outras modalidades de tratamentos emergentes também podem ser consideradas para o manejo da obesidade sarcopênica e dinapenia. A suplementação de testosterona parece promover um incremento na massa através do aumento na expressão de IGF-1 e da síntese de proteínas musculares.[17,18] Apesar da queda gradual dos níveis de testosterona ser esperada ao longo do envelhecimento, a suplementação deve ser considerada quando há uma ineficiência patológica na produção desse hormônio (hipogonadismo), dado que pode promover alguns efeitos colaterais como exacerbação da apnéia do sono, hiperplasia benigna da próstata, crescimento do câncer de próstata quando existente, e produção excessiva de glóbulos vermelhos com risco de formação de coágulos. Uma alternativa promissora é o uso de inibidores de miostatina, que tem demonstrado uma atenuação da regulação negativa da miostatina sobre a massa muscular, e aumento da massa muscular apendicular e desempenho físico de pessoas idosas sarcopênica.[17,18] Apesar de ainda ser necessária a realização de estudos confirmatórios, seu uso também parece exercer efeitos negativos na densidade mineral óssea e induz fraturas ósseas.

Tabela 9.3. Manejo clínico da obesidade sarcopênica e dinapenia

Estratégia terapêutica	Objetivo	Abordagem sugerida	Alvo
Exercícios aeróbicos	Aumentar o dispêndio de energia e função cardiorrespiratória	150 minutos por semana, de intensidade moderada ou vigorosa	Obesidade Sarcopênica
Restrição calórica	Diminuir gordura corporal e melhorar função física	500 a 1.000 kcal por dia	Obesidade Sarcopênica
Exercícios resistidos	Manter e aumentar a massa e força muscular	60 a 75 minutos, 3 vezes na semana, em dias alternados, com foco em força, equilíbrio e flexibilidade.	Obesidade Sarcopênica Dinapenia
Suplementação proteica	Prevenir perda de massa e força muscular	1,0 a 1,2 g/kg ao dia de proteína, administrada em doses separadas de aproximadamente 25 a 30 g cada 2.5 a 2.8 g de leucina ao dia	Obesidade Sarcoepnia e Dinapenia
Suplementação de Vitamina D	Melhorar o metabolismo muscular e a funcionalidade	8.000 UI ao dia	Obesidade Sarcopênica e Dinapenia

Conclusão

A obesidade sarcopênica e a dinapenia são processos desencadeados pelos efeitos do envelhecimento neuromuscular e compartilham de alguns mecanismos de resistência anabólica, alterações hormonais (redução de testosterona, estrogênio, fator de crescimento semelhante à insulina 1 – IGF-1 e aumento de corticosteroides), inflamação crônica de baixo grau e disfunção mitocondrial, com papel preponderante da função neuromuscular envolvido com a dinapenia.

A obesidade sarcopênica é definida pela obesidade (global ou central) e perda de massa muscular, enquanto a dinapenia é definida como a perda da força neuromuscular com o envelhecimento. Em ambientes clínicos, o diagnóstico da obesidade sarcopênica pode ser obtido através de medidas antropométricas, como o IMC, circunferência de cintura, panturrilha ou por equação de predição, enquanto o diagnóstico da dinapenia é mais realizado pela força de preensão manual.

Ambas as condições podem levar a desfechos negativos em pessoas idosas. A obesidade sarcopênica deve ser manejada pela ingestão de proteína, dietas com restrição calórica associada ao exercício aeróbico e resistido em conjunto com a suplementação de vitamina D, quando necessária, enquanto a dinapenia pode ser manejada pelo mesmo tratamento excetuando a dietas com restrição calórica associada ao exercício aeróbico.

Tópicos relevantes abordados no capítulo

- Resistência anabólica e estímulos catabólicos por inflamação e estresse oxidativo são mecanismos comuns à obesidade sarcopênica e à dinapenia.
- Mudanças na composição corporal que ocorrem com o processo de envelhecimento podem levar à obesidade sarcopênica.
- Perdas nas propriedades neuromusculares são mais proeminentes na dinapenia.

Links para pesquisa e consulta das principais fontes de referência:

https://nyaspubs.onlinelibrary.wiley.com/doi/abs/10.1111/j.1749-6632.2000.tb06498.x?sid=nlm%3Apubmed
https://academic.oup.com/biomedgerontology/article/63/8/829/567368
https://www.nature.com/articles/s41574-018-0062-9
https://link.springer.com/article/10.1007%2Fs13679-019-00359-9

Referências bibliográficas

1. Cruz-Jentoft AJ, Baeyens JF, Bauer JM, Boirie Y, Cederholm T, Landi F, et al. Sarcopenia: European consensus on definition and diagnosis: Report of the European Working Group on Sarcopenia in Older People. Age Ageing. 2010;39(4):412–23.
2. Roubenoff R. Sarcopenic Obesity: The Confluence of Two Epidemics. Obes Res. 2004;12(6):887–8.
3. Baumgartner RN. Body Composition in Healthy Aging. Ann N Y Acad Sci. 2006;904(1):437–48.
4. Cruz-Jentoft AJ, Bahat G, Bauer J, Boirie Y, Bruyère O, Cederholm T, et al. Sarcopenia: revised European consensus on definition and diagnosis. Age Ageing. 2019;48(1):16–31.
5. Goodpaster BH, Carlson CL, Visser M, Kelley DE, Scherzinger A, Harris TB, et al. Attenuation of skeletal muscle and strength in the elderly: The Health ABC Study. J Appl Physiol. 2001;90(6):2157–65.
6. Delmonico MJ, Harris TB, Visser M, Park SW, Conroy MB, Velasquez-Mieyer P, et al. Longitudinal study of muscle strength, quality, and adipose tissue infiltration. Am J Clin Nutr. 2009;90(6):1579–85.

7. Clark BC, Manini TM. Sarcopenia ≠ Dynapenia. J Gerontol A Biol Sci Med Sci. 2008;63(8):829–34.
8. Clark BC, Manini TM. Functional consequences of sarcopenia and dynapenia in the elderly: Curr Opin Clin Nutr Metab Care. 2010;13(3):271–6.
9. Batsis JA, Mackenzie TA, Lopez-Jimenez F, Bartels SJ. Sarcopenia, sarcopenic obesity, and functional impairments in older adults: National Health and Nutrition Examination Surveys 1999-2004. Nutr Res. 2015;35(12):1031–9.
10. Davison KK, Ford ES, Cogswell ME, Dietz WH. Percentage of Body Fat and Body Mass Index Are Associated with Mobility Limitations in People Aged 70 and Older from NHANES III. J Am Geriatr Soc. 2002;50(11):1802–9.
11. Batsis JA, Mackenzie TA, Emeny RT, Lopez-Jimenez F, Bartels SJ. Low Lean Mass With and Without Obesity, and Mortality: Results From the 1999–2004 National Health and Nutrition Examination Survey. J Gerontol Ser A. 2017;72(10):1445–51.
12. Alexandre T da S, Duarte YA de O, Santos JLF, Lebrão ML. Prevalência e fatores associados à sarcopenia, dinapenia e sarcodinapenia em idosos residentes no Município de São Paulo - Estudo SABE. Rev Bras Epidemiol. 2018;21(suppl 2):e180009.
13. Newman AB, Kupelian V, Visser M, Simonsick E, Goodpaster B, Nevitt M, et al. Sarcopenia: Alternative Definitions and Associations with Lower Extremity Function: SARCOPENIA. J Am Geriatr Soc. 2003;51(11):1602–9.
14. Levine ME, Crimmins EM. The Impact of Insulin Resistance and Inflammation on the Association Between Sarcopenic Obesity and Physical Functioning. Obesity. 2012;20(10):2101–6.
15. Atkins JL, Whincup PH, Morris RW, Lennon LT, Papacosta O, Wannamethee SG. Sarcopenic Obesity and Risk of Cardiovascular Disease and Mortality: A Population-Based Cohort Study of Older Men. J Am Geriatr Soc. 2014;62(2):253–60.
16. Studenski SA, Peters KW, Alley DE, Cawthon PM, McLean RR, Harris TB, et al. The FNIH Sarcopenia Project: Rationale, Study Description, Conference Recommendations, and Final Estimates. J Gerontol Ser A. 2014;69(5):547–58.
17. Batsis JA, Villareal DT. Sarcopenic obesity in older adults: aetiology, epidemiology and treatment strategies. Nat Rev Endocrinol. 2018;14(9):513–37.
18. Koliaki C, Liatis S, Dalamaga M, Kokkinos A. Sarcopenic Obesity: Epidemiologic Evidence, Pathophysiology, and Therapeutic Perspectives. Curr Obes Rep. 2019;8(4):458–71.
19. Clark BC, Manini TM. What is dynapenia? Nutrition. 2012;28(5):495–503.
20. Mitchell WK, Williams J, Atherton P, Larvin M, Lund J, Narici M. Sarcopenia, Dynapenia, and the Impact of Advancing Age on Human Skeletal Muscle Size and Strength; a Quantitative Review. Front Physiol. 2012;3:260
21. Cesari M, Kritchevsky SB, Baumgartner RN, Atkinson HH, Penninx BWHJ, Lenchik L, et al. Sarcopenia, obesity, and inflammation — results from the Trial of Angiotensin Converting Enzyme Inhibition and Novel Cardiovascular Risk Factors study. Am J Clin Nutr. 2005;(82):428 –34.
22. Lovejoy JC, Sainsbury A, the Stock Conference 2008 Working Group. Sex differences in obesity and the regulation of energy homeostasis. Obes Rev. 2009;10(2):154–67.
23. Wannamethee SG, Atkins JL. Muscle loss and obesity: the health implications of sarcopenia and sarcopenic obesity. Proc Nutr Soc. 2015;74(4):405–12.
24. Schaap LA, Pluijm SMF, Deeg DJH, Harris TB, Kritchevsky SB, Newman AB, et al. Higher Inflammatory Marker Levels in Older Persons: Associations With 5-Year Change in Muscle Mass and Muscle Strength. J Gerontol A Biol Sci Med Sci. 2009;64A(11):1183–9.
25. C. Clark B, L. Taylor J. Age-Related Changes in Motor Cortical Properties and Voluntary Activation of Skeletal Muscle. Curr Aging Sci. 2011;4(3):192–9.
26. Rossi AP, Bianchi L, Volpato S, Bandinelli S, Guralnik J, Zamboni M, et al. Dynapenic Abdominal Obesity as a Predictor of Worsening Disability, Hospitalization, and Mortality in Older Adults: Results From the InCHIANTI Study. J Gerontol Ser A. 2017;72(8):1098–104.
27. Barbosa-Silva TG, Menezes AMB, Bielemann RM, Malmstrom TK, Gonzalez MC. Enhancing SARC-F: Improving Sarcopenia Screening in the Clinical Practice. J Am Med Dir Assoc. 2016;17(12):1136–41.
28. Lee RC, Wang Z, Heo M, Ross R, Janssen I, Heymsfield SB. Total-body skeletal muscle mass: development and cross-validation of anthropometric prediction models. Am J Clin Nutr. 2000;72(3):796–803.

29. WHO Consultation on Obesity (1999: Geneva, Switzerland) & World Health Organization. (2000). Obesity: preventing and managing the global epidemic: report of a WHO consultation. World Health Organization. https://apps.who.int/iris/handle/10665/42330

30. Manini TM, Visser M, Won-Park S, Patel KV, Strotmeyer ES, Chen H, et al. Knee Extension Strength Cutpoints for Maintaining Mobility: KNEE EXTENSOR STRENGTH CUTPOINTS. J Am Geriatr Soc. 2007;55(3):451–7.

31. Bohannon RW. Hand-Grip Dynamometry Predicts Future Outcomes in Aging Adults: J Geriatr Phys Ther. 2008;31(1):3–10.

32. Fragala MS, Alley DE, Shardell MD, Harris TB, McLean RR, Kiel DP, et al. Comparison of Handgrip and Leg Extension Strength in Predicting Slow Gait Speed in Older Adults. J Am Geriatr Soc. 2016;64(1):144–50.

33. Bauer J, Biolo G, Cederholm T, Cesari M, Cruz-Jentoft AJ, Morley JE, et al. Evidence-Based Recommendations for Optimal Dietary Protein Intake in Older People: A Position Paper From the PROT-AGE Study Group. J Am Med Dir Assoc. 2013;14(8):542–59.

34. Villareal DT, Aguirre L, Gurney AB, Waters DL, Sinacore DR, Colombo E, et al. Aerobic or Resistance Exercise, or Both, in Dieting Obese Older Adults. N Engl J Med. 2017;376(20):1943–55.

35. Fragala MS, Cadore EL, Dorgo S, Izquierdo M, Kraemer WJ, Peterson MD, et al. Resistance Training for Older Adults: Position Statement From the National Strength and Conditioning Association. 2019;34(8):2019–52.

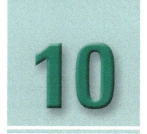

Disfagia

Tereza Loffredo Bilton
Luciane Teixeira Soares

■ Introdução

O envelhecimento da população está aumentando em ritmo acelerado em todo o mundo.[1,2] O impacto dessa mudança na demografia trouxe consigo muitos desafios para os atuais sistemas sociais, educacionais e de saúde. Muitos prestaram atenção a essas mudanças nas últimas décadas, mas a mudança foi gradual e, em alguns locais muito lenta. Isso leva a abordar a questão: os anos adicionais vividos são passados com boa ou má saúde? A resposta a esta pergunta é bastante complexa e permanece inconclusiva. Em 2015, a OMS apresentou o Relatório Mundial sobre Envelhecimento e Saúde. Este relatório da OMS sobre envelhecimento e saúde conclui que para atender às necessidades das populações em envelhecimento são necessárias mudanças significativas na forma como os sistemas de saúde são estruturados e os cuidados de saúde são prestados. Em muitos lugares, especialmente em países de baixa e média renda, o acesso e a acessibilidade são as principais barreiras ao atendimento. Novos serviços e abordagens precisarão ser desenvolvidos nesses ambientes.

Isso sugere que os fonoaudiólogos devem gerenciar melhor o atendimento de idosos que têm uma variedade de necessidades. As evidências atualmente disponíveis permitem aos fonoaudiólogos tomarem decisões clínicas mais adequadas no trabalho terapêutico. Compreender a fisiologia da deglutição normal e saber diferenciar as mudanças funcionais da deglutição da disfagia é o primeiro passo. As melhores práticas para a triagem de idosos residentes na comunidade e residentes em locais com cuidados de longa duração devem ser identificadas para orientar a tomada de decisão. Os componentes críticos das avaliações clínicas da deglutição incluem uma abordagem do estado nutricional, fatores que contribuem e estão associados com aspiração e pneumonia aspirativa e devem ser discutidos com os médicos para uma abordagem mais abrangente do atendimento, bem como considerar o impacto e a influência de uma disfagia temporária versus uma apresentação mais crônica.

Está bem estabelecido que o processo de envelhecimento pode causar impacto nas estruturas e funções do processo da deglutição, que inclui as fases oral, faríngea e esofágica da deglutição. Ao longo desse trato, as alterações fisiológicas podem impactar o fluxo do bolo alimentar da boca para a faringe, esôfago e, finalmente, para o estômago, intestino. Disfagia, ou distúrbio da deglutição, é geralmente definido como um comprometimento da segurança da deglutição (ou seja, invasão das vias aéreas) e/ou eficiência da deglutição (ou seja, resíduos deixados para trás após a deglutição), tempo aumentado para engolir e/ou falta de coordenação. A disfunção nesse trato pode aumentar o risco de aspiração, pneumonia aspirativa, desnutrição e desidratação, para citar alguns. Entre os fatores causais mais comuns para disfagia em idosos estão o acidente vascular cerebral, doenças neurológicas progressivas (por exemplo, doença de Parkinson, esclerose múltipla), fragilidade ou demência.

Sabe-se que, à medida que envelhecemos, nossos corpos passam por mudanças relacionadas à idade, independentemente da presença de doenças ou quaisquer outras condições médicas subjacentes. Além das alterações mais comumente conhecidas na visão, presbiopia e na audição, presbiacusia, alterações relacionadas à idade para engolir, ou presbifagia, também são inevitáveis. Ao contrário da disfagia, a presbifagia[3,4] é geralmente assintomática e a hipótese é ser o resultado de mudanças na anatomia e fisiologia da cabeça e pescoço, perda muscular (sarcopenia),[5,6] reserva funcional reduzida e início de doenças relacionadas à idade. Muito raramente a presbifagia é mencionada como um fator causal para uma doença aguda que pode resultar em disfagia. Isso pode ser porque alguém com presbifagia permanece funcional, ou assintomático, como afirmado anteriormente, embora em risco de disfunção na presença de fraqueza ou doença aguda.

Os idosos em geral são mais vulneráveis a doenças e, com o aumento da ameaça de doenças agudas, medicamentos e outras condições relacionadas à idade, eles podem cruzar a linha de ter uma deglutição saudável para ter uma disfagia orofaríngea. É fundamental que os profissionais entendam que o início da doença pode exacerbar os sinais de presbifagia, aumentando o risco de disfagia. Essa ligação entre presbifagia e disfagia pode ser percebida em alguns e pode nunca se concretizar para outros. Assim, até que mudanças funcionais reais sejam evidentes, devemos reconhecer que mudanças naturais são esperadas e muitas vezes ainda permitirão uma deglutição funcional. Para compensar essas mudanças progressivas, relatos clínicos sugerem que os pacientes adaptam seus hábitos alimentares dando mordidas menores, comendo mais devagar e/ou evitando alimentos e líquidos que se revelam mais difíceis. Muitas dessas compensações não são feitas com a consciência de que existe uma dificuldade de deglutição, portanto, no momento em que um indivíduo procura a experiência de um especialista em deglutição, ou fonoaudiólogo, a deficiência atingiu um nível que não é mais administrável e pode ter outras consequências, como perda de peso, envolvimento respiratório e/ou desnutrição.

Outro fator a se considerar, e para o qual não temos muitas evidências ou modelos clínicos de apoio, é se a disfunção da deglutição é temporária (aguda) ou mais prolongada ou progressiva (crônica). Por exemplo, quando idosos descompensados são avaliados com disfagia, uma vez que alcançam um estado de saúde melhorado, eles podem retornar à função inicial de deglutição, incluindo a dieta inicial. Como tal, é importante que nossas avaliações clínicas sejam abrangentes e que adotemos uma abordagem de equipe multidisciplinar para o atendimento. Isso significa envolver outros profissionais de saúde, como nutricionistas, que podem ajudar no controle da perda de peso e da desnutrição, além de geriatras, pneumologistas, neurologistas e enfermeiras, entre outros.

Mudanças específicas na anatomia da deglutição para idosos incluem perda de fibras musculares, mais gordura nos músculos e degeneração progressiva dos músculos. Mais específico para a musculatura da cabeça e pescoço, com a idade, podemos esperar uma laringe descendente e aumento do volume faríngeo. O resultado dessas mudanças na anatomia provocam mudanças na fisiologia da deglutição, incluindo mudanças nas pressões orais e faríngeas exercidas durante a deglutição, aumento da incidência de penetração, aumento do resíduo faríngeo e início tardio de eventos laríngeos e faríngeos. Também temos evidências que sugerem que, com a idade, podemos esperar redução da excursão laríngea, redução da excursão anterior, redução da largura da abertura superior do esôfago e redução da constrição da faringe. Uma revisão comparando o tempo de deglutição em jovens e idosos saudáveis também descobriu que os tempos de reação de deglutição, os tempos de atraso da faringe e a duração da abertura do esfíncter esofágico superior são maiores em idosos. Esta revisão também descobriu que o tempo desde a entrada do bolo na faringe até a deflexão epiglótica tende a ser menor em idosos saudáveis, mas os parâmetros de trânsito do bolo e muitos outros parâmetros de tempo de deglutição não tendem a mudar em função da idade.

■ Configurações de cuidado: da comunidade ao cuidado de longo prazo

Antes da transição, muitas vezes necessária, os idosos geralmente se beneficiam de morar em casa nas comunidades com as quais estão mais familiarizados. Isso resulta em uma redução significativa nas taxas de mortalidade. Também permite que os idosos mantenham relacionamentos e interações informais, o que fortalece os laços com suas comunidades e melhora o bem-estar, ao mesmo tempo que lhes proporciona sentimentos de segurança e familiaridade. Os idosos residentes na comunidade também relatam menos dificuldades para engolir em comparação com aqueles que residem em residências de longa permanência. Por outro lado, em comparação com pessoas que vivem na comunidade, os residentes em ILPI têm incapacidades funcionais complicadas por doenças médicas subjacentes e têm maior risco de adquirir doenças infecciosas. Furman et al., relataram que a pneumonia é a principal causa de morbidade e mortalidade nesse grupo. Os fatores de risco incluíram aspiração não testemunhada, medicação sedativa e comorbidade. O reconhecimento pode ser atrasado porque, nessa população, a pneumonia geralmente se apresenta sem febre, tosse ou dispneia. As estratégias de prevenção documentadas incluem a vacinação contra *Streptococcus pneumoniae* e influenza na admissão na unidade de saúde. É fundamental que os fonoaudiólogos e outros profissionais de saúde trabalhem para identificar as dificuldades de deglutição o mais rápido possível para ajudar a evitar as consequências negativas associadas à disfagia, como a pneumonia por aspiração.

Nos hospitais, a primeira etapa do processo é a triagem de pacientes para ajudar a agilizar quem deve receber uma avaliação clínica da deglutição. Este é geralmente um procedimento de aprovação/reprovação minimamente invasivo e rápido. Independentemente da situação exames regulares de deglutição devem ser realizados em todos os idosos para facilitar a identificação precoce da disfagia, devido ao alto risco de os idosos adquirirem pneumonia por aspiração durante a internação. Pesquisa conduzida por Hinchey et al.,[7] na população com AVC demonstrou que a implementação de protocolos formais de rastreio da disfagia reduz o risco de pneumonia. Os autores também descobriram que hospitais com protocolos de triagem formais rastreavam todos os pacientes, enquanto outros hospitais rastreavam apenas os pacientes que eles pensavam ter maior risco de pneumonia, e isso ficava ao critério do indivíduo que realizava a triagem. Embora este estudo não tenha sido replicado com idosos residentes na comunidade ou residentes em ILPI, é provável que os resultados se estendam além da população inicial testada. Tomados em conjunto, os resultados apontam para a importância e utilidade da implementação de protocolos de triagem formais.

O ideal é que os idosos que moram na comunidade fossem examinados para disfagia como parte de seu exame físico anual. Atualmente, existem apenas três protocolos de triagem validados para uso com esta população: o *Volume Viscosity Swallow Test* (V-VST),[8] o *Sydney Swallowing Questionnaire* (SSQ) e o *Eating Assessment Tool-10* (EAT-10).[9] O V-VST envolve testes de deglutição de viscosidades e volumes variáveis, com regras para orientar o protocolo exato dependendo da reação do paciente a cada teste de deglutição. Embora este teste seja relatado como tendo boa sensibilidade e especificidade para detectar disfagia orofaríngea (94% e 88%, respectivamente), requer treinamento significativo e tempo para ser administrado; portanto, é improvável que seja a primeira escolha para uso durante check-ups regulares com um médico de atenção primária. Alternativamente, o SSQ envolve fazer ao paciente uma série de 19 perguntas, a maioria das quais é respondida usando uma escala visual analógica. Para usar a escala, o paciente coloca um "X" em uma linha horizontal no ponto que indica a gravidade da disfunção em questão. A sensibilidade e especificidade deste teste não foram documentadas e o torna também pouco prático quanto o V-VST para administração rápida e uso regular em um ambiente de consultório médico. O protocolo de triagem final validado para uso com idosos residentes na comunidade e seus representantes é o EAT-10. Este questionário de dez itens pede que os pacientes, ou seus cuidadores, avaliem as afirmações que detalham sua experiência com dificuldades de deglutição em uma escala de 0 a 4, onde 0 indica nenhum problema e 4 indica um problema grave. As classificações fornecidas para cada afirmação podem ser rapidamente somadas para produzir uma pontuação final, onde uma pontuação maior que 3 indica que o indivíduo está sob risco de disfagia. A sensibilidade e especificidade deste teste também são bastante boas; 89%

Capítulo 10 Disfagia

e 82%, respectivamente. Esse protocolo é provavelmente o mais clinicamente viável para uso em um consultório médico, pois os pacientes ou seus representantes podem preenchê-lo na sala de espera para economizar tempo durante a consulta.

■ Avaliação da deglutição

Após uma anamnese direcionada à história pregressa do distúrbio de deglutição e à investigação dos hábitos alimentares atuais e remotos do paciente, a avaliação fonoaudiológica conta com:

- A avaliação clínica das estruturas que envolve o exame físico da cavidade oral, faringe e laringe e a verificação da mobilidade e tonicidade das estruturas envolvidas na deglutição – essencialmente lábios, língua e bochechas.
- A avaliação do fluxo salivar, igualmente importante porque condições distintas como a xerostomia e a sialorreia, tem desfechos negativos no processo de alimentação e na qualidade de vida.
- A avaliação clínica funcional que ocorre com a testagem de diferentes consistências alimentares: pastosos homogêneos, heterogêneos, líquidos engrossados e finos, sólidos macios e secos.

Recursos instrumentais que podem ser utilizados durante a abordagem clínica, como ausculta cervical e o oxímetro de pulso. Na ausculta cervical, coloca-se o estetoscópio em um dos lados da cartilagem tireoide e ausculta-se os sons de passagem do ar e da deglutição. A oximetria de pulso mede a saturação de oxigênio na hemoglobina funcional e pode auxiliar no monitoramento de pacientes que dessaturam oxigênio em consequência da aspiração traqueal[10].

Para complementar a avaliação clínica, o fonoaudiólogo pode lançar mão de exames de imagem para concluir seu diagnóstico. Os mais utilizados são a videoendoscopia e a videofluoroscopia da deglutição.[11]

A videoendoscopia da deglutição permite a avaliação da contensão do alimento na cavidade oral, a presença de escape nasal, o fechamento do palato mole, o tempo da deglutição, presença de penetração e/ou aspiração laríngeas. Com o paciente sentado, procedemos inicialmente a fibronasofaringolaringoscopia e com o aparelho em posição de modo a visualizar a faringe e a laringe, são oferecidos alimentos (coloridos artificialmente) com várias consistências: sólidos, líquidos e pastosos. O exame pode ser gravado para análise posterior.

A videofluoroscopia da deglutição tem sido apontada como o exame de maior utilidade na investigação diagnóstica da disfagia. Tal método, quando precedido de anamnese clínica adequada, consegue caracterizar convenientemente o grau de disfunção e, frequentemente, identificar a causa da anomalia com grande precisão, por isso é considerado o método objetivo *gold standart* utilizado com maior frequência. Engloba os objetivos citados na endoscopia, e realiza também importante investigação da anatomia e fisiologia esofágica.

Além de observar a dinâmica da deglutição, a videofluoroscopia possibilita a realização de medidas quantitativas a partir de imagens estáticas extraídas da gravação do exame, que podem ser de grande valia e servir de complemento na interpretação do mesmo.

■ Tratamento da disfagia e recursos terapêuticos aliados à prática fonoaudiológica e nutricional

As estratégias de intervenção para o tratamento das disfagias orofaríngeas podem ser passivas ou ativas e requerem uma abordagem multidisciplinar. A abordagem tradicional que é a realização de exercícios padronizados e de alta intensidade apresenta comprovação dos benefícios dessa prática na deglutição dos idosos.[12] A abordagem que visa compensar deficiências de deglutição através da adaptação da viscosidade do líquido e texturas sólidas para evitar aspiração e asfixia, a abordagem que pretende a melhora do estado nutricional e da saúde bucal para evitar infecções respiratórias, demonstraram eficácia baseada em evidências para disfagia orofaríngea.[13]

A adaptação das consistências alimentares é uma prática constante junto aos pacientes disfágicos, com excelentes níveis de evidência na proteção das vias aéreas. No entanto, as dietas com texturas modificadas (DTM) podem ter conteúdo de energia e proteína significativamente menor do que dietas normais, podendo causar desnutrição e perda de massa muscular. O nutricionista atua com o fonoaudiólogo para minimizar esses efeitos.

Shimizu et al.[14] investigaram a associação entre a dieta com textura modificada (DTM) e diminuição da massa muscular esquelética. Revisaram dados de 188 pacientes idosos internados em um hospital de reabilitação (idade média de 80,6 ± 7,5 anos; 62% mulheres) que realizaram a avaliação do estado nutricional por meio do *Mini Nutritional Assessment – Short Form* e a medida do índice de massa muscular esquelética. 104 pacientes (55,3%) apresentaram diminuição da massa muscular esquelética e aproximadamente 90% deles consumiram DTM. A diminuição de massa muscular foi associada à diminuição da força de mastigação e da espessura e força da língua. Aos autores concluíram que o grupo DTM foi associado à diminuição da massa muscular esquelética e futuros estudos prospectivos são necessários para investigar a causalidade.

Steele et al.[15] realizaram uma revisão sistemática que investigou a influência da modificação da textura dos alimentos e da consistência líquida na fisiologia da deglutição. Inicialmente discutiram que são muitos os termos utilizados para nomear as consistências alimentares, termos esses que não são culturalmente neutros ou transparentes e abertos a diferentes interpretações. A análise qualitativa da revisão no que diz respeito ao impacto do uso de líquidos espessados na deglutição revelou duas tendências: que tal modificação na consistência dos líquidos reduz o risco de penetração/aspiração, mas em contrapartida aumenta o risco de resíduo faríngeo pós-deglutição. No que diz respeito à textura dos alimentos, a literatura pesquisada apontou a dureza, coesão e deslizamento como propriedades relevantes tanto para comportamentos fisiológicos como para o fluxo do bolo alimentar.

Outro trabalho realizado em conjunto com a nutrição diz respeito ao tratamento do refluxo gastroesofágico, condição frequente na população idosa que, além de tratada com medicamentos pelo médico, pode ser minimizada pela seleção adequada de alimentos orientados pela nutrição e acompanhada pelo fonoaudiólogo, uma vez que pode causar tosse crônica, mudanças no padrão vocal, e até mesmo quadros respiratórios por aspiração laringotraqueal do conteúdo gástrico refluído. Além disso, a irritação química causada por DRGE pode levar a aumento na produção de saliva graças à mediação do sistema nervoso parassimpático e do reflexo vagovagal, com o objetivo de proteger as mucosas orofaríngea e esofagiana, impactando no processo de alimentação e também podendo levar a quadros respiratórios caso ocorra escape posterior e aspiração da saliva.

O fonoaudiólogo, além de orientar manobras posturais para minimizar o refluxo, pode incluir na sua prática clínica o treinamento muscular inspiratório (TMI) que tem demonstrado melhorar a motilidade da junção gastroesofágica (JEG) e por conseguinte o refluxo gastroesofágico (RGE).

Nobre e Souza[16] avaliaram doze sujeitos com DRGE (20 a 47 anos; 7 homens) e 7 voluntários saudáveis (20 a 41 anos; 3 homens) por meio de manometria, monitoramento do pH esofágico e variabilidade da frequência cardíaca. Os pacientes com DRGE entraram em um programa de treinamento muscular inspiratório (TMI) com o Threshold IMT, 5 dias por semana, com 5 séries de 15 inspirações, iniciando com uma resistência inicial de 30% da pressão inspiratória máxima, aumentada enquanto tolerada, em 5% a cada 5 dias por dois meses. Concluíram que o IMT melhorou a pressão do JEG, reduziu a progressão proximal do RGE e reduziu os sintomas da DRGE.

Halland et al.[17] estudaram os efeitos da respiração diafragmática (RD) sobre o refluxo gastroesofágico (RGE) em 23 pacientes adultos com DRGE na posição vertical e 10 controles durante manometria de impedância de alta resolução em que receberam uma refeição refluxogênica seguida por manobras de Valsalva e esvaziamento abdominal, e que foram monitorados por dois dias. Tal pesquisa demonstrou que a respiração diafragmática reduziu o número de eventos de refluxo pós-prandial de pressão em pacientes com DRGE na posição vertical.

Nos últimos anos diversos recursos terapêuticos tecnológicos e não tecnológicos complementares vem surgindo e sendo agregados à reabilitação fonoaudiológica. Dentre eles, podemos destacar a eletroestimulação, a bandagem elástica, e mais recentemente a fotobiomodulação. Além disso, diversos estudos têm demonstrado os benefícios do uso dos exercitadores respiratórios na terapia fonoaudiológica. Quando falamos do uso desses recursos no atendimento fonoaudiológico de idosos, temos que nos atentar às especificidades dessa população, procurando entender se há contraindicações para o uso da técnica e/ou pelo quadro clínico do idoso, até com relação à possíveis reduções nas sensações de dor, vibração, frio, calor, pressão e toque e à fragilidade da pele, uma vez que muitos desses recursos utilizam o tegumento como via de aplicação. Além do mais, a utilização de quaisquer desses recursos só deverá ser indicada após avaliação clínica e estabelecimento dos objetivos fonoaudiológicos.

■ Considerações finais

Da clássica clínica às modernas práticas esperamos que os assuntos tratados possam ser aplicados na rotina de trabalho, elucidando geriatras, gerontólogos e especialistas em gerontologia a respeito da atuação fonoaudiológica e nutricional.

Fornecer avaliação e tratamento da disfagia centrada no paciente para a população idosa requer um conjunto de habilidades clínicas diferentes, que inclui uma integração das descobertas mais recentes da fisiopatologia da deglutição na prática clínica, juntamente com uma compreensão completa dos fatores social, econômico e cultural que influenciam o estado geral de saúde da pessoa. Elaborar e integrar protocolos clínicos diferentes para a população em envelhecimento é a única maneira de garantir a prestação de serviços adequados à idade, menos restritivos e que podem servir para melhorar a qualidade de vida e, ao mesmo tempo, ajudar a conter os custos de saúde.

O fonoaudiólogo nunca deve subestimar o papel que desempenha ao influenciar a qualidade de vida e a economia da saúde ao fornecer um bom atendimento clínico. São necessárias muito mais pesquisas e colaborações multidisciplinares para entender melhor as complexidades e os desafios de cuidar do idoso, incluindo as muitas comorbidades potenciais que afetam o cuidado.

■ Tópicos relevantes abordados no capítulo

- Deglutição.
- Presbifagia.
- Disfagia.
- Envelhecimento.
- Avaliação.
- Tratamento.

Referências bibliográficas

1. Organização Mundial da Saúde. Relatório Mundial sobre Envelhecimento e Saúde. Organização Mundial da Saúde, 2015.
2. Terraneo M. Iniquidades na utilização dos cuidados de saúde por pessoas com mais de 50 anos: evidências de 12 países europeus . Soc Sci Med 2015;126:154-63.
3. de Lima Alvarenga EH, Dall'Oglio GP, Murano EZ, Abrahão M. Teoria do contínuo: presbifagia para disfagia? Avaliação funcional da deglutição em idosos . Eur Arch Otorhinolaryngol. 2018;275(02):443-9.
4. Lever TE, Brooks RT, Thombs LA, Littrell LL, Harris RA, Allen MJ, Kadosh MD, Robbins KL. Videofluoroscopic Validation of a Translational Murine Model of Presbyphagia. Dysphagia. 2015;30(3):328-42.
5. Machida N, Tohara H, Hara K, Kumakura A, Wakasugi Y, Nakane A, Minakuchi S. Effects of aging and sarcopenia on tongue pressure and jaw-opening force. Geriatr Gerontol Int. 2017;17(2):295-301.
6. Mori T, Fujishima I, Wakabayashi H et al. Development and reliability of a diagnostic algorithm for sarcopenic dysphagia. JCSM Clinical Reports 2017;2: e00017.
7. Hinchey JA, Shephard T, Furie K, Smith D, Wang D, Tonn S. Investigadores da Rede de Melhoria da Prática de AVC. Protocolos de rastreamento de disfagia formal previnem pneumonia . Stroke. 2005;36(9):1972-6.
8. Rofes L, Arreola V, Mukherjee R, Clavé P. Sensibilidade e especificidade do Eating Assessment Tool e do Volume-Viscosity Swallow Test para avaliação clínica da disfagia orofaríngea . Neurogastroenterol Motil. 2014;26(9):1256-65.
9. Belafsky PC, Mouadeb DA, Rees CJ. , et al. Validade e confiabilidade do Eating Assessment Tool (EAT-10) . Ann Otol Rhinol Laryngol. 2008;117(12) :919-24.
10. Akhtar AJ, Shaikh A, Funnye AS. Dysphagia in the elderly patient. Journal of the American Medical Directors Association. 2002;3(1):16-20.
11. Furia, C. (2003). In: I. Jacintho (Org.) Conhecimentos Essenciais para Atender Bem em Fonoaudiologia Hospitalar. São Paulo: Pulso Editoria.
12. Balou M, Herzberg EG, Kamelhar D, Molfenter SM. An intensive swallowing exercise protocol for improving swallowing physiology in older adults with radiographically confirmed dysphagia. Clin Interv Aging. 2019;14:283-8.

13. Ortega O, Martín A, Clavé P. Diagnosis and Management of Oropharyngeal Dysphagia Among Older Persons, State of the Art. J Am Med Dir Assoc. 2017;18(7):576-82.
14. Shimizu A, Maeda K, Tanaka K, Ogawa M, Kayashita J. Texture-modified diets are associated with decreased muscle mass in older adults admitted to a rehabilitation ward. Geriatr Gerontol Int. 2018;18(5):698-704.
15. Steele CM, Alsanei WA, Ayanikalath S, Barbon CE, Chen J, Cichero JA, Coutts K, Dantas RO, Duivestein J, Giosa L, Hanson B, Lam P, Lecko C, Leigh C, Nagy A, Namasivayam AM, Nascimento WV, Odendaal I, Smith CH, Wang H. The influence of food texture and liquid consistency modification on swallowing physiology and function: a systematic review. Dysphagia. 2015;30(1):2-26.
16. Nobre e Souza MÂ, Lima MJ, Martins GB, Nobre RA, Souza MH, de Oliveira RB, dos Santos AA. Inspiratory muscle training improves antireflux barrier in GERD patients. Am J Physiol Gastrointest Liver Physiol. 2013;305(11):G862-7.
17. Halland M, Bharucha AE, Crowell MD, Ravi K, Katzka DA. Effects of Diaphragmatic Breathing on the Pathophysiology and Treatment of Upright Gastroesophageal Reflux: A Randomized Controlled Trial, The American Journal of Gastroenterology: 2021;116(1):86-94.

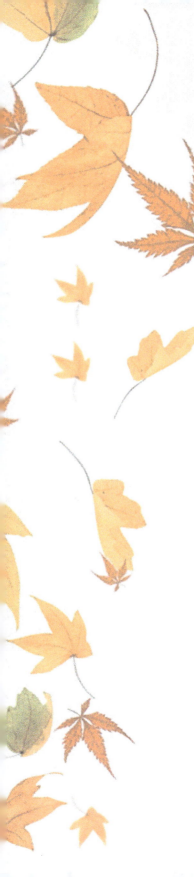

Parte IV

Alimentação e Nutrição no Envelhecimento

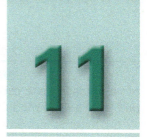

Avaliação de Consumo Alimentar

Ligiana Pires Corona

Carolina Neves Freiria

Daniela de Assumpção

■ Introdução

A avaliação nutricional do indivíduo deve ser considerada sob ampla perspectiva. Segundo a Resolução Nº 417 do Conselho Federal de Nutricionistas (CFN),[1] que dispõe sobre procedimentos para atuação dos nutricionistas:

> "Avaliação Nutricional: é a obtenção e análise de indicadores diretos (clínicos, bioquímicos, antropométricos) e indiretos (consumo alimentar, renda e disponibilidade de alimentos, entre outros) que tem como conclusão o diagnóstico nutricional do indivíduo ou de uma população."

Sendo assim, não é possível fazer uma avaliação nutricional adequada sem a realização da avaliação do consumo alimentar. Sua importância reside no fato de que é impossível traçar uma intervenção nutricional, seja individual ou para um grupo populacional, sem considerar seu consumo atual e pregresso. Além disso, muitas vezes o consumo alimentar já está alterado antes que sejam notadas alterações objetivas no estado nutricional (como nas medidas corporais, por exemplo). No entanto, a maioria das publicações atualmente disponíveis sobre avaliação da pessoa idosa nem mesmo cita a avaliação de consumo alimentar, e por isso, este capítulo busca elucidar e incentivar o uso destas ferramentas pelos profissionais, de modo que a avaliação nutricional do idoso seja completa.

Os hábitos alimentares são moldados ao longo da vida por influência de diversos fatores como aspectos sociodemográficos, culturais e antropológicos, hábitos familiares, conhecimentos prévios sobre saúde e nutrição, e fatores psicológicos. Conhecer os aspectos que determinam o padrão de consumo alimentar permite que, em conjunto com o paciente, seja possível compreender comportamentos alimentares e estabelecer planos alimentares mais adequados à realidade, o que resultará em melhor adesão ao tratamento nutricional.[2]

Apesar da clara importância da avaliação do consumo alimentar, vários profissionais são resistentes ao uso dessas informações por acreditarem que, por tratar-se de um método indireto, baseado única e exclusivamente na informação prestada pelo avaliado, estes dados não são suficientemente fidedignos.[3] Na Figura 11.1 constam alguns fatores que podem dificultar a obtenção de dados de boa qualidade ou podem determinar erros importantes de estimativa do consumo alimentar.

Em indivíduos idosos, há ainda a preocupação com a memória e manutenção da capacidade cognitiva para compreender as questões e relatar seu consumo adequadamente, bem como possíveis dificuldades com audição e visão.[4] No entanto, ao longo dos anos de pesquisas em nutrição, vários métodos e técnicas de entrevista foram sendo desenvolvidos para que os dados de consumo sejam o mais confiáveis possível. Independentemente do método escolhido para estimar o consumo alimentar, a aplicação demanda treinamento na área de dietética e supervisão dos entrevistadores para evitar erros na obtenção dos dados. Neste capítulo, abordaremos os principais métodos e técnicas para minimizar os erros na avaliação dietética.

Diferenças regionais de preparação

- Algumas preparações sofrem modificações dependendo da região, alterações em ingredientes ou até mesmo receitas totalmente diferentes com o mesmo nome (p. ex., cuscuz nordestino, paulista e marroquino), e, portanto, devem ser detalhadas no momento da entrevista para garantir informação correta.

Imensa gama de alimentos industrializados

- Atualmente há uma série de produtos industrializados com formulações diferentes de uma mesma categoria de alimento, e a especificação do tipo, sabor, marca comercial, volume da embalagem é essencial para uma informação completa.

Conhecimentos sobre saudável x não saudável

- Com o aumento do acesso a informações sobre saúde e nutrição pela população, o profissional pode se deparar com um indivíduo que tem um conceito pré-formado sobre o que é uma alimentação saudável ou não. Esse pré-conceito, muitas vezes equivocado devido a fontes inadequadas de informação (como programas de TV, páginas de artistas na internet, blogs etc.) pode fazer com que o avaliado relate somente aquilo que considera saudável.

Figura 11.1
Fatores que dificultam a avaliação do consumo alimentar.

São diversos os métodos disponíveis para a avaliação do consumo alimentar, e não há um melhor ou "padrão ouro" a ser utilizado. Existem métodos mais adequados para cada situação, e a escolha deve considerar diversos fatores, como indicado na **Figura 11.2**.

O primeiro aspecto que deve ser considerado é se o objetivo da avaliação é investigar a dieta habitual ou a dieta atual do avaliado. A dieta habitual refere-se à média do consumo alimentar em um período de tempo determinado (meses, um ano), em que um indivíduo mantém um padrão constante, considerando inclusive flutuações sazonais e ocasionais. Ela pode ser usada para avaliar padrões de longa duração e verificar sua associação com o desenvolvimento ou agravamento de doenças crônicas não transmissíveis, por exemplo. Já a dieta atual é aquela em que se mede o consumo alimentar imediato ou em curto período de tempo (p. ex., nesta semana ou no último mês).[5] Ela é útil para direcionar ações imediatas de intervenção, avaliar alterações recentes no peso corporal, mudanças após intervenção, etc. O tipo de público também deve ser considerado. Alguns instrumentos podem ser autopreenchidos ou preenchidos via internet, o que exige que o avaliado tenha um nível de escolaridade compatível com esses métodos. Quando a avaliação é feita pelo profissional, deve-se considerar o ambiente para a entrevista, além do tempo e material disponíveis para a avaliação. Em idosos com dificuldades de visão ou audição, por exemplo, pode ser necessário adaptar instrumentos e materiais visuais. Em pacientes idosos com comprometimento cognitivo ou perda de memória, possivelmente a avaliação terá que ser realizada com o cuidador ou familiar próximo, responsável pela alimentação do indivíduo.

O tempo, local e material disponível para aplicação do método devem ser considerados também no momento da escolha. Por exemplo, em um consultório, o nutricionista pode dispor de uma consulta de uma hora para realizar um completo diagnóstico nutricional, e provavelmente utilizará mais ferramentas de avaliação de consumo. Ao contrário, em uma anamnese realizada por um nutricionista na admissão hospitalar ou em uma avaliação geriátrica realizada por um profissional não nutricionista, certamente serão usados instrumentos menos detalhados com informações pontuais necessárias para aquela circunstância.

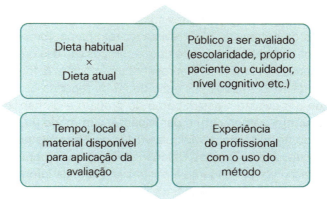

Figura 11.2
Principais aspectos a serem considerados na escolha do método de avaliação do consumo alimentar.

Por fim, alguns métodos exigem experiência prévia do profissional e formação adequada para garantir uma informação de qualidade. Por exemplo, o Recordatório alimentar de 24 horas é um dos métodos mais usados e mais difundidos, mas sua aplicação sem os devidos cuidados pode fornecer informações incompletas ou incorretas, comprometendo a qualidade da avaliação.

■ Métodos de avaliação de consumo mais utilizados e sua aplicação em idosos

Neste capítulo, serão abordados os métodos mais utilizados na prática clínica, como o Recordatório de 24 horas (R24h), o Registro ou Diário Alimentar (RA), Questionário de Frequência Alimentar (QFA), e História Dietética ou História Alimentar (HA), sendo discutidas as vantagens e desvantagens de cada método, bem como as particularidades para aplicação em indivíduos idosos. Também serão apresentados marcadores simples de consumo que podem ser utilizados por outros profissionais de saúde não nutricionistas dentro de uma avaliação geriátrica ampla.

Recordatório de 24 horas

O Recordatório de 24 horas (R24h) é o método mais utilizado para investigar a dieta de indivíduos ou grupos, estando presente em importantes inquéritos populacionais como o *National Health and Nutrition Examination Survey* (NHANES), realizado nos Estados Unidos, e o Inquérito Nacional de Alimentação (INA), que integra a Pesquisa de Orçamentos Familiares de 2017-2018.[3,6] O R24h tem por objetivo obter informações detalhadas sobre o consumo alimentar das 24 horas antecedentes ou do dia anterior à entrevista, que é a opção mais empregada. A aplicação do R24h é feita por meio de uma entrevista estruturada, conduzida por um entrevistador devidamente treinado para orientar o relato do respondente.

Uma maneira de iniciar a entrevista é solicitar ao entrevistado que recorde o consumo alimentar em ordem cronológica, por exemplo: "*Por favor, me diga tudo o que comeu ou bebeu ontem, desde o momento em que acordou até o horário em que foi dormir*". Durante o relato, o entrevistador não deve interromper o indivíduo, tampouco induzir o depoimento. Assim que finalizar o relato, o entrevistador deve apenas perguntar, "*Algo mais?*". A partir desse ponto da entrevista, o entrevistador retorna ao começo do dia e pede o detalhamento de cada alimento, incluindo o tipo, a composição das preparações, a técnica de preparo e a quantidade. A Figura 11.3 apresenta um modelo de formulário do R24h.[5]

A qualidade dos dados coletados por meio do R24h depende da memória, cooperação e motivação do entrevistado, assim como do preparo e da habilidade do entrevistador em estabelecer um diálogo com o participante. Um modo de administrar o R24h é seguindo o Método de Passagens Múltiplas (*Multiple-Pass Method*), criado pelo Departamento de Agricultura dos Estados Unidos (USDA) com o propósito de estimular a memória e a cooperação do respondente e minimizar a falta de informações.[7] O método baseia-se em um roteiro estruturado em cinco passos ou etapas sequenciais:

1. Listagem Rápida (*Quick List*): consiste em obter uma lista de todos os alimentos e bebidas consumidos no dia anterior. O entrevistado usa a sua própria estratégia para

Nome: _____ Sexo: 1. Masculino 2. Feminino

Data da entrevista: |__|__|/|__|__|/|__|__| Dia da semana:_____

RECORDATÓRIO DE 24 HORAS

	Alimentos, bebidas e/ou preparações	Horário	Nome da refeição / onde foi feita	Tipo / Forma de Preparo	Quantidades (medidas caseiras)
1					
2					
3					
4					
5					

Figura 11.3
Modelo de formulário para Recordatório de 24 horas (R24h).

recordar os alimentos e deve referir o seu consumo sem interrupções e julgamentos, para não induzir as respostas.

2. Alimentos Esquecidos (*Forgotten Foods*): o entrevistador faz perguntas sobre o consumo de alimentos que frequentemente não são referidos no recordatório (como líquidos, doces, petiscos etc.). Os alimentos esquecidos devem ser registrados em suas respectivas refeições.

3. Horário, nome e local das refeições (*Time and Eating Occasion*): o entrevistador pergunta o horário, o nome das refeições realizadas e local de consumo (no domicílio ou fora do domicílio). Isso ajuda a estimular a memória do participante, fazendo com que ele se lembre de detalhes importantes.

4. Ciclo de detalhamento (*Detail Cycle*): o entrevistador volta ao primeiro registro do dia e solicita o detalhamento de cada item mencionado que ainda não tenha sido totalmente descrito. O entrevistador deve perguntar sobre:

- Tipo do alimento: se normal, *diet* ou *light*; integral, desnatado, semidesnatado; integral ou refinado.
- Sabor: suco de qual fruta; leite com sabor de morango, baunilha, chocolate; "leite de soja" com ou sem sabor; pizza de qual sabor.
- Marca ou nome comercial dos produtos.
- Características do alimento: cru, congelado, enlatado, pó.
- Técnicas de preparo: frito, assado, grelhado, cozido, refogado.
- Composição das preparações: anotar todos os ingredientes que compuseram as preparações referidas, inclusive óleo, sal, temperos, especiarias.
- Perguntar se o alimento consumido foi adicionado de outro alimento, p. ex., pão com margarina. Se o indivíduo não relatar o complemento, fazer a pergunta de modo a não influenciar a resposta. Em vez de dizer "O Sr. passou margarina no pão?", diga "O Sr. passou algo no pão?". O mesmo se aplica para chá, café, salada e alimentos que frequentemente são adicionados de sal ou açúcar.

- Assim que terminar de registrar as informações do alimento, indagar sobre a quantidade consumida. Considerando que o indivíduo está refletindo sobre o alimento, facilita obter a quantidade. Preferencialmente, registrar as quantidades em medidas caseiras (copo, xícara, colher, concha, escumadeira, etc.) ou unidade (biscoito, 1 pacote; pão, 1 fatia etc.).
5. Sondagem Final (*Final Probe*): questionar se o entrevistado recorda de algum alimento (incluindo água) que não foi mencionado. A memória pode ser estimulada com algumas questões do tipo: "Você se lembra de ter beliscado algo enquanto preparava a comida?", "Você se lembra de ter comido ou bebido algo entre as refeições?". Rever todos os registros com o participante pode ser uma tarefa exaustiva, dependendo da situação. Nesse caso, o entrevistador deve focar em algo que gerou dúvida ou que foi mais difícil de ser relatado ou mensurado. Ademais, deve-se indagar sobre o uso de suplementos alimentares. Dados do INA 2017-2018 mostram que 34% dos idosos usaram pelo menos um suplemento no período de 30 dias prévios à entrevista, principalmente as mulheres (41% *vs.* 25%).[6]

O uso de álbum fotográfico com diferentes utensílios e tamanhos de porções de alimentos, ou de modelos tridimensionais de alimentos, auxilia o entrevistado a estimar as quantidades consumidas.[5]

Entre as vantagens do R24h destacam-se: pode ser aplicado em diferentes segmentos etários e em pessoas sem instrução ou pouco escolarizadas; menor tempo de aplicação; período imediato de recordação; é o método que menos interfere nos hábitos alimentares e que propicia a obtenção de dados minuciosos. As principais limitações relacionam-se com a habilidade do indivíduo lembrar e estimar as quantidades de todos os alimentos consumidos, com a colaboração do entrevistado, treinamento da equipe e, principalmente, com a variabilidade intraindividual do padrão alimentar.[5]

Registro ou diário alimentar

O registro ou diário alimentar também é um tipo de inquérito bastante utilizado na avaliação do consumo alimentar atual. Consiste no autopreenchimento de um questionário pré-elaborado de todos os alimentos e bebidas consumidos pelo paciente ao longo do dia.[2]

Este questionário é bastante similar ao recordatório de 24 horas, no entanto, ao invés de ser entrevistado, o próprio paciente deve realizar um registro detalhado sobre os alimentos e preparações consumidas ao longo do dia envolvendo a marca, quantidade, modo de preparo, ingredientes utilizados, local e horário de consumo. Também deverão ser capazes de informar detalhes sobre a adição de temperos como sal, açúcar, óleos, molhos, assim como se o consumo de frutas ou legumes foi realizado com ou sem casca.[5,8]

O registro alimentar pode ser de dois tipos e varia de acordo com o método escolhido para avaliação da quantidade de alimento consumida. No primeiro método, o indivíduo anota as informações sobre as quantidades dos alimentos consumidos em medidas caseiras ou com base em modelos alimentares, podendo utilizar um formulário similar ao apresentado na Figura 11.3. Já no segundo tipo, o indivíduo deve pesar todos os alimentos que irão ser consumidos, e após, caso haja sobras, também realizar a pesagem, registrando no formulário as quantidades efetivamente consumidas.

Capítulo 11 Avaliação de Consumo Alimentar

O diário alimentar por meio da pesagem dos alimentos é considerado como um inquérito alimentar padrão-ouro, sendo muito utilizado em pesquisas que visam principalmente a análise precisa do consumo de determinados nutrientes e compostos ativos, mas com menor aplicação na prática clínica, já que necessita que o paciente seja previamente treinado em seu uso para que realize a pesagem dos alimentos adequadamente.[5,8]

No caso do registro sem pesagem, é necessário que o avaliado seja também bem orientado e capaz de estimar com eficiência as quantidades de alimentos consumidas em medidas caseiras ou pelo uso de modelos alimentares.[8] Para a avaliação de idosos, muitas vezes é importante envolver outros membros da família neste processo.

De forma habitual, o registro alimentar é aplicado por 3 dias, não consecutivos incluindo ao menos um dia de final de semana, todavia podem ser aplicados em 5 ou 7 dias, não sendo recomendado uso superior a 7 dias devido a possibilidade de baixa aderência e diminuição da precisão dos dados informados.[2]

Como pontos positivos sobre o uso do registro alimentar estão a possibilidade de informações mais precisas visto que o idoso registra os alimentos quando são consumidos e não depende da memória do entrevistado. Porém como pontos negativos estão a dificuldade de seu uso em pacientes pouco colaborativos e que são analfabetos; no caso do registro alimentar por meio da pesagem pode apresentar alto custo frente a necessidade da compra de balanças e correta calibragem; requer um bom treinamento do entrevistado para a obtenção das informações de forma adequada; pode favorecer a modificação do consumo alimentar do paciente, visto que o indivíduo sabe que está sob avaliação; o cansaço também pode levar a omissão do registro de alimentos como forma de facilitar o preenchimento do registro.[5,8]

A Figura 11.4 sintetiza as principais considerações do uso do registro alimentar para avaliação do consumo alimentar de idosos.

Questionário de frequência alimentar

O questionário de frequência alimentar é um dos inquéritos alimentares mais utilizados em estudos epidemiológicos, principalmente pelo seu potencial de auxiliar nas investigações relacionadas ao consumo alimentar e o desenvolvimento de doenças crônicas não transmissíveis.[5]

Grau de escolaridade
• O idoso é analfabeto? Conseguirá seguir as instruções detalhadas do instrumento? Necessário que o idoso saiba ler, escrever e ser capaz de detalhar adequadamente todas as informações solicitadas sobre os alimentos e produtos consumidos.
Cooperação
• O idoso mostra-se cooperativo e motivado durante o processo da entrevista? Importante verificar se o idoso é cooperativo e atencioso no preenchimento do inquérito como forma de garantir a qualidade das informações prestadas.

Figura 11.4
Considerações sobre a aplicação do registro alimentar em idosos.

De maneira simples e prática consegue fornecer informações sobre o padrão alimentar de determinada pessoa ou grupo, avaliando para tanto o seu consumo habitual. Basicamente os questionários são formados por uma lista de alimentos e a frequência com que são consumidos pelo entrevistado (dia, semana, mês ou ano). De acordo com o uso ou não de informações sobre as quantidades e porções de alimentos consumidos os questionários podem ser:[5]

- *Qualitativos:* não captam informações sobre a quantidade consumida, apenas a frequência.
- *Semiquantitativos:* nestes questionários são fornecidas informações sobre determinada porção do alimento (porção de referência) para que o indivíduo informe a frequência do consumo.
- *Quantitativos:* são informados em geral três tamanhos de porções (pequena, média e grande) do alimento e o paciente relata a porção que melhor se ajusta ao seu consumo. Normalmente nestes casos são utilizados modelos alimentares e instrumentos visuais.

A Figura 11.5 exemplifica os três tipos de QFA. Ressalta-se que a escolha da unidade de frequência de consumo dependerá principalmente da doença estudada e do metabolismo do nutriente escolhido.[5]

Questionário de Frequência Alimentar – Qualitativo

Alimentos	Frequência de consumo						
	Nunca	Menos que 1x/mês	1 a 3x/mês	1x semana	2 a 4x semana	1x dia
Leite						
Pão						
Margarina						

Questionário de Frequência Alimentar – Semi-Quantitativo

Alimentos	Frequência de consumo						
	Nunca	Menos que 1x/mês	1 a 3x/mês	1x semana	2 a 4x semana	1x dia
Leite (1 xícara de chá)						
Pão (1 unidade)						
Margarina (1 colher de sopa)						

Questionário de Frequência Alimentar – Quantitativo

Alimentos	Quantas vezes consome										Frequência	Porção consumida
	n	1	2	3	4	5	6	7	8	( )d ( )m ( )a	( )p ( )m ( )g
Leite (1 xícara de chá)											
Pão (1 unidade)											
Margarina (1 colher de sopa)											

n: nunca; d: dia; m: mês; a: ano; p: pequena; m: média; g: grande.

Figura 11.5
Tipos de questionários de frequência alimentar. Fonte: adaptada de Fisberg, Marchioni & Colucci, 2005).[5]

Capítulo 11 Avaliação de Consumo Alimentar

O delineamento do questionário de frequência alimentar e a escolha da lista de alimentos depende primordialmente de seu propósito de uso e da população estudada, sendo considerada uma etapa crucial para a validação das informações geradas. Para a avaliação do consumo de determinado nutriente, é importante selecionar os alimentos com as maiores quantidades do nutriente, utilizando como base tabelas de composição alimentar e consultas com especialistas da área de nutrição. Após a aplicação do questionário, para a avaliação do consumo médio do nutriente, a frequência de consumo relatada é multiplicada pela porção média ou consumo realizado. Ressalta-se também que o instrumento deve ser validado frente a população em que será utilizado.[5,8] Na prática clínica, muitas vezes é possível fazer uso de questionários não validados, mas é importante que eles sejam específicos para o tipo de população a ser avaliada e também que reflitam adequadamente o consumo alimentar habitual.

Como principais vantagens do uso do instrumento estão a possibilidade de avaliação do consumo habitual do paciente; não altera o consumo alimentar; pode ser autoaplicado; relativamente de baixo custo e quando utilizado em pesquisas pode categorizar os entrevistados de acordo com o seu consumo de nutrientes. Já como desvantagens estão a dependência da memória para a resposta acurada sobre o consumo passado; sua construção e validação para determinada população pode ser demorada e dispendiosa; o consumo atual pode influenciar no relato preciso do consumo passado.[5,8] A **Figura 11.6** sintetiza algumas considerações da aplicação do questionário entre os idosos.

História dietética ou história alimentar

A história dietética ou história alimentar compreende a realização de uma longa entrevista com o paciente a fim de obter o máximo de informações referentes ao consumo e hábito alimentar atual e passado. Estas entrevistas duram em torno de 1 a 2 dias e

Memória

- O idoso apresenta dificuldade de memória?
  Pacientes que apresentam alterações das funções neurológicas ou dificuldade de memória podem apresentar dificuldade no relato adequado sobre o seu consumo passado.

Tempo para entrevista

- A lista de alimentos é extensa?
  Listas muito longas, com mais de 100 alimentos, podem ser cansativas reduzindo a cooperação do idoso.

Tipo questionário

- O questionário é semi-qualitativo ou qualitativo?
  Estes questionários podem demandar um maior conhecimento sobre quantidades e porções e os idosos podem apresentar certa dificuldade no processo.

Figura 11.6
Considerações sobre a aplicação do questionário de frequência alimentar em idosos

contemplam o uso de um questionário similar ao Recordatório de 24 horas, porém com mais informações sobre a frequência de consumo, possíveis variações sazonais e local de realização das refeições, o que torna possível o conhecimento do hábito alimentar tanto atual como habitual do indivíduo.[2]

Também são realizadas perguntas relacionadas à alimentação do entrevistado como suas preferências e aversões alimentares, alergias e/ou intolerâncias alimentares, uso de suplementos e número de refeições realizadas ao dia. Além disso, também são questionados hábitos relacionados à saúde como fumo e prática de atividade física.[2]

Como uma das principais vantagens de utilização deste método está a possibilidade de conhecimento sobre o padrão alimentar do entrevistado, considerando que consegue captar o seu consumo habitual eliminando as variações de consumo diárias. Já como desvantagens, têm-se a necessidade de treinamento adequado do avaliador, é relativamente de alto custo, visto que demanda muito tempo para sintetizar todas as informações coletadas e depende da memória do entrevistado.[2] Este tipo de avaliação em geral é feito somente pelo profissional nutricionista, já que demanda maior conhecimento de nutrição e a combinação de métodos de avaliação. A Figura 11.7 sintetiza algumas considerações sobre a aplicação da história dietética para a população idosa.

Marcadores de qualidade do consumo alimentar

Dentro de uma avaliação geriátrica ampla (AGA), realizada por um profissional não nutricionista, muitas vezes a avaliação do consumo alimentar fica resumida somente às questões sobre alterações recentes de apetite ou de peso. Estas informações, apesar de bastante relevantes, não contemplam aspectos importantes do consumo alimentar. No entanto, mesmo o profissional de saúde com escasso conhecimento de nutrição pode e deve inserir em sua avaliação algumas questões mínimas sobre o consumo alimentar. Nesse sentido, são apresentados aqui alguns alimentos considerados marcadores de qualidade alimentar que podem ser usados para indicar a necessidade de encaminhamento ou avaliação mais detalhada de questões nutricionais do paciente.

Memória

- O idoso apresenta declínio cognitivo ou demência?
  Nestes casos o uso da história dietética pode não ser o inquérito alimentar mais adequado.

Tempo para entrevista

- Qual o local de atendimento do paciente?
  Por ter a aplicação longa pode não ser o inquérito mais adequado em hospitais e ambulatórios que possuem uma alta rotação de pacientes.

Comunicação

- O idoso apresenta alguma deficiência auditiva ou de fala?
  Idosos com dificuldades de comunicação podem sentir desconforto frente a dificuldades que possam apresentar para responder as questões realizadas durante a extensa entrevista.

Figura 11.7
Considerações sobre a aplicação da história dietética em idosos.

Capítulo 11 Avaliação de Consumo Alimentar

Desde 2008 como parte da estratégia de Vigilância Alimentar e Nutricional na atenção básica, são utilizados os marcadores do consumo alimentar, considerados uma forma simples e rápida para a identificação de comportamentos relacionados à alimentação saudável e não saudável de populações. Criado pela Coordenação-Geral de Alimentação e Nutrição, foi delineado para ser utilizado por qualquer profissional de saúde.[6]

Para a avaliação do consumo alimentar de idosos é utilizado o questionário voltado para um público bastante amplo: crianças com dois anos de idade ou mais, adolescentes, adultos, idosos e gestantes. Disponível para download no SISVAN web e na Biblioteca Virtual em Saúde do Ministério da Saúde (BVSMS), o questionário foi baseado nos ideais propostos pelo Guia Alimentar para a População Brasileira de 2014. No site da BVSMS também estão disponíveis materiais explicativos contendo instruções para o preenchimento do formulário, bem como informações práticas para uma alimentação mais saudável com dicas de orientações que podem ser realizadas pelo profissional de saúde para os idosos de acordo com as respostas obtidas no questionário.[6]

Com foco maior na qualidade alimentar, o questionário é formado por perguntas referentes ao consumo de determinados alimentos no dia anterior à entrevista, sendo considerados como marcadores saudáveis o consumo diário de feijão, frutas e verduras e, como marcadores não saudáveis, biscoitos recheados e salgados, embutidos, doces e guloseimas, macarrão instantâneo e bebidas adoçadas (refrigerantes, sucos de caixinha, sucos em pó). Também contempla perguntas relacionadas ao número e local de refeições realizadas ao dia, e a atenção voltada ao momento das refeições, sem a presença de distrações como televisão, computadores e celulares.[6] As questões presentes no questionário podem ser observadas na Figura 11.8.

Marcadores do Consumo Alimentar – Ministério da Saúde (2015)
Você tem costume de realizar as refeições assistindo TV, mexendo no computador e/ou celular? ( ) Sim   ( ) Não   ( ) Não sabe
Quais refeições você faz ao longo do dia? ( ) Café da Manhã   ( ) Lanche da manhã   ( ) Almoço   ( ) Lanche da tarde ( ) Jantar ( ) Ceia
Ontem você consumiu:
Feijão ( ) Sim   ( ) Não   ( ) Não sabe
Frutas Frescas ( ) Sim   ( ) Não   ( ) Não sabe
Verduras e/ou legumes ( ) Sim   ( ) Não   ( ) Não sabe
Hambúrguer e/ou embutidos ( ) Sim   ( ) Não   ( ) Não sabe
Bebidas adoçadas ( ) Sim   ( ) Não   ( ) Não sabe
Macarrão instantâneo, salgadinhos de pacote ou biscoitos salgados ( ) Sim ( ) Não ( ) Não sabe
Biscoito recheado, doces ou guloseimas ( ) Sim   ( ) Não   ( ) Não sabe

Figura 11.8

Questionário dos marcadores do consumo alimentar de idosos. Fonte: Adaptado de Brasil (2015).[6]

Na Mini Avaliação Nutricional (MAN), um questionário largamente utilizado em triagem nutricional em âmbito hospitalar, também são realizadas perguntas referentes à alimentação do idoso,[7] o que torna possível analisar de maneira rápida, porém superficial, o consumo alimentar do idoso por meio dos marcadores mínimos de alimentação saudável. No capítulo referente a triagem nutricional pode-se conferir mais detalhes sobre esta ferramenta e suas principais características. No mesmo formato, há outras ferramentas de triagem utilizadas na prática clínica que podem ser incorporadas a AGA, como a Iniciativa de Triagem Nutricional (NSI) e Triagem de Risco Nutricional 2002 (NRS 2002).

■ Conclusão

Considerando então os vários métodos de avaliação do consumo alimentar discutidos neste capítulo, o ideal é que o profissional possa decidir qual o método mais adequado para cada ocasião, e sempre que possível, combinar métodos de modo que seja possível investigar tanto a dieta habitual como a dieta atual do avaliado. É importante que todos os profissionais da equipe que acompanha o idoso, mesmo aqueles sem formação específica em nutrição, possam fazer uma avaliação mínima do consumo alimentar, identificando principalmente as alterações no consumo que podem afetar seu estado nutricional, e comportamentos alimentares relacionados ao risco de desnutrição/obesidade, desenvolvimento ou agravamento de condições crônicas. A avaliação do consumo alimentar é uma importante ferramenta para nortear as ações em saúde para este público, e, portanto, deve ser realizada, se possível, em todas as ocasiões de acompanhamento de saúde.

■ Tópicos relevantes abordados no capítulo

- A avaliação do consumo alimentar é uma parte indispensável da avaliação nutricional e da avaliação gerontológica do idoso.
- Muitas vezes o consumo alimentar já está alterado antes que sejam notadas alterações objetivas no estado nutricional.
- A aplicação de técnicas adequadas de avaliação de consumo pode garantir melhor qualidade da informação prestada pelo idoso, familiares ou cuidadores.
- Todos os profissionais, mesmo aqueles sem formação específica de nutrição, podem incluir questões sobre consumo alimentar em sua rotina de avaliação e seus atendimentos de saúde, de modo que alterações iniciais possam ser identificadas e, a partir daí, discutidas com a equipe ou devidamente encaminhadas.

Referências bibliográficas

1. Conselho Federal de Nutricionistas. Diário Oficial da União. Resolução CFN no 417/2008. Dispõe sobre procedimentos nutricionais para atuação dos nutricionistas e dá outras providências. Seção 1:108-109. Brasília (DF); 2008.
2. Fisberg RM, Marchioni DML, Colucci ACA. Avaliação do consumo alimentar e da ingestão de nutrientes na prática clínica. Arq Bras Endocrinol Metabol [Internet]. 2009 Jul;53(5):617–24. Available from: http://www.scielo.br/scielo.php?script=sci_arttext&pid=S0004-27302009000500014&lng=pt&tlng=pt
3. Willet WC. Nutritional Epidemiology. 2 ed. New York: Oxford University Press; 1998.
4. Silveira EA, Lopes ACS, Caiaffa W. Avaliação do Estado Nutricional de Idosos. In: Kac G, Sichieri R, Gigante DP, editors. Epidemiologia Nutricional. Rio de Janeiro: Editora Fiocruz/Atheneu; 2007.

5. Fisberg RM, Slater B, Marchioni DML. Inquéritos Alimentares: métodos e bases científicos. Fisberg RM, Slater B, Marchioni DML, editors. Barueri: Manole; 2005.
6. Brasil. Ministério da Saúde. Secretaria de Atenção à Saúde. Departamento de Atenção Básica. Orientações para avaliação de marcadores de consumo alimentar na atenção básica. Brasilia; 2015.
7. Vellas B, Villars H, Abellan G, Soto ME, Rolland Y, Guigoz Y, et al. Overview of the MNA--Its history and challenges. J Nutr Health Aging. 2006;10(6):455–6.
8. Biró G, Hulshof K, Ovesen L, Amorim Cruz J. Selection of methodology to assess food intake. Eur J Clin Nutr [Internet]. 2002 May 10;56(S2):S25–32. Available from: http://www.nature.com/articles/1601426

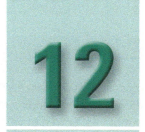

Padrões Alimentares Protetores

Rita de Cássia de Aquino
Ágatha Nogueira Previdelli
Regina Mara Fisberg

Introdução

Durante os últimos anos a investigação da dieta passou de uma abordagem tradicional ou reducionista de nutrientes, alimentos ou grupos de alimentos para uma visão mais contemporânea definida como padrões alimentares, que consideram a complexidade da dieta e que indivíduos não consomem alimentos ou nutrientes isoladamente. No entanto, essas abordagens não são excludentes, e sim complementares.[1] Além disso, os padrões alimentares parecem ser mais eficientes quando se tem por objetivo analisar possíveis associações entre dieta e doenças, além da relação com o envelhecimento populacional e a longevidade.

O número e a proporção de pessoas com 60 anos ou mais na população estão aumentando em um ritmo sem precedentes, e se acelerará nas próximas décadas, especialmente nos países em desenvolvimento. Em 2030 o número de idosos será de aproximadamente 1,4 bilhão e 2,1 bilhões em 2050.[2] Essa mudança significativa na população global requer adaptações na forma com que as sociedades são estruturadas em todos os setores, como saúde e assistência social, transporte, habitação, planejamento urbano e alimentação saudável, viabilizando o acesso a alimentos e a adesão a padrões alimentares protetores.

O envelhecimento populacional observado nos últimos anos está diretamente relacionado ao ambiente, que, por sua vez, tem influência direta no comportamento e na exposição a fatores de riscos à saúde, tais como poluição do ar, violência e insegurança alimentar. Novos conhecimentos são necessários para conectar os determinantes social, biológico, econômico e ambiental com o envelhecimento ativo e a longevidade, uma vez que cada indivíduo deve ter a oportunidade de viver uma vida longa e saudável.[3]

O envelhecimento ativo depende de uma diversidade de fatores econômicos, sociais, físicos, pessoais e comportamentais que permitam um estilo de vida saudável e a participação no cuidado com a própria saúde, que incluem a prática de atividade física e a adoção de um padrão alimentar saudável, por meio de escolhas alimentares que promovam saúde e redução no risco de desenvolvimento de doenças crônicas não transmissíveis.[4]

■ Padrões alimentares

Padrão Alimentar pode ser definido como a combinação (quantidade, qualidade e variedade) de alimentos e bebidas habitualmente consumidos por indivíduos ou grupos populacionais. Tradicionalmente o consumo alimentar era avaliado com foco em nutrientes, alimento e/ou grupo de alimentos. Entretanto, a necessidade de se estudar uma complexa interação entre as escolhas e combinações alimentares levou a epidemiologia nutricional a estabelecer estratégias para determinar o padrão alimentar da população.

Os Padrões Alimentares estabelecidos na população devem ser capazes de capturar a complexidade e multidimensionalidade da dieta, além de examinar a relação desta com a proteção ou risco de doenças. As duas principais abordagens utilizadas em estudos epidemiológicos para a obtenção ou avaliação dos padrões alimentares são: 1) análise orientada por hipóteses (*hypothesis-oriented*) ou *a priori* e 2) análise baseada em dados (*data-driven analysis*) ou *a posteriori*.[5]

A análise orientada por hipótese ou *a priori* é usada para avaliar a dieta com base no conhecimento existente na literatura. Nesta abordagem destaca-se a aplicação de índices (ou escores) de qualidade da dieta que tem por objetivo avaliar a aderências das escolhas alimentares a um determinado padrão alimentar reconhecido como saudável/protetor, ou a um índice construído baseado em diretrizes dietéticas. A análise baseada em dados ou *a posteriori* fornece uma visão sobre o comportamento alimentar de uma população com base em sua própria ingestão, cujas técnicas mais utilizadas são: (1) análise de componentes principais (ACP) ou análise fatorial, e (2) análise de cluster.[6]

Como o objetivo desse capítulo é avaliar os padrões conhecidos por terem efeitos protetores na saúde do idoso, serão abordadas as análises orientadas por hipóteses ou *a priori* que estão associadas às características da dieta e a escolhas alimentares saudáveis, e serão abordados os índices de maior relevância para a promoção de saúde e longevidade.

■ Padrão alimentar a *priori* e os índices dietéticos

Diversos índices têm sido utilizados para avaliar a associação entre determinados padrões alimentares com a ocorrência de doenças crônicas não transmissíveis (DCNT).

Capítulo 12 Padrões Alimentares Protetores

Para a população idosa os índices de maior destaque são *Mediterranean Diet-MD, Dietary Approaches to Stop Hypertension-DASH* e a *Mediterranean-DASH Intervention for Neurodegenerative Delay-MIND*, cujo trabalho principal e revisões sistemáticas têm demonstrado que dietas com maiores adesões aos padrões preconizados por estes índices apresentam menores riscos de desenvolvimento de doenças cardiovasculares, diabetes, canceres, fragilidade, além de impacto positivo na função cognitiva e na logevidade. O Instituto Nacional do Câncer dos Estados Unidos (*National Cancer Institute*) mantém um projeto denominado "*Dietary Patterns Methods Project* (DPMP)" visando fortalecer a base de evidências científicas relacionando a padrões alimentares considerados saudáveis.[7] O projeto foi iniciado em 2012 para fortalecer as evidências sobre índices dietéticos, padrões dietéticos e de saúde e foram estudados o *Healthy Eating Index- 2010, Alternative Healthy Eating Index 2010 (AHEI-2010), Mediterranean Diet (MD)* e *Dietary Approach to Stop Hypertension (DASH)* e as pontuações maiores têm sido associadas a redução na mortalidade devido a todas as causas em 11% a 28%.

Healthy Eating Index (HEI)-2010 e *Healthy Eating Index* (HEI) – 2015

O HEI-2010[8] foi desenvolvido para avaliar a adesão da dieta às recomendações preconizadas nas Diretrizes Americanas para uma alimentação saudável (*Dietary Guidelines for Americans* – DGA 2010), assim como o *Healthy Eating Index–2015*.[9] Uma dieta de melhor qualidade é aquela com maior ingestão de frutas, verduras, legumes, leguminosas, carnes magras, cereais integrais e gordura insaturada. O consumo de sódio, gordura saturada, açúcar deve ser evitado.

O HEI-2010, assim como o HEI-2015 preconiza como saudável uma alimentação que prioriza o consumo de:

1. Frutas inteiras ao invés de sucos.
2. Uma variedade de vegetais, especialmente vegetais verdes-escuros, vermelhos e alaranjados, além de leguminosas e pelo menos metade de todos os grãos como grãos integrais em substituição aos grãos refinados.
3. Aumento na ingestão de leite e derivados sem gordura ou com baixo teor, como leite, iogurte, queijo ou bebidas de soja fortificadas
4. Uma variedade de alimentos fontes de proteínas, que incluem pescados, carnes magras e aves, ovos, feijão e ervilhas, produtos de soja e oleaginosas/sementes sem sal.
5. Menos de 10% das calorias totais de ácidos graxos saturados, substituindo-os por alimentos fontes de ácidos graxos mono e poli-insaturados.
6. Substituição de alimentos proteicos com alto teor de gorduras sólidas por opções com baixo teor de gorduras e calorias sólidas e/ou fontes de óleos.
7. Menor ingestão de calorias provenientes de gorduras sólidas (principalmente ácidos graxos trans), açúcares adicionados e sódio.
8. Maior consumo de alimentos que forneçam maiores quantidades de potássio, fibra dietética, cálcio e vitamina D (vegetais, frutas, grão inteiros e leite e produtos lácteos).
9. Evitar o consumo de álcool.

Padrões alimentares protetores

Dieta Mediterrânea (DM)

Nas últimas décadas a literatura confirmou que a Dieta Mediterrânea (DM) exerce diversos efeitos protetores em indivíduos idosos com e sem doenças crônicas.[10] No estudo clássico de coorte da população grega Trichopoulou et al. (2003).[11] pela primeira vez, demonstrou que um maior grau de adesão à DM estava correlacionado com uma redução na mortalidade. Hoje é reconhecido que as populações que vivem na área do Mar Mediterrâneo têm uma incidência menor de doenças e maior longevidade em comparação com as populações que vivem no norte da Europa ou nos Estados Unidos, provavelmente devido a hábitos de vida e hábitos alimentares mais saudáveis.

A DM é caracterizada por uma combinação adequadamente balanceada de frutas e vegetais, peixes, cereais e alimentos fontes de gorduras mono e poli-insaturadas, com consumo reduzido de carnes e laticínios, e ingestão moderada de álcool, principalmente vinho tinto. O valor dessa dieta está em sua capacidade de preservar o estado de saúde e aumentar a longevidade, conforme declarou a Organização das Nações Unidas para a Educação, a Ciência e a Cultura (UNESCO) em 2009.[12]

O envelhecimento celular consiste na perda das funções fisiológicas celulares, que ocorre gradualmente ao longo do tempo. O marcador biológico mais importante desse processo é representado pelo encurtamento dos telômeros que afeta a expectativa de vida e aumenta a suscetibilidade individual ao desenvolvimento de doenças crônicas Os hábitos alimentares e fatores metabólicos (particularmente um aumento do tecido adiposo visceral e dos níveis de glicose circulante) causam um encurtamento mais rápido dos telômeros e uma redução da atividade da telomerase, sugerindo um papel fundamental do ambiente na senescência celular. Vários estudos de longevidade demonstraram que uma dieta rica em frutas, vegetais, peixes e alimentos com baixo teor de gordura está correlacionada a menor incidência de doenças crônicas e maior sobrevivência. Em particular, uma maior adesão à DM foi relacionada a maior comprimento dos telômeros, maior atividade da telomerase e menor nível plasmático de citocinas pró-inflamatórias e uma redução da oxidação. Em geral, os indivíduos que aderem ao DM tradicional têm uma vida mais longa.[13,14]

Marin et al.[15] estudaram o efeito da DM na senescência celular e o estudo concluiu que a DM previne o envelhecimento das células endoteliais e diminui estresse oxidativo intracelular, inflamação, apoptose celular e o encurtamento dos telômeros. Para explicar o papel do DM no comprimento dos telômeros pode ser considerada a ação protetora dos polifenóis dos vegetais e do azeite virgem sobre o DNA mitocondrial e nuclear contra o estresse oxidativo.

O padrão alimentar mediterrâneo pode exercer também efeitos sobre a saúde mental e cognição no envelhecimento por diferentes mecanismos envolvidos na síntese de neurotransmissores e fosfolipídios do sistema nervoso central, por garantir uma ingestão adequada de vitaminas do complexo B, folato e ácidos graxos do tipo ômega-3.[16]

Os principais componentes da DM incluem consumo diário de vegetais, frutas, grãos integrais e gorduras insaturadas (azeite de oliva e nozes), a ingestão semanal de peixes,

Capítulo 12 Padrões Alimentares Protetores

aves, feijão e ovos, porções moderadas de laticínio e a ingestão limitada ou eventual de carne vermelha. O uso de sal com moderação e substituído abundantemente por ervas e especiarias.

Alternative Mediterranean Diet (aMED) e a Dieta do Mediterrâneo

Em 2003 Trichopoulou et al.[11] desenvolveram o *Mediterranean-diet score*, um índice que tinha por base o padrão da dieta da população mediterrânea, mas especificamente na população grega, sendo revisado em 2009, originando o *alternative Mediterranean Diet* – aMED.[17] O aMED é composto por nove itens: vegetais (exceto batatas), frutas, nozes, cereal integral, legumes, peixes, proporção de gordura monoinsaturada para saturada, carnes vermelhas e processadas e álcool. O padrão da dieta mediterrânea é composto por:

1. Alimentos de origem vegetal (frutas, vegetais, pães e outras formas de cereais integrais, leguminosas, nozes e sementes).
2. Alimentos minimamente processados, sazonalmente frescos e cultivados localmente
3. Frutas frescas como típica sobremesa diária e doces elaborados a partir de nozes.
4. Açúcares ou mel consumidos apenas em "dias de festa".
5. Azeite como a principal fonte de lipídios.
6. Laticínios (principalmente queijo e iogurte) consumidos em quantidades de baixas a moderadas.
7. Menos de quatro ovos por semana.
8. Baixa frequência e quantidade de carnes vermelhas.
9. Vinho consumido em quantidades baixas a moderadas e geralmente tomado com as refeições.[18]

A Tabela 12.1 sintetiza as principais características nutricionais da Dieta do Mediterrâneo.

Tabela 12.1. Características nutricionais da dieta do Mediterrâneo

Nutrientes/alimentos	% VET ou quantidade
Gordura total	1%–30%
Gordura saturada	< 10%
Gordura poli-insaturada total	6%–10%
Gordura poli-insaturada (ômega 3)	1%–2%
Gordura poli-insaturada (ômega 6)	5%–8%
Gordura trans	< 1%
Gordura monoinsaturada	Por diferença
Açúcares	< 10%
Cloreto de sódio (sal)	< 5 g/dia
Frutas e vegetais	> 400 g/dia
Flavonóides	> 50 mg/kg
Fibras alimentares	25–30 g/dia
Índice da dieta mediterrânea	> 6,5

Dietary Approaches to Stop Hypertension (DASH)

A dieta DASH (*Dietary Approaches to Stop Hypertension*) foi desenvolvida para analisar os efeitos da dieta sobe a pressão sanguínea.[19] Hoje, tanto a literatura nacional e internacional reconhece que o Padrão Alimentar DASH (dieta rica em frutas, vegetais, cereais integrais e leguminosas; baixo teor de carne vermelha e processada, grãos refinados, açúcar, e alimentos de baixa densidade energética) está associado a redução do risco não apenas de hipertensão arterial, mas de DCNT como diabetes, doenças coronarianas e câncer.[20]

A dieta DASH sofreu diversas modificações e adaptações ao longo dos anos em decorrência de novos achados científicos que foram além da redução da pressão arterial entre hipertensos e não hipertensos. Em um estudo recente de revisão sistemática e de metanálise[20] identificou que o padrão DASH também se associa a uma menor incidência de doenças cardiovasculares e diabetes, com redução nos níveis sanguíneos de colesterol total e LDL e peso corporal. Em idosos foram verificados efeitos positivos sobre o desempenho cognitivo, melhora da memória e efeitos protetores na redução do risco de desenvolvimento da Doença de Alzheimer.[21]

De uma forma geral, a pontuação da dieta DASH se concentra nos seguintes componentes:

1. Alta ingestão de frutas, vegetais, nozes e leguminosas.
2. Laticínios com baixo teor de gordura.
3. Grãos integrais.
4. Baixo consumo de sódio, bebidas açucaradas e carne vermelha e processadas.

MIND (Mediterranean-DASH Intervention for Neurodegenerative Delay)

A dieta MIND (*Mediterranean-DASH Intervention for Neurodegenerative Delay*), podendo ser traduzida como Intervenção pela Dieta Mediterrânea e DASH para "atraso" no impacto neurodegenerativo, é uma intervenção nutricional que combina os princípios das duas dietas. É uma combinação entre a Dieta do Mediterrâneo e a DASH, com recomendações baseadas em descobertas convincentes no campo da dieta e seu impacto na demência.[22] Segundo a literatura, os principais benefícios da dieta MIND na população idosa estão relacionados à função cerebral, de forma que quanto maior a aderência à dieta MIND, menor o declínio cognitivo e maior proteção para a doença de Alzheimeir e Parkinson.[21,23] Além disso, um recente estudo de coorte[24] revelou que os benefícios da dieta MIND vão além de sua função neuroprotetora, pois uma maior adesão a dieta MIND foi associada a menor risco de mortalidade por todas as causas ao longo de doze anos, mesmo após o controle de variáveis demográficas, estilo de vida e saúde.

A pontuação da dieta MIND foi desenvolvida em três estágios:

1. Determinação dos componentes da dieta do Mediterrâneo e da DASH, incluindo os alimentos e nutrientes relacionados com a incidência de demência e declínio cognitivo.
2. Seleção de itens (alimentos e bebidas) relevantes para cada componente das dietas.
3. Determinação das porções ou frequência de consumo para serem atribuídas as pontuações de componentes.

Capítulo 12 Padrões Alimentares Protetores

É possível identificar os quinze componentes do índice, bem como os critérios de pontos de corte. Os componentes da dieta MIND (Tabela 12.2) são:

1. Vegetais de folhas verdes.
2. Outros vegetais.
3. Frutas vermelhas.
4. Oleaginosas.
5. Azeite de oliva.
6. Manteiga ou margarina.
7. Queijo.
8. Cereais integrais.
9. Peixe não frito
10. Leguminosa.
11. Aves não fritas.
12. Carne vermelha.
13. *Fast food*.
14. Doces de confeitaria
15. Vinho.

O escore total de pontuação utilizado é: mais de 8,5 (adequado), de 7 a 8 (média) e menos de 6,5 (baixa).

Tabela 12.2. DIETA MIND: componentes e critérios para pontuação

Componentes	Pontuação 0 (zero)	Pontuação 0,5 (intermediaria)	Pontuação 1,0 (máxima)
Vegetais de folhas verdes	≤ 2 porções/semana	2 a 6 porções/semana	≥6 porções/semana
Outros vegetais	< 5 porções/semana	5 a 7 porções/semana	≥10 porções/dia
Frutas vermelhas	< 1 porção/semana	1 porção/semana	≥2 porções/semana
Oleaginosas	< 1 porção/mês	1 porção/mês ou < 5 porções/semana	≥5 porções/semana
Azeite de oliva	não consumo	não consumo	consumo
Manteiga e margarina	> 2 pontas de faca/dia	1 a 2 ponta de faca/dia	<1 pontas de faca/dia
Queijo	≥ 7 porções/semana	1 a 6 porções/semana	<1 porção/semana
Cereais integrais	< 1 porção/dia	1 a 2 porções/dia	≥3 porções/dia
Peixe (não frito)	Raramente	1 a 3 refeições/mês	≥1 refeição/semana
Leguminosas	< 1 refeição/semana	1 a 3 refeições/semana	≥3 refeições/semana
Aves (não frita)	< 1 refeição/semana	1 refeição/semana	≥2 refeições/semana
Carne vermelha	≥ 7 refeições/semana	4 a 6 refeições/semana	≤ 4 refeições/semana
Fast Food frito	≥ 4 vezes/semana	1 a 3 vezes/semana	<1 vez/semana
Doces e confeitaria	≥ 7 porções/semana	5 a 6 porções/semana	<5 porções/semana
Vinho	> 1 taça/dia ou nunca	1 taça/mês a 6 taças/semana	1 taça/dia

■ Nutrientes e compostos bioativos das dietas protetoras

Os padrões alimentares considerados saudáveis e protetores contêm maiores quantidades de alimentos de origem vegetal, fontes de nutrientes e compostos bioativos (CBA) com propriedades principalmente antioxidantes e anti-inflamatórias, que atuam na redução de danos e envelhecimento celular. As dietas são baseadas em plantas (*diet plant-based*) e o termo enfatiza o maior consumo de alimentos vegetais em relação ao consumo mais baixo de alimentos de origem animal. Dietas baseadas em plantas implicam no maior uso de vegetais como frutas, legumes, verduras, leguminosas, cereais integrais, castanhas, sementes, ervas e condimentos na alimentação regular. Os fitoquímicos que se encontram nesses alimentos podem evitar a formação de radicais livres, atuam como antioxidantes, anti-inflamatórios, aumentam resposta imunológica e como anticancerígenos, pois podem evitar danos no DNA.[25,26]

Os principais fitoquímicos presentes nos alimentos de origem vegetal com extensa literatura comprovando os benefícios são os compostos fenólicos como flavanonas de frutas cítricas, lignanas presente em cereais integrais, leguminosas e oleaginosas, antocianina e quercetina de vegetais vermelhos, maçã e brócolis e o resveratrol da uva, e o hidroxitirosol presente no azeite de oliva. Vários vegetais são fontes também de carotenoides como betacaroteno, licopeno, luteína e limoneno, com importante ação antioxidante e anti-inflamatória, além das indóis, isotiocianatos e glicosinatos de crucíferas e os sulfetos alílicos e organossulforados. Também é importante destacar o papel de fibras alimentares, principalmente as fibras solúveis como a betaglucana, com efeito na lipidemia e redução do risco de doenças cardiovasculares.[26]

O azeite de oliva do padrão mediterrâneo, além de ser fonte de hidroxitirosol, contém ácidos graxos monoinsaturados, e apresentam efeito cardioprotetor, pois seu consumo habitual pode impactar na redução de eventos cardiovasculares, uma vez que aumentam a resistência à oxidação da LDL-colesterol, reduzem a agregação plaquetária, diminui a ativação endotelial e reduz a expressão de citocinas pró-inflamatórias. Os peixes e pescados, também do padrão mediterrâneo, são fontes de ácidos graxos do tipo ômega 3 (alfa-linolênico) que atuam na redução de marcadores inflamatórios, agregação plaquetária, pressão arterial e na trigliceridemia.[25]

■ Dados nacionais do padrão dietético

A abordagem dos padrões da dieta, a partir do HEI adaptado a população brasileira, foi utilizada para monitoramento da população residente no município de São Paulo. Houve aumento na pontuação total da qualidade da dieta entre 2003, 2008 e 2015, porém muito aquém da pontuação máxima que é de 100. Os idosos apresentaram melhor qualidade da dieta em todas as edições analisadas quando comparados aos adolescentes e adultos. No período de 12 anos, a melhora na qualidade da dieta dos idosos foi atribuída ao maior consumo de frutas, cereais totais, cereais integrais, menor consumo de óleo e sal, componentes de proteção a saúde. Entretanto, houve um aumento no consumo de gordura saturada e das calorias provenientes da gordura sólida, álcool e açúcar de adição, componentes de risco.[27]

Capítulo 12   Padrões Alimentares Protetores

Na população de idosa residente no município de São Paulo também foi avaliada a associação entre o consumo do padrão da dieta mediterrânea (DM) e os transtornos mentais comuns. Para tanto, houve a adaptação dos componentes da DM aos alimentos consumidos no Brasil. Observou-se que a adesão moderada e alta ao padrão da dieta mediterrânea tradicional reduziu o risco de transtornos mentais em idosos brasileiros. No entanto, um aumento da ingestão de componentes alimentares não mediterrâneos pode limitar esse efeito[28].

Destacamos que estes achados apresentam que a melhora na qualidade da dieta da população idosa do município de São Paulo vêm sendo gradual e podem estar associados a desfechos de saúde, mas ainda não atingem os valores de referência estabelecidos pelo índice global e para alguns componentes específicos.

■ Conclusão

A dieta e as escolhas alimentares são fatores de risco modificáveis e determinantes para um envelhecimento ativo. Os padrões alimentares considerados saudáveis e protetores, além de conter compostos alimentares que atuam em sinergia, estão associados a um adequado estilo de vida. Hoje há fortes evidências que uma dieta baseada em alimentos de origem vegetal, rica em frutas, legumes, verduras, leguminosas, cereais integrais, castanhas e sementes, ervas e condimentos na alimentação regular, e o consumo reduzido de carnes vermelhas e processadas, bebidas açucaradas e outros alimentos, ricos em açúcares, sal e gordura saturada, tem efeito protetor. Apesar de o envelhecimento ativo depender de uma diversidade de fatores econômicos, sociais, físicos, pessoais e comportamentais que permitam um estilo de vida saudável, a adoção de um padrão alimentar saudável, por meio de escolhas alimentares que promovam saúde e redução no risco de desenvolvimento e/ou agravamento de doenças crônicas não transmissíveis, tem um papel imprescindível na longevidade com qualidade de vida.

■ Tópicos relevantes abordados no capítulo

- **Padrão Alimentar** pode ser definido como a combinação de alimentos e bebidas habitualmente consumidos, que podem representar uma complexa interação entre nutrientes e os alimentos. Os padrões alimentares parecem ser mais eficientes quando se tem por objetivo analisar associações entre **dieta**, **doenças** e **longevidade**.
- A **Dieta do Mediterrâneo** é um padrão alimentar considerado protetor, caracterizado por uma combinação balanceada de frutas e vegetais, peixes, cereais integrais e alimentos fontes de gorduras mono e poli-insaturadas, com consumo reduzido de carnes e laticínios, e ingestão moderada de álcool (vinho).
- A **Dieta DASH** é um padrão alimentar que impacta na redução do risco de doenças cardiovasculares baseada em alta ingestão de frutas, vegetais, nozes e leguminosas; laticínios com baixo teor de gordura; grãos integrais e baixo consumo de sódio, bebidas açucaradas e carne vermelha e processadas.
- A **Dieta MIND** (*Mediterranean-DASH Intervention for Neurodegenerative Delay*) é um padrão alimentar que combina os princípios das duas dietas, com recomendações baseadas em descobertas convincentes na redução do risco de comprometimentos cognitivos e demência.

Referências bibliográficas

1. Fisberg RM, Andrade SC, Castro MA, Vieira DAS, Marchioni, DML. Patrones alimentarios y diferentes consecuencias sobre la salud. In: Esteban Carmuega. (Org.). Metodologia empleadas en evaluacion alimentaria. Una vision iberoamericana.. 1ed. uenos Aires, Argentina: Asociación Civil Danone para la Nutrición, 2015, v. 1, p. 1-284.
2. World Health Organization (WHO). Global strategy and action plan on ageing and health (2016-2020), 2015.
3. Schoufour JD, Voortman T, Franco OH, Kiefte-De Jong JC. Dietary Patterns and Healthy Aging. In: Food for the Aging Population. Woodhead Publishing Series in Food Science, Technology and Nutrition 2017; 223-54.
4. Cena H, Calder PC. Defining a Healthy Diet: Evidence for The Role of Contemporary Dietary Patterns in Health and Disease. Nutrients. 2020 Jan 27;12(2):334.
5. Carvalho CA, Fonseca PCA, Nobre LN, Priore SE, Franceschini SCC. Metodologias de identificação de padrões alimentares a posteriori em crianças brasileiras: revisão sistemática. Ciênc. saúde colet, 2016;21(1):143-154.
6. Previdelli, AN, De Andrade, SC; Fisberg, RM; Marchioni, DM. Using Two Different Approaches to Assess Dietary Patterns: Hypothesis-Driven and Data-Driven Analysis. Nutrients 2016; 8:593.
7. Liese AD, Krebs-Smith SM, Subar AF, George SM, Harmon BE et al. Reedy J. The Dietary Patterns Methods Project: synthesis of findings across cohorts and relevance to dietary guidance. J Nutr. 2015 Mar;145(3):393-402.
8. Guenther PM, Casavale KO, Reedy J, Kirkpatrick SI, Hiza HA et al. Update of the Healthy Eating Index: HEI-2010. J Acad Nutr Diet. 2013; 113:569-80.
9. Reedy J, Lerman JL, Krebs-Smith SM, Kirkpatrick SI, Pannucci TE, Wilson MM, Subar AF, Kahle LL, Tooze JA. Evaluation of the Healthy Eating Index-2015. J Acad Nutr Diet. 2018 Sep;118(9):1622-1633.
10. Di Daniele N, Noce A, Vidiri, Moriconi E, Marrone G, Annicchiarico-Petruzzelli M et al. Impact of Mediterranean diet on metabolic syndrome, cancer and longevity. Oncotarget. 2017; 8:8947-79.
11. Trichopoulou A, Costacou T, Bamia C, Trichopoulos D. Adherence to a Mediterranean diet and survival in a Greek population. N Engl J Med. 2003;348:2599-608. doi: 10.1056/NEJMoa025039.
12. Xavier Medina F. Mediterranean diet, culture and heritage: challenges for a new conception. Public Health Nutr. 2009 Sep;12(9A):1618-20.
13. Boccardi V, Esposito A, Rizzo MR, Marfella R, Barbieri M, Paolisso G. Mediterranean Diet, Telomere Maintenance and Health Status among Elderly. Vinciguerra M, editor. PLoS ONE. 2013.
14. Rafie N, Golpour Hamedani S, Barak F, Safavi SM, Miraghajani M. Dietary patterns, food groups and telomere length: a systematic review of current studies. Eur J Clin Nutr. 2017 Feb;71(2):151-8.
15. Marin C, Delgado-Lista J, Ramirez R, Carracedo J, Caballero J et al. Mediterranean diet reduces senescence-associated stress in endothelial cells. AGE. 2012; 34:1309-16.
16. Gardener SL, Rainey-Smith SR. The Role of Nutrition in Cognitive Function and Brain Ageing in the Elderly. Curr Nutr Rep. 2018 Sep; 7(3):139-49.
17. Fung TT, Rexrode KM, Mantzoros CS, Manson JE, Willett WC, Hu FB. Mediterranean diet and incidence of and mortality from coronary heart disease and stroke in women. Circulation. 2009 Mar 3; 119(8):1093-100.
18. Roman B, Carta L, Martínez-González MA, Serra-Majem L. Effectiveness of the Mediterranean diet in the elderly. Clin Interv Aging. 2008; 3(1):97-109.
19. Appel LJ, Moore TJ, Obarzanek E, Vollmer WM, Svetkey LP, Sacks FM et al. A clinical trial of the effects of dietary patterns on blood pressure. DASH Collaborative Research Group. N Engl J Med. 1997;336 (16):1117–24.
20. Chiavaroli L, Viguiliouk E, Nishi SK, Blanco Mejia S, Rahelić D, Kahleová H, Salas-Salvadó J, Kendall CW, Sievenpiper JL. DASH Dietary Pattern and Cardiometabolic Outcomes: An Umbrella Review of Systematic Reviews and Meta-Analyses. Nutrients. 2019; 11(2):338-48.
21. Weber ITS, Conte FA, Busnello, MB, Franz LBB. Nutrição e doença de alzheimer no idoso: uma revisão / Nutrition and alzheimer's disease in older adults: a review. Estud. interdisc. Envelhec, dez. 2019; 24(3):45-61.
22. Morris MC, Tangney CC, Wang Y, Sacks FM, Barnes LL, Bennett DA et al. MIND diet slows cognitive decline with aging. Alzheimers Dement. 2015 Sep;11(9):1015-22.

23. Agarwal P, Wang Y, Buchman AS et al. MIND diet associated with reduced incidence and delayed progression of Parkinsonism in old age. J Nutr Health Aging. 2018;22(10): 211-1215.

24. Corley J. Adherence to the MIND diet is associated with 12-year all-cause mortality in older adults. Public Health Nutr. 2020 Sep 3:1-10.

25. Hemler EC, Hu FB. Plant-Based Diets for Cardiovascular Disease Prevention: All Plant Foods Are Not Created Equal. Curr Atheroscler Rep. 2019;21(5):18.

26. Oussalah A, Levy J, Berthezène C, Alpers DH, Guéant JL. Health outcomes associated with vegetarian diets: An umbrella review of systematic reviews and meta-analyses [published online ahead of print, 2020 Mar 11]. Clin Nutr. 2020; S0261-5614(20)30101-1.

27. Mello AV, Sarti FM, Pereira JL, Goldbaum, Moisés ; Cesar, Chester Luiz Galvão, Alves MCGP, Fisberg RM.. Determinants of inequalities in the quality of Brazilian diet: trends in 12-year population-based study (2003-2015). International Journal for Equity in Health. 2018; 1:1-11.

28. Bastos AA, Nogueira LR, Neto JV, Fisberg, RM, Yannakoulia M, Ribeiro, SML. Association between the adherence to the Mediterranean dietary pattern and common mental disorders among community-dwelling elders. 2015 Health Survey of São Paulo, SP, Brazil. Journal of Affective Disorders. 2020; 265:389-94.

Exames Laboratoriais Indicativos de Deficiências Nutricionais

Carlos André Freitas dos Santos
Jullyana Chrystina Ferreira Toledo Affonso

■ Introdução

Os exames laboratoriais servem de como complemento valioso à história clínica, exame físico com realização de medidas antropométricas e escalas validadas para definição do estado nutricional dos indivíduos nas mais variadas idades. Auxiliam o profissional a entender e classificar os riscos assim como a presença e gravidade dos agravos de saúde.

Se por um lado o atual estilo de vida tem contribuído em parte para o aparecimento de patologias relacionadas aos maus hábitos alimentares, ocorrendo excessos de um determinado grupo alimentar e carência de outro. Há, por outro lado, um grupo de pessoas preocupadas com seu bem-estar e focadas em novas dietas e suplementações que ocorrem riscos dos excessos culminando com intoxicações.

Por fim, existe a prática da indústria alimentícia de enriquecer alguns de seus produtos com nutrientes sejam eles vitaminas ou oligoelementos para torná-los mais atrativos e geram, como consequência, a distribuição destes para populações de risco. Um exemplo é o enriquecimento de cerais com ácido fólico ou produtos lácteos com cálcio.

Nesta quimera de cenários, os exames subsidiário vem para dar suporte ao diagnóstico das carências nutricionais e sua gravidade, assim como auxiliam durante o tratamento.

■ Histórico

As análises clínicas surgiram no Brasil no início do século XX, através do importante trabalho de cientistas renomados como Oswaldo Cruz, Adolfo Lutz e Vital Brasil. As análises clínicas laboratorial, em nosso país, é regulamentada pelos órgãos federais de Farmácia, Biomedicina e Medicina. A primeira iniciativa na direção de tornar as análises clínicas independentes veio da fundação da faculdade de Farmácia de Ouro Preto em 1839. Antes, elas eram anexas aos cursos de medicina do Rio de Janeiro e Salvador. Em 1847 ocorreu a primeira compra de equipamentos para a montagem do primeiro "laboratório" pela junção do investimento do governo e da iniciativa de alguns indivíduos. Somente em 1891 é que se permitiu a compra de equipamentos, máquinas e insumos para o ensino da prática. Marcando então, o início do século XX como o período de análises clínicas no país.[1]

■ Fisiopatologia

Ferro

A deficiência de ferro é a carência nutricional mais comum encontrada no mundo. A depleção deste elemento culmina na anemia ferropriva. Entretanto, existem dois estágios anteriores à anemia propriamente dita que são a depleção e a deficiência.[2]

Déficit proteico

Além da albumina ser a proteína mais amplamente estudada para a determinação do estado nutricional, ela é a mais abundante no corpo humano. É a proteína mais utilizada para pesquisa e elaboração de escalas diagnósticas. Possui uma meia vida prolongada (em torno de 20 dias) o que dificulta o diagnóstico de condições nutricionais agudas. Uma outra característica é que algumas patologias comuns como doença hepática, doença renal e infecções podem alterar os valores de albumina.[3,4]

A pré-albumina tem uma meia vida mais curta que a albumina (em torno de 2 dias) e, portanto, é mais sensível para o diagnóstico de desnutrição. Um dos limitadores para o seu uso na prática clínica é o alto custo e disponibilidade.[4]

Colesterol

É sabido que o aumento dos níveis de colesterol está relacionado a um aumento da mortalidade por doenças cardiovasculares. O comportamento natural é que os níveis de colesterol aumentem com o envelhecimento.

Por outro lado, a hipocolesterolemia pode ser um marcador de mau prognóstico, especialmente em hepatopatas e desnutridos, estando associado a desfechos como internação hospitalar prolongada e morte.[5]

Vitaminas

Vitamina D

A vitamina D está muito implicada com a saúde óssea. Em crianças a deficiência leva a casos de raquitismo e osteomalácia. Nos adultos, sua deficiência relaciona-se a osteopenia e osteoporose. Na população idosa, os baixos níveis de vitamina D estão relacionados ao aumento do número de quedas e risco de fratura. A dosagem de rotina da vitamina D é recomendada para a população de risco: idosos institucionalizados, pacientes diagnosticados com osteoporose e portadores de síndromes disabsortivas.[6]

Vitamina A

A vitamina A provém tanto de fonte animal quanto vegetal, incluindo frutas. As populações de risco para o aparecimento do déficit de vitamina A são as crianças, as gestantes, indivíduos com síndrome de má absorção e pessoas vivendo em situação de vulnerabilidade alimentar. A manifestação clínica é a cegueira noturna, xeroftalmia e hiperqueratose familiar. Nas crianças leva a uma alteração de crescimento, alterações musculoesqueléticas, além das alterações visuais. A vitamina A em excesso pode causar intoxicação, que se manifesta desde a descamação da pele, até hipertensão intracraniana.[7]

Vitamina C

Esta vitamina é encontrada em cítricos: frutas e vegetais. Não ha evidências que suportam sua suplementação na prevenção primária e secundária de neoplasias, doenças cárdio-vasculares e degeneração macular. Por outro lado, sua suplementação esta relacionada a aumento na excreção de oxalato urinário e cálculos renais. Também não há fortes evidências científicas que a vitamina C tenha alguma função na prevenção de resfriados, em especial indivíduos submetidos a grande carga de exercícios físicos. É reconhecida a necessidade de aumento de consumo ou suplementação em grandes queimados e em situações específicas de cicatrização de feridas, pelo aumento da necessidade de ingestão.

Vitamina E

A deficiência de vitamina E é desencadeada por quadros de má absorção das doenças intestinais, pancreáticas e hepáticas. A apresentação clínica pode estar relacionada a sintomas do sistema nervoso, como neuropatia sensitivo-motora, ataxia e degeneração da retina, ou como anemia hemolítica.[8]

Tiamina (B1)

A deficiência de tiamina pode se apresentar na forma de de Beriberi forma seca ou úmida. A seca é caracterizada principalmente pela presença de neuropatia periférica e lesões cutâneas. A úmida pela insuficiência cardíaca. Outra forma de apresentação é Wernick- Korsacoff onde aparecem o nistagmo, oftalmoplegia, ataxia e confusão mental.

Sua deficiência comumente, está associada ao alcoolismo, neoplasia, diabetes, desnutrição, síndrome disabsortivas e cirurgia bariátrica.[9]

Cianocobalamina (B12)

É um importante fator na manutenção da hematopoiese e na síntese de mielina. Os dois principais mecanismos de deficiência são a baixa ingestão, como na dieta vegana, ou a má absorção advinda da atrofia gástrica ou diminuição da acidez gástrica. Essa situação pode ser encontrada na síndrome de má absorção, alcoolismo, uso de medicamentos anticonvulsivantes, contraceptivos, ácido acetil salicílico e colchicina.

A apresentação clínica pode ser a anemia megaloblástica, mas também pode apresentar-se como neuropatia periférica, com uma amplo leque de sinais e sintomas clínicos. Em idosos, pode se manifestar com sintomas cognitivos leves, é causa também de síndrome demencial, potencialmente reversível. Sua deficiência em idosos com transtorno de humor é causa de refratariedade ao tratamento clínico.[10]

Folato (B9)

Folato é um dos responsáveis pela manutenção da hematopoiese e fechamento do tubo neural no feto. A apresentação clínica da deficiência é a anemia megaloblástica. Pode encontrar-se depletado em condições clínicas com o alcoolismo e a gestação. Assim como a hemodiálise e medicamentos como a fenitoína, barbitúricos, valproato e nitrofurantoina podem ocasionar deficiência de folato. Espoliação pode ocorrer nas hepatopatias, anemias hemolíticas, talassemia e neoplasias.[11]

Oligoelementos

A deficiência de zinco uma das principais carencias nutricionais no mundo. Grupos populacionais como os idosos, alcoolistas e portadores de doenças crônicas que estão expostos a um maior risco de deficiência de zinco. Sua deficiência esta realcionada a um amplo leque de alterações: retardo do crescimento (em crianças e adolescentes), retardo da maturação celular, impotência, hipogonadismo, oligospermia, disgeusia, disfunção imune, cegueira noturna e dificuldade de cicatrização de lesões de pele.[12]

Em relação ao cobre, são fatores de risco para sua deficiência a realização de cirurgia bariátrica, diarréia crônica, síndromes disabsortivas, as terapias substitutivas renais (diálise peritoneal e hemodiálise). Também o excesso de zinco e a nutrição parenteral total, são causas de déficiência de zinco. O quadro clínico leva esta relacionado a despigmentação dos cabelos e da pele, fraqueza muscular, edema subcutâneo, hepatoesplenomegalia, osteoporose, manifestações neurológicas como ataxia, neuropatia periférica sensitivo-motora e disfunção cognitiva. Pode ocorrer também anemia e neutropenia.

A doença de Wilson e Menkes são doenças hereditárias autossômicas recessivas em que o metabolismo do cobre está prejudicado levando as alterações características.

Excesso de cobre causa de sintomas gastrointestinais, falência cardíaca e renal, hemólise, necrose hepática, encefalopatia e óbito.[12]

O selênio apresenta um limiar terapêutico muito estreito. Deficiência leva a disfunção musculoesquelética, cardiomiopatia, alterações de humor, disfunção imune, macrocitose e máculas brancas nas unhas. Deve-se ter atenção em relação seu déficit em usuários de nutrição parenteral prolongada. Fontes nutricionais de vitamina E, também são ricas em selênio.

A deficiência de selênio pode levar a aterosclerose, desenvolvimento de doenças degenerativas, infertilidade e neoplasias.

O excesso leva a perda de cabelo, unhas e dentes, lesões dermatológicas e efeitos neurológicos como alterações motoras, convulsão e morte.[12]

Alterações e mecanismos específicos

Ferro

O exame padrão-ouro para o diagnóstico da depleção de ferro é a quantificação da hemossiderina na medula óssea, realizado através da biópsia ou punção da medula. Por ser um exame invasivo, seu uso é reservado para situações muito específicas.[2]

Outras medidas realizadas no sangue periférico são úteis para o seu diagnóstico. Uma delas é a dosagem de ferritina, globulina transportadora de ferro, que vai nos indicar como está a reserva corporal de ferro dos tecidos. Quando as reservas sistêmicas de ferro estão esgotadas, o ferro sérico também diminui. Entretanto, existem situações que levam a redução do ferro sérico agudamente como, por exemplo, as infecções. Nessa situação a dosagem exclusiva do ferro sérico poderia induzir a uma conclusão errônea a respeito da carência de ferro. Um outro parâmetro utilizado é a saturação da transferrina, apesar da sensibilidade e especificidade limitadas pela dependência da concentração do ferro sérico e da capacidade total de ligação do ferro, tem valor de destaque no diagnóstico diferencial da anemia ferropriva. Na talassemia a anemia esta relacionada a aumento da saturação de transferrina.[2,3]

A transferrina é uma globulina de fase aguda sintetizada no fígado responsável pelo transporte do ferro. Sua diminuição é forte indício de desnutrição proteica. Como a sua meia vida é de 8 a 10 dias, pode ser utilizada na avaliação de mudanças agudas no estado nutricional. A deficiência de ferro esta associada a aumento de transferrina, desde que não ocorra concomitantemente desnutrição proteica. Qualquer situação inflamatória sistêmica aguda altera diminui os níveis séricos de transferrina. A transferrina baixa está associada a um aumento de morbimortalidade e pode identificar indivíduos em risco de desnutrição.[4]

Os índices hematimétricos são úteis na indicação de carência de ferro após a instalação do quadro de anemia, uma vez que aparecerão hemácias hipocrômicas e microcíticas após a redução da hemoglobina. O VCM que indica o tamanho médio dos eritrócitos, sendo um indicador da redução da concentração de hemoglobina. Deve ser avaliado junto com o RDW (amplitude de variação dos eritrócitos) para diferenciar a anemia ferropriva das talassemias, por exemplo. A hemoglobina corpuscular média (HCM) e a concentração de hemoglobina corpuscular média (CHCM) também são marcadores da redução da hemoglobina.[2]

A depleção de ferro acarreta queda dos valores de hemoglobina e hematócrito, e estes parâmetros são os mais utilizados para o diagnóstico, na ausência de outros exames que corroboram na confirmação da depleção de ferro.[2,3]

A contagem total de linfócitos é um marcador do estado nutricional além de expressar a condição imunológica. Valores abaixo de 1.500/mm³ estão relacionados a complicações decorrentes do estado nutricional.[3]

Depleção proteica

A hipoalbuminemia está relacionada a elevada morbidade e seus valores isoladamente têm capacidade de predizer complicações. A dosagem de albumina é frequentemente utilizada em índices prognósticos. Dosagens baixas de albumina estão relacionadas a maiores morbidades e mortalidades, especialmente em idosos internados.[3,4,13]

A pré-albumina é mais sensível para o diagnóstico de desnutrição em fase mais precoce. É um bom índice de acompanhamento nos casos de recuperação nutricional. Apresenta como desvantagem um custo mais elevado e sofre influência das doenças que interferem na produção de albumina (por exemplo, hepatopatias).[14] Fato curioso é que a pré-albumina é o parâmetro que sofre menos modificações decorrentes do envelhecimento.[4]

O índice creatinina-altura avalia o catabolismo muscular (Figura 13.1). Seu cálculo é uma razão entre a medida da creatinina excretada na urina em 24 horas e o valor considerado normal para um indivíduo da mesma altura. É um bom indicador do status nutricional previamente a um agravo de saúde, mas não tem valor como prognóstico ou no acompanhamento terapêutico. É um bom índice inclusive em pacientes com edema ou obesidade. Sofre influência de fatores não relacionados ao status nutricional como função renal e conteúdo proteico da dieta. Em idosos pode superestimar a presença de desnutrição pela queda da função renal decorrente da idade.[5,16]

$$\text{Índice Creatina-Altura} = \frac{\text{excreção de creatina (mg) em urina 24 h} \times 100 \text{ (medido)}}{\text{creatinina urinária em indivíduo mesma altura (valor de literatura)}}$$

Figura 13.1
Fórmula do cálculo do índice creatina-altura.

A ureia é um bom instrumento de avaliação de catabolismo proteico. Foi bastante utilizado no passado, mas vem perdendo seu lugar de destaque para a creatinina. Sofre influência da função renal e do estado de hidratação. No intuito de se evitar a confusão causada pela desidratação é possível usar a relação ureia/creatinina.[16]

Colesterol total

A dosagem de colesterol total abaixo de 150 mg/dL está associada ao aumento de mortalidade e tempo de internação.[3] Quando este índice está baixo pode indicar uma redução das lipoproteínas e das proteínas viscerais. Aparece mais tardiamente no processo de desnutrição. Em idosos, estes valores estão associados também a internações hospitalares prolongadas. O uso das estatinas, pelos adultos idosos, não se correlaciona com estes desfechos, em situação de valores abaixo de 150 mg/dL.[15,16]

Vitaminas

A vitamina D é um pró-hormônio que atua na regulação do cálcio. Sua função está bem estabelecida na saúde óssea, existem diversos estudos ainda não definitivos, que implicam a vitamina D a prevenção de doenças como as neoplasias, doença cardiovascular, obesidade, dermatites entre outras. Pode ser encontrada no óleo de bacalhau, leite, gema do ovo e fígado. A exposição solar é fundamental no processo de ativação da vitamina D.[6]

A vitamina A é um agente antioxidante que atua na regulação epigenética dos genes, metabolismo da gordura, visão (retina) e na função imune. Em países subdesenvolvidos, o déficit de vitamina A pode contribuir para um aumento na mortalidade por doenças infecto contagiosas. Suas principais fontes são: óleo de bacalhau, derivados do leite, batata doce, vegetais verdes escuros, gema de ovo e vegetais e frutas corados de vermelho ou amarelo escuro.[7]

A vitamina E, também um agente antioxidante, é encontrada na semente de girassol, amêndoas, espinafre e milho. Tem propriedades que diminuem a chance de formação de coágulos. A vitamina C age concomitantemente com a vitamina E, na função antioxidante.[8]

Tiamina (B1)

Sua deficiência determina a ausência de piruvato desidrogenase, a enzima que atua na síntese do GABA (ácido gama-aminobutírico). O GABA tem estrutura de aminoácido, e atua como neurotransmissor, em atividades inibitórias do córtex cerebral, pela abertura dos canais de potássio. A tiamina está envolvida na produção ATP mitocondrial. Pode ser encontrada no germe de trigo, grãos integrais, aveia, porco e fígado. Não é descrito o efeito toxico uma vez que ela é eliminada pela urina.[9]

Cianocobalamina (B12)

A principal fonte alimentar são os produtos de origem animal como mexilhões, salmão, fígado, gema de ovo e carne. Em menor quantidade também está presente na lentilha e no espinafre. Não existe descrição de intoxicação. A vitamina B12 é necessária para dois conjuntos de reações: no metabolismo dos ácidos nucleicos, está envolvida no ciclo dos folatos e serve como um aceptor do grupo metil, o qual segue para participar na síntese das purinas. A outra reação é a conversão da propionilcoenzima A em succinil-CoA pelo intermediário metilmalonil-CoA. Na deficiência de vitamina B12, a redução desses dois conjuntos de reações leva a um aumento nos níveis plasmáticos de homocisteína e de ácido meti malônico.[10]

Folato (B9)

A deficiência afeta a disponibilidade das purinas, essenciais para a síntese de DNA. As principais fontes alimentares são o fígado, espinafre, abacate e lentilha. Não há estudos conclusivos sobre a intoxicação com folato.[11]

Oligoelementos

O zinco é encontrado em carnes, frango, lentilhas e castanhas tem a sua absorção no intestino delgado. Ele tem um papel importante no metabolismo por colaborar com centenas de enzimas de diferentes vias metabólicas. Exerce um papel importante na divisão celular e apoptose, na imunidade celular, resposta a infecções e no reparo de feridas. A dosagem sérica é influenciada pelos períodos de inflamação aguda ou crônica. Nesse caso pode-se dosar a função da fosfatase alcalina ou a concentração de zinco dentro do eritrócito para um valor mais fidedigno.[12]

A absorção do cobre acontece no intestino delgado e ao fazer a passagem pelo fígado é armazenada pela ceruloplasmina. Atua como co-fator em diversas enzimas, entre elas a produção de catecolaminas.[12]

O selênio é encontrado em animais marinhos, carne, rim e fígado. Absorvido pelo intestino delgado e excretado pelos rins. Faz parte de um conjunto de enzimas com papel anti-oxidante e também participa da espermatogênese. Por ser muito reativo, atua como quelante reduzindo a toxicidade de metais pesados dentro do organismo.[12]

■ Diagnóstico

Descreveremos a seguir a metodologia da execução dos testes laboratoriais, suas particularidades e os valores de referência.[17]

A dosagem de ferro deve ser feita preferencialmente pela manhã por sofrer influência da variação do ciclo circadiano. Executada pelo método colorimétrico, o nível de referência para adultos do sexo masculino é de 65 a 175 µg/dL e do sexo feminino 50 a 170 µg/dL.

A ferritina é dosada pelo método eletroquimioluminométrico. Para o sexo masculino o valor de referência é de 26 a 446 µg/L e para o sexo feminino é de 15 a 149 µg/L. Este exame requer um jejum mínimo de 3 horas e suplementos que contenham biotina podem interferir no resultado.

Dosagem de transferrina é feita pelo método imunoturbidimétrico, cujo valor de referência é 200 a 360 mg/dL.

Assim como a mensuração do ferro, a saturação da transferrina também deve ser feita pela manhã devido ao ciclo circadiano, sendo realizada através do método colorimétrico. O valor de referência é de 65 a 175 µg/dL para o sexo masculino e de 50 a 170 µg/dL para o sexo feminino.

Os valores de ferro, ferritina e saturação de transferrina tem limites de normalidade que variam conforme a idade e sexo. Apenas a transferrina não sofre esta influência.

Para a realização do hemograma não é necessário estar em jejum. Não se recomenda a prática de atividade física intensa antecedendo a coleta. É realizada por metodologia automatizada ou método manual (coloração de leishman, May Grunwald/Giemsa) além da análise morfológica digital ou tradicional. A Tabela 13.1 mostra os valores de referência deste exame.

Feita através do método colorimétrico, a albumina tem como valor de referência 3,5 a 5,2 g/dL. É sugerida que a coleta seja realizada pela manhã devido as influências do ciclo circadiano. A pré-albumina requer um jejum mínimo de oito horas. Realizada astravés do método imunoturbidimetrico tem como valor de referência para adultos de 20 a 40 mg/dL.

Atualmente a dosagem de colesterol total pode ser feita com ou sem jejum. É realizada pelo ensaio colorimétrico e para indivíduos acima de 20 anos de idade o valor de referência desejável é menor do que 190 mg/dL.

A função renal, aqui representadas pela dosagem de ureia e creatinina são referenciais de catabolismo proteico. A análise da ureia é feita pelo método cinético e seu valor de referência á de 10 a 50 mg/dL. A creatinina é dosada pelo método colorimétrico. Para maiores de 12 anos os valores de referência são para o sexo masculino 0,7 a 1,3 mg/dL e feminino 0,6 a 1,1 mg/dL.

Das vitaminas lipossolúveis, a única que sobre influência da lipemia e da hemólise é a vitamina D. A dosagem é feita pelo imunoensaio competitivo quimioluminescente. Os valores para uma população saudável é acima de 20 ng/dL e 30 a 60 ng/dL para

Capítulo 13 Exames Laboratoriais Indicativos de Deficiências Nutricionais

Tabela 13.1. Valores de referência do hemograma

Hemograma	Valores de referência	
Eritrócito	3.90 a 5.00 milhões/mm³	4.30 a 5.70 milhões/mm³
Hemoglobina	12,0 a 15,5 g/dL	13,5 a 17,5 g/dL
Hematócrito	35,0% a 45,0%	39,0% a 50,0 %
Hemoglobina Corpuscular média	26,0 a 34,0 pg	26,0 a 34,0 pg
Volume corpuscular médio	82,0 a 98,0 fL	81,0 a 95,0 fL
Concentração de hemoglobina corpuscular média	31,0 a 36,0 g/dL	31,0 a 36,0 g/dL
Coeficiente de variação do volume eritrocitário (RDW)	11,9% a 15,5%	11,8% a 15,6%
Leucócitos	3.500 a 10.500/mm³	3.500 a 10.500/mm³
Neutrófilos	1.700 a 7.000/mm³	1.700 a 7.000/mm³
Eosinófilos	50 a 500/mm³	50 a 500/mm³
Basófilo	0 a 300/mm³	0 a 300/mm³
Linfócitos	900 a 2.900/mm³	900 a 2.900/mm³
Monócitos	300 a 900/mm³	300 a 900/mm³
Plaquetas	150.000 a 450.000/mm³	4.30 a 450.70/mm³

os indivíduos do grupo de risco. Há risco de toxicidade quando acima de 100 ng/dL. A vitamina A é dosada pela cromatografia liquida de alta frequência sendo os valores de referência 0,3 a 0,7 mg/L. Para a dosagem da vitamina E é necessário 12 a 14 horas de jejum. Os valores de referência são 5 a 20 mg/dL. A deficiência é definida quando a dosagem é abaixo de 3 mg/dL e o excesso acima 40 mg/dL. O método utilizado é a cromatografia liquida de alta eficiência. Em relação a vitamina C, o método utilizado para sua dosagem é o mesmodas vitaminas E e A, e os valores de referência são de 0,4 a 2,0 mg/dL.

Tiamina é dosada por cromatografia liquida de ultra eficiência e seu valor de referência é 28 a 85 ng/dL. A cianocobalamina e o ácido fólico são feitos pelo imunoensaio competitivo por eletroquimioluminescência. Para a dosagem de cobalamina se recomenda suspender o uso de suplementos que contenham biotina e evitar ingestão de álcool nas 24 horas que antecedem o exame. Seu valor de referência é normal acima de 300 ng/mL, limítrofe 190 a 300 ng/dL e deficiente quando menor do que 190 ng/dL. A hemólise interfere no resultado do folato cujo valor de normalidade é acima de 3,9 ng/mL.

A testagem dos oligoelementos é feita pela espectrometria de absorção atômica com chama. A hemólise pode alterar o resultado do zinco cujo valor de referência é 0,5 a 1,1 µg/mL. Para o cobre o valore de referência para o sexo masculino é 80 a 115 µg/dL e para o sexo feminino de 70 a 140 µg/dL.

A ceruloplasmina é dosada pelo método imunoefelométrico, tem variação dependendo da etnia do individuo e seu valor de referência é 22 a 58 mg/dL.

O valor de referência para o selênio é 46 a 143 µg/L.

Conclusões

Apesar do diagnóstico de desnutrição ser baseado em critérios clínicos entre eles a ingestão calórica insuficiente, perda de peso não intencional, perda de tecido subcutâneo, perda de massa magra e função, a análise laboratorial serve para corroborar com o diagnóstico. É importante para diferenciar condições que podem coexistir e torna-se fundamental para o acompanhamento do tratamento.

Referências bibliográficas

1. Laboratório Oswaldo Cruz [homepage na internet]. História das análises clínicas [acesso em 24 jun 2021]. Disponível em: Historia das Análises Clínicas (oswaldocruz.com)
2. Paiva AA, Rondo PHC, Guerra-Shinohara EM. Parâmetros para avaliação do estado nutricional de ferro: Rev Saude Publica. Ago 2000;34(4).
3. Acuna K, Cruz T. Avaliação do estado nutricional de adultos e idosos e situação nutricional da população brasileira: Arq Bras Endocrinol Metab. Jun 2004;48(3).
4. Martins SEM. Avaliação nutricional do doente idosos. Coimbra. Tese [Mestrado em Geriatria] – Faculdade de Medicina de Coimbra, 2016.
5. Omran ML, Morely JE. Assessment of Protein Energy MInutrition in Older Persons, Part II: Laboratory Evaluation: Nutrition. 2000;16:131-40.
6. Bouillon R, Marcocci C, Carmeliet G et al. Skeletal and Extraskeletal Actions of Vitamin D: Current Evidence and Outstanding Questions. Endocr Rev. 2019 Aug;40(4): 1109-51.
7. Tanumihardjo SA, Russell RM, Stephensen CB et al. Biomarkers of Nutrition for Development (BOND)—Vitamin A Review. J Nutr. 2016 Sep;146(9):1816S-1848S.
8. Kalra V, Grover J, Ahuja GK et al. Vitamin E deficiency and associated neurological deficits in children with protein-energy malnutrition. J Trop Pediatr. 1998;44(5):291.
9. Pacei F, Tesone A, Laudi N et al. The Relevance of Thiamine Evaluation in a Practical Setting. Nutrients. 2020 Sep;12(9):2810.
10. Allen LH, Miller JW, de Groot L et al. Biomarkers of Nutrition for Development (BOND): Vitamin B-12 Review. J Nutr. 2018 Dec; 148(Suppl 4):1995S-2027S
11. Berry RJ. Lack of historical evidence to support folic acid exacerbation of the neuropathy caused by vitamin B12 deficiency. Am J Clin Nutr. 2019 Sep 1;110(3):554-61.
12. Monteiro JCM. Olioelementos na nutrição humana. Quinta da Ganja. Tese [Mestrado em Ciências Framaceuticas] – Instituto Superior de Ciencias da Saúde Egas Moniz, 2017.
13. Leandro-Merhi VA, Morete JL, Oliveira MRM. Avaliação nutricional precedente ao uso de nutrição enteral:Arq Gastroenterol. Set 2009;46(3).
14. Duchini L, Jordão AA, Brito TT et al. Avaliação e monitoramento do estado nutricional de pacientes hospitalizados:uma proposta apoiada na opinião da comunidade cientifica: Ver Nutr. Ago 2010;23(4).
15. Volpini MM, Frangella VS. Avaliação nutricional de idosos institucionalizados: Einstein. Mar 2013;11(1).
16. Maica AO, Schweijert ID. Avaliação nutricional em pacientes graves: Ver bras.ter. intenvisa. Set 2008; 20(3).

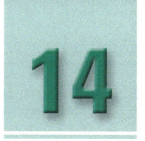

Nutrição e Exercício Físico

Sueli Longo

Murilo Dáttilo

Raphael Campanholi

■ Introdução

A população de diversos países – incluindo a do próprio Brasil – vem apresentando aumento da expectativa média de vida ao longo das últimas décadas. Para fins de contextualização, em 2015, a estimativa da população mundial com 65 anos ou mais de idade era de 8,5%, sendo que há projeções de que esse percentual passe para 12% e 16,7% nos anos de 2030 e 2050, respectivamente.[1]

Diante de tal panorama, é evidente que o grande interesse em "como viver mais?" acabou sendo intermeado progressivamente pelo "como viver melhor?", haja vista o interesse no aprimoramento da qualidade de vida – um conceito já devidamente abordado nesta obra. Por outro lado, paralelamente ao aumento da expectativa de vida há o aumento da prevalência das morbidades, tais como: acometimentos aos sistemas cardiovascular, cardiorrespiratório, muscular esquelético, metabólico e psíquicos, favorecendo, também, perdas de função e autonomia.

Inúmeros são os eventos celulares envolvidos no processo de envelhecimento e, embora até hoje não haja uma única teoria que consiga explicar todo esse fenômeno, acredita-se que nove eventos celulares e moleculares contribuam para tal, sendo:

1. Instabilidade genômica.
2. O encurtamento dos telômeros.
3. Alterações epigenéticas.
4. Perda da proteostase.

151

5. Desregulação na capacidade de sinalização a partir dos nutrientes.
6. Disfunção mitocondrial.
7. Senescência celular.
8. Exaustão das células-tronco
9. Alteração na comunicação intercelular.[2]

De forma integrada, muito mais do que isolada, tais eventos respondem por muitas das condições clínicas que surgem ao longo da vida, com os sistemas fisiológicos se tornando progressivamente menos resilientes frente aos estímulos ambientais, com mais e mais evidências já acumuladas sustentando a hipótese de que a precipitação de doenças é, principalmente, fruto de comportamentos adotados pelas pessoas.

Diante do exposto, é imperativo olhar com bastante atenção para o exercício físico, talvez, como a estratégia mais potente, tanto para o "viver mais" quanto para "o viver melhor", perdendo-se completamente de vista o número de evidências científicas que já consolidaram tal aspecto. Neste capítulo, não será diferente. Mais uma vez, destacamos que os efeitos benéficos dos mais diferentes tipos de exercícios físicos sobre o envelhecimento são multissistêmicos e atuam sobre os nove eventos celulares e moleculares citados no parágrafo anterior, favorecendo:

- A neurogênese e atenuação das alterações neurodegenerativas e cognitivas.
- A diminuição da pressão arterial e otimização diversas funções cardiovasculares e respiratórias.
- O aumento da função metabólica, por meio de, por exemplo, aumento da taxa metabólica basal, síntese proteica muscular esquelética e oxidação lipídica.
- A otimização da composição corporal, não somente pela redução de gordura corporal, mas, principalmente, pelo aumento da massa muscular esquelética e óssea.
- O aumento da função muscular – obtida por meio da melhora da força, potência e resistência muscular, preservando ou resgatando o equilíbrio, controle motor e estabilidade articular.[3]

Todos os mesmos nove eventos celulares e moleculares que marcam o processo de envelhecimento – e que o exercício físico possui como alvos – também sofrem influência de nutrientes e diversos compostos bioativos, tornando a relação entre nutrientes/compostos bioativos e o exercício físico completamente mútua e simbiótica, com o primeiro potencializando o segundo, e vice-versa. Certamente, o cenário idealizado como "ótimo", também para o idoso, seria que houvesse o engajamento em planos de treinamento físico e adequado suporte nutricional. Entretanto, dificuldades e limitações encontradas em outras populações também estão presentes no público idoso: de um lado, há o sedentarismo; no outro, a "fragilidade nutricional", descrita como o estado comumente observado em idosos vulneráveis, caracterizado como a perda repentina de massa corporal, muscular esquelética e de força, ou perda essencial nas reservas fisiológicas, tornando a pessoa mais suscetível à incapacidade.

Diante da comum presença combinada entre sedentarismo e fragilidade nutricional, especialmente no idoso, é fundamental "caminharmos" em sentido completamente oposto, apontado por nós, até mesmo de forma tendenciosamente benéfica, a prática

Capítulo 14   Nutrição e Exercício Físico

do exercício físico como uma das peças mais determinantes para melhora da qualidade de vida. Embora a ciência da nutrição aplicada ao exercício físico esteja bastante evoluída, a maioria dos trabalhos que investigou as demandas nutricionais impostas pelo exercício físico deriva de pessoas adultas e sem condições clínicas específicas que acometam os sistemas fisiológicos. Sendo assim, antes mesmo de definir o cuidado nutricional ao idoso fisicamente ativo, é primordial compreender os elementos básicos acerca do exercício físico (p. ex., modalidade, intensidade, volume, tempo de recuperação entre as sessões de treino) e as eventuais condições clínicas e limitações presentes. Uma vez tendo sido definido esse *status quo*, abre-se caminho para hierarquização do suporte nutricional, o qual terá como base de raciocínio a demanda para uma pessoa sedentária, complementada pelas particularidades nutricionais já conhecidas na população idosa, sob condição de exercício físico, ou, então, derivada – e adaptada – de pessoas adultas (p. ex., proteína é um nutriente que foi muito bem explorado nos últimos anos).

Ao longo das próximas sessões, demonstraremos os princípios nutricionais direcionados ao suporte de pessoas idosas fisicamente ativas, com o intuito de preservação – ou melhora – do estado de saúde e otimização do desempenho físico.

■ Princípios gerais do planejamento nutricional para o exercício físico

A alimentação do idoso ativo tem por objetivo fornecer energia, nutrientes, líquidos e compostos bioativos necessários para manutenção da saúde, e do bem-estar, assim como retardar a fadiga, contribuir com a recuperação dos estoques de energia e promover o aumento da massa muscular esquelética. Assim, as escolhas alimentares são parte integrante da qualidade de vida, na qual a manutenção da capacidade funcional e preservação da autonomia são aspectos fundamentais.

Além do olhar sobre os alimentos, os suplementos alimentares também podem compor o leque de possibilidades, caso, a partir da alimentação, não seja possível atingir a recomendação de determinado nutriente ou componente alimentar. Para tal, é recomendado adotar uma abordagem pragmática e transparente que possa equilibrar os prós e os contras do uso de suplementos alimentares, considerando se este é seguro e eficaz para cada situação, além da adequada averiguação do custo-benefício.

■ Energia

A redução progressiva (2% a 4% por decênio, a partir dos 30 anos) no gasto energético observado no envelhecimento apresenta como principais componentes a mudança na composição corporal (diminuição da massa magra e aumento do tecido adiposo) e a redução no gasto energético promovido pela atividade física. Assim, a ingestão adequada de energia é considerada como ponto-chave na alimentação das pessoas fisicamente ativas. Determinar de forma direta ou, mais facilmente, estimar (por meio de equações), o gasto energético basal/repouso e o dispêndio de energia promovido pelo exercício físico são a base do raciocínio para a prescrição de alimentos, líquidos e suplementos nutricionais.

A equação preditiva proposta nas *Dietary Reference Intakes* (DRI),[4] para cálculo da necessidade estimada de energia (EER), visa manutenção do balanço energético em pessoas saudáveis, segundo a idade, sexo biológico, massa corporal, estatura e coeficiente de atividade física, conforme abaixo:

EER – adultos e idosos (19 anos e mais)

Homens: EER = 662 − (9,53 × idade) + CAF [(15,91 × massa corporal) + (539,6 × estatura)]
DP = 199 kcal

Mulheres: EER = 354 − (6,91 × idade) + CAF [(9,36 × massa corporal) + (726 × estatura)]
DP = 162 kcal

Coeficiente de atividade física - adultos e idosos (19 anos e mais)

Homens: sedentário = 1,0; pouco ativo = 1,11; ativo = 1,25; muito ativo = 1,48
Mulheres: sedentário = 1,0; pouco ativo = 1,11; ativo = 1,25; muito ativo = 1,48

Idade, em anos; massa corporal, em quilogramas; estatura, em metros. Fonte: IOM, 2005.[4]

O valor da EER não é o valor exato de ingestão de energia necessário para a manutenção do balanço energético para uma pessoa específica. Por isso, cada equação para o cálculo da EER apresenta um valor de desvio padrão que corresponde a variabilidade da necessidade de energia por estágio de vida e sexo biológico.

O intervalo de distribuição aceitável de macronutrientes (AMDR)[4] propõe escolhas nutricionalmente saudáveis que forneçam 45% a 65% de carboidratos, 20% a 35% de lipídeos e 10% a 35% de proteínas em relação a oferta de energia diária.

■ Carboidratos

O carboidrato é um importante componente gerador de energia, e contribui para a preservação da massa magra e imunocompetência. Sua oferta adequada, frente às necessidades impostas pelas rotinas individuais de exercícios físicos, garante adequado abastecimento e recuperação energética antes, durante e após os exercícios físicos, favorecendo, então, a qualidade do treinamento físico e conseguintes respostas adaptativas orgânicas adequadas.[5] Sendo assim, a ingestão de carboidrato deve assegurar a manutenção do substrato para os músculos esqueléticos e sistema nervoso central. Para isso, a programação da oferta de carboidratos – seleção da quantidade diária e oferta antes, durante e depois da(s) atividade(s) – deverá levar em consideração algumas questões inerentes à prática do(s) exercício(s) físico(s): a intensidade e volume, a frequência diária e semanal, bem como o tempo de recuperação entre as sessões de treinamento:

- Atividades de demanda baixa: 3 a 5 g/kg massa corporal/dia.
- Atividades de demanda moderada: 5 a 7 g/kg massa corporal/dia.
- Atividades de demanda alta: 6 a 10 g/kg massa corporal/dia.
- Atividades de demanda muito alta: 8 a 12 g/kg massa corporal/dia.[5]

■ Proteínas e suplementos nitrogenados

Proteína e suplementos proteicos

O processo de envelhecimento está associado à redução da capacidade funcional, devido, em parte, da perda progressiva de massa e força muscular esquelética. A oferta proteica inadequada, seja por redução na ingestão (dentre elas, a dificuldade de mastigação e deglutição de fontes alimentares, como carnes e frangos, ou por falta de inclusão de fontes proteicas em refeições), capacidade reduzida de metabolização ou aumento na necessidade do nutriente comprometem a função muscular esquelética, óssea e imunológica. O aumento na ingestão proteica, por outro lado, pode contrabalancear a perda muscular esquelética relacionada à idade, devido a atuação dos aminoácidos no: 1) controle das vias de síntese proteica; e 2) na "alimentação" de tais vias, ou seja, servindo como precursores para a formação das proteínas necessárias a cada tecido.[6]

Para idosos considerados saudáveis e fisicamente ativos, a recomendação de proteína visando a manutenção e recuperação da massa muscular esquelética é de 1,0 a 1,2g/kg de massa corporal/dia, sendo a seleção da quantidade variando individualmente de acordo com as demandas impostas pelo exercício físico, comorbidades, tolerância e responsividade. A distribuição dos alimentos fonte de proteína nas refeições (25 a 30 g/refeição) constitui possível estratégia para melhorar a aceitação da pessoa e favorecer o consumo da quantidade diária recomendada de proteína.[6]

Embora as diferentes fontes alimentares – inclusive às custas de suplementos alimentares à base de proteínas – e diferentes velocidades de absorção interfiram em desfechos agudos (p. ex., no estímulo à síntese proteica), trabalhos recentes mostraram que a velocidade de digestão[7] ou a fonte alimentar[8] tem pouca representatividade nas respostas adaptativas crônicas (p. ex., aumento de força e massa muscular esquelética), tornando soberano, ainda, o olhar para o aporte diário total. Além disso, a proteína, ofertada a partir de suplementos alimentares, pode ser benéfica, mas não pela fonte proteica em si (p. ex., Whey Protein *versus* proteínas de origem vegetal), e sim para a obtenção do aporte diário almejado, caso, por alguma razão, a alimentação não seja suficiente.

Como a comercialização de produtos à base de colágeno tem ganhado bastante espaço ao longo dos últimos anos, nos soa prudente tecermos alguns comentários a respeito. O colágeno, íntegro ou hidrolisado, para o aumento da massa muscular esquelética merece críticas realmente contundentes, principalmente pelo fato de a concentração de aminoácidos essenciais ser baixa (~19%, em comparação,[9] por exemplo, ~46% do Whey Protein e da proteína isolada da soja).[10] Não obstante, quando o uso do colágeno foi comparado ao de uma fonte proteica de qualidade superior (Whey Protein), em dose correspondente a 30 g, duas vezes por dia, por seis dias, em pessoas idosas, a síntese proteica muscular esquelética aguda e crônica foi menor, tanto em situação de repouso quanto após o exercício físico de força, sugerindo baixo potencial de resultados satisfatórios em longo prazo.[9]

Por outro lado, o uso do colágeno – especialmente na sua forma hidrolisada, visando aumento da sua absorção – também vem sendo estudado para a saúde articular (p. ex., pessoas com osteoartrite), de tendões e ligamentos (p. ex., prevenção e recuperação de lesões) e da pele (p. ex., melhora da hidratação, elasticidade e redução de rugas). Para todos esses aspectos, questões metodológicas importantes ainda requerem atenção e limitam certas conclusões (p. ex., tipo e dosagem do colágeno usado; controle alimentar durante o estudo; presença concomitante de outras substâncias), mas cabe destacar que a melhora de parâmetros de qualidade de vida é frequentemente apontada (p. ex., diminuição da dor, aumentos da mobilidade articular e função física).[11] Assim, tendo em vista o quão debilitante, por exemplo, um quadro de osteoartrite é, também para uma pessoa idosa, uma estratégia em potencial, sobretudo não cirúrgica, merece atenção e não deve ser clinicamente descartada.

Leucina

A leucina ganha maior destaque dentre os aminoácidos essenciais por, além de ser um substrato para a síntese proteica muscular, ter efeitos positivos em vias de sinalização intracelular envolvidas na síntese proteica muscular esquelética. Partindo deste princípio, a leucina tem sido amplamente comercializada na forma de suplemento alimentar com a proposta de aumentar a massa muscular esquelética. No entanto, meta-análises e ensaios clínicos recentes de alta qualidade não evidenciaram tais efeito, tanto em adultos quanto em idosos.[12,13] No que diz respeito aos idosos com sarcopenia, no entanto, a suplementação de leucina (2,8 g/dia) associado aos outros aminoácidos essenciais (12,2 g/dia), por 3 meses, resultou em aumento da massa magra em 1,7 kg, em média, embora não tenha produzido efeitos sobre a força muscular avaliado pelo teste de 1RM.[14] Vale ressaltar que neste último trabalho não houve controle alimentar, portanto, não é possível concluir se os idosos estavam consumindo quantidades insuficientes ou adequadas de proteínas – e, consequentemente, de leucina –, ao longo do dia.

Beta-hidroxi-beta-metilbutirato

Mais conhecido pela sigla HMB, o beta-hidroxi-beta-metilbutirato é um metabólito da leucina e apresenta múltiplas ações, dentre elas o estímulo à síntese proteica, a partir da via alvo mecanístico da rapamicina (mTOR), além de atenuação da degradação proteica, por inibição da via da ubiquitina-proteassoma.[12]

Quando combinado à prática de exercício físico, a suplementação de HMB se mostrou insuficiente para gerar efeitos adicionais na força muscular esquelética em comparação a somente a prática do exercício físico.[12] Em idosos sedentários, por sua vez, a suplementação de 2 a 3 g/dia de HMB de cálcio, por 8 a 12 semanas, se mostrou eficaz na preservação da massa muscular esquelética, sendo, portanto, uma possível estratégia viável para prevenção do processo de atrofia induzida pelo sedentarismo ou por outros fatores associados ao envelhecimento, contanto que avaliada toda a matriz alimentar e averiguação do seu real benefício clínico.[15]

Creatina

Definida como um composto nitrogenado derivado de três aminoácidos (arginina, glicina e metionina) e produzido endogenamente, a creatina ganhou ampla popularidade como um suplemento alimentar devido à sua contribuição importante na saúde e rendimento físico.

Do ponto de vista muscular esquelético, diversos mecanismos já foram propostos para explicar como a creatina pode contribuir para atenuação das consequências do envelhecimento e da sarcopenia, como:

1. Bioenergeticamente, a partir do aumento dos estoques de creatina fosfato.
2. Ações anabólicas e anticatabólicas diretas e indiretas.
3. Aumento da capacidade regenerativa das células satélites. (Cabe destacar que um consenso ainda não tenha sido alcançado quanto a quais destas funções têm maior chance de impactar significativamente a população idosa.)[16]

Uma importante meta-análise mostrou que a suplementação de creatina, somada à prática do treinamento de força, aumentou a massa magra em 1,3 kg, quando comparada ao treinamento físico isolado. Além disso, houve também aumento significante nos testes de força dinâmica com a suplementação de creatina comparada ao placebo, avaliados por teste de 1 RM no *leg press* e supino, cujo aumento foi de 3,3 kg e 1,7 kg, respectivamente. Por último, a suplementação de creatina foi capaz de melhorar o desempenho funcional de idosos avaliado pelo teste de "sentar e levantar" da cadeira por 30 segundos.[17]

A dosagem de suplementação de creatina já é muito bem documentada para adultos e idosos. Sugere-se de 3 g a 5 g ao dia por aproximadamente 28 semanas para saturação dos estoques de creatina fosfato no musculo esquelético, seguidas da mesma dosagem para manutenção enquanto os efeitos da suplementação de creatina forem almejados.[17]

Além de um corpo robusto e convincente de literatura que suporta o papel ergogênico da creatina para a musculatura esquelética, há evidências de que a creatina também possa beneficiar a saúde cerebral, especialmente em condições de déficits cerebrais de creatina induzido pelo envelhecimento, por exemplo.[18] O protocolo de suplementação para aumentar os estocues de creatina cerebral ainda não estão bem definidos e, no momento, mais ensaios clínicos são necessários para uma conduta mais assertiva.

■ Lipídeos

A presença ou ausência de dislipidemias, associadas ou não a comorbidades, são os fatores preditores da recomendação de lipídeos na alimentação de idosos fisicamente ativos.[19] A escolha de alimentos fonte de ácidos graxos insaturados, em substituição aos saturados, é estratégia tanto para prevenção quanto para o tratamento de doenças crônicas não transmissíveis. Especificamente no idoso ativo, assim como em adultos, as recomendações nutricicnais em relação à quantidade e qualidade dos lipídeos na alimentação devem ser mantidas.

■ Vitaminas e minerais

Alterações fisiológicas decorrentes do processo de envelhecimento justificam a modificação na recomendação nutricional de algumas vitaminas e minerais, tanto em homens quanto de mulheres com idade superior a 50 anos.[20] No entanto, não há evidências científicas que justifiquem a prescrição de vitaminas e minerais em quantidades superiores ao Nível Superior Tolerável de Ingestão (UL) definido pela DRI[1] para praticantes de exercício físico.

■ Antioxidantes

Sabe-se que a produção de substâncias pró-oxidantes, também no músculo esquelético, aumenta durante o processo de envelhecimento, podendo levar a alterações do DNA mitocondrial e contribuir para a apoptose mionuclear. A partir desse raciocínio, estudos investigaram a possibilidade de "retardar o envelhecimento" por meio do aumento da capacidade antioxidante. Um exemplo é o Resveratrol, um polifenol encontrado em uvas, frutas vermelhas e amendoins, que mostrou um efeito protetor contra o estresse oxidativo no musculo esquelético, embora ainda não haja consenso na literatura sobre tal relação envolvendo idosos saudáveis ou sarcopênicos. Uma recente declaração da *Society on Sarcopenia, Cachexia and Wasting Disease*, por exemplo, não menciona a suplementação com antioxidantes como um método recomendado para contribuir no manejo da sarcopenia em pessoas idosas[21], mas é cabível o olhar, mais uma vez, para a matriz alimentar, visando disponibilizar tais componentes que sim, conferem uma série de efeitos protetores à saúde (p. ex., o padrão alimentar do Mediterrâneo é um representante da configuração alimentar que pode ser usada como bom espelho).

■ Hidratação

Em função da redução da percepção da sede, idosos apresentam respostas diferentes à dos adultos jovens no que diz respeito a reposição de líquidos tornando-os mais susceptíveis a hipohidrtação. O aumento da osmolalidade plasmática em repouso faz com que os idosos apresentem maior lentidão para restaurar a homeostase dos fluidos corporais em resposta à privação de água, inclusive durante o exercício físico, quando comparados aos adultos mais jovens.[22] Portanto, o estímulo a ingestão de líquidos deve ser independente da sensação de sede (cerca de 500 mL/h).

Outra situação comum aos idosos é a intolerância ao calor causada pela diminuição do fluxo sanguíneo para a pele e a produção reduzida de suor que contribuem com o processo de hipertermia, desidratação e hipohidratação. Idosos devem ser estimulados a ingerir líquidos durante e após a prática de exercício físico em quantidade suficiente para garantir a hidratação.[5]

Sinais e sintomas de desidratação devem ser constantemente avaliados, tendo como alvo evitar perdas superiores a 2% da massa corporal (massa corporal antes do exercício físico).

■ Considerações finais

Inúmeros são os fatores a serem levados em consideração no que diz respeito à orientação nutricional e alimentar para o idoso ativo. Individualizar tais orientações, assim como monitorar a evolução da pessoa, permite adequar o planejamento a cada nova fase de treinamento físico, em paralelo às eventuais condições clínicas presentes. A atualização constante das recomendações nutricionais baseadas em evidências científicas é um processo dinâmico que instrumentaliza o clínico no que tange as condutas a serem adotadas.

Capítulo 14 Nutrição e Exercício Físico

■ Tópicos relevantes abordados no capítulo

- Os efeitos benéficos dos mais diferentes tipos de exercícios físicos sobre o envelhecimento são multissistêmicos, sendo essa estratégia uma das peças mais determinantes para melhora da qualidade de vida.
- Para elaboração do plano nutricional e alimentar, é deve-se levar em consideração a o tipo de exercício físico, intensidade, volume, tempo de recuperação entre as sessões de treinamento e as eventuais condições clínicas e limitações presentes.
- As escolhas alimentares representam a base para oferta de energia, nutrientes e compostos bioativos, com os suplementos alimentares compondo um leque de possibilidades quando não for possível atingir a as recomendações nutricionais.

Referências bibliográficas

1. He W, Goodkind D, Kowal P. U.S. Census Bureau, International Population Reports, P95/16-1, An Aging World: 2015, U.S. Government Publishing Office, Washington, DC, 2016.
2. López-Otín C, Blasco MA, Partridge L, Serrano M, Kroemer G. The hallmarks of aging. Cell. 2013;153(6):1194-217.
3. Rebelo-Marques A, De Sousa Lages A, Andrade R, Ribeiro CF, Mota-Pinto A, Carrilho F, Espregueira-Mendes J. Aging Hallmarks: The Benefits of Physical Exercise. Front Endocrinol (Lausanne). 2018;9:258.
4. Institute of Medicine (IOM). Dietary Reference Intakes for Energy, Carbohydrate, Fiber, Fat, Fatty Acids, Cholesterol, Protein, and Amino Acids. Washington, DC: National Academy Pres, 2005.
5. Thomas DT, Erdman KA, Burke LM. American College of Sports Medicine Joint Position Statement. Nutrition and Athletic Performance. Med Sci Sports Exerc. 2016;48(3):543-68.
6. Bauer J, Biolo G, Cederholm T, Cesari M, Cruz-Jentoft AJ, Morley JE, Phillips S, Sieber C, Stehle P, Teta D, Visvanathan R, Volpi E, Boirie Y. Evidence-based recommendations for optimal dietary protein intake in older people: a position paper from the PROT-AGE Study Group. J Am Med Dir Assoc. 2013;14(8):542-59.
7. Fabre M, Hausswirth C, Tiollier E, Molle O, Louis J, Durguerian A, Neveux N, Bigard X. Effects of Postexercise Protein Intake on Muscle Mass and Strength During Resistance Training: Is There an Optimal Ratio Between Fast and Slow Proteins? Int J Sport Nutr Exerc Metab. 2017;27(5):448-457.
8. Hevia-Larraín V, Gualano B, Longobardi I, Gil S, Fernandes AL, Costa LAR, Pereira RMR, Artioli GG, Phillips SM, Roschel H. High-Protein Plant-Based Diet Versus a Protein-Matched Omnivorous Diet to Support Resistance Training Adaptations: A Comparison Between Habitual Vegans and Omnivores. Sports Med. 2021;51(6):1317-1330.
9. Oikawa SY, Kamal MJ, Webb EK, McGlory C, Baker SK, Phillips SM. Whey protein but not collagen peptides stimulate acute and longer-term muscle protein synthesis with and without resistance exercise in healthy older women: a randomized controlled trial. Am J Clin Nutr. 2020;111(3):708-718.
10. Tang JE, Moore DR, Kujbida GW, Tarnopolsky MA, Phillips SM. Ingestion of whey hydrolysate, casein, or soy protein isolate: effects on mixed muscle protein synthesis at rest and following resistance exercise in young men. J Appl Physiol (1985). 2009;107(3).987-92.
11. Honvo G, Lengelé L, Charles A, Reginster JY, Bruyère O. Role of Collagen Derivatives in Osteoarthritis and Cartilage Repair: A Systematic Scoping Review With Evidence Mapping. Rheumatol Ther. 2020;7(4):703-740.
12. Gielen E, Beckwée D, Delaere A, De Breucker S, Vandewoude M, Bautmans I; Sarcopenia Guidelines Development Group of the Belgian Society of Gerontology and Geriatrics (BSGG). Nutritional interventions to improve muscle mass, muscle strength, and physical performance in older people: an umbrella review of systematic reviews and meta-analyses. Nutr Rev. 2021;79(2):121-147.
13. Roschel H, Hayashi AP, Fernandes AL, Jambassi-Filho JC, Hevia-Larraín V, de Capitani M, Santana DA, Gonçalves LS, de Sá-Pinto AL, Lima FR, Sapienza MT, Duarte AJS, Pereira RMR, Phillips SM, Gualano B. Supplement-based nutritional strategies to tackle frailty: A multifactorial, double-blind, randomized placebo-controlled trial. Clin Nutr. 2021;40(8):4849-4858.

14. Dillon EL, Sheffield-Moore M, Paddon-Jones D, Gilkison C, Sanford AP, Casperson SL, Jiang J, Chinkes DL, Urban RJ. Amino acid supplementation increases lean body mass, basal muscle protein synthesis, and insulin-like growth factor-I expression in older women. J Clin Endocrinol Metab. 2009;94(5):1630-7.
15. Wu H, Xia Y, Jiang J, Du H, Guo X, Liu X, Li C, Huang G, Niu K. Effect of beta-hydroxy-beta-methylbutyrate supplementation on muscle loss in older adults: a systematic review and meta-analysis. Arch Gerontol Geriatr. 2015;61(2):168-75.
16. Dolan E, Artioli GG, Pereira RMR, Gualano B. Muscular Atrophy and Sarcopenia in the Elderly: Is There a Role for Creatine Supplementation? Biomolecules. 2019;9(11):642.
17. Devries MC, Phillips SM. Creatine supplementation during resistance training in older adults-a meta-analysis. Med Sci Sports Exerc. 2014;46(6):1194-203.
18. Roschel H, Gualano B, Ostojic SM, Rawson ES. Creatine Supplementation and Brain Health. Nutrients. 2021;13(2):586.
19. Faludi AA, Izar MCO, Saraiva JFK, Chacra APM, Bianco HT, Afiune Neto A et al. Atualização da Diretriz Brasileira de Dislipidemias e Prevenção da Aterosclerose – 2017. Arq Bras Cardiol 2017; 109(2Supl.1):1-76.
20. National Institute of Health.Nutrient Recomendations: Dietary Reference Intakes. Disponível em https://ods.od.nih.gov/HealthInformation/Dietary_Reference_Intakes.aspx. Acesso 24/06/2021
21. Sakuma K, Yamaguchi A. Recent advances in pharmacological, hormonal, and nutritional intervention for sarcopenia. Pflugers Arch. 2018;470(3):449-460.

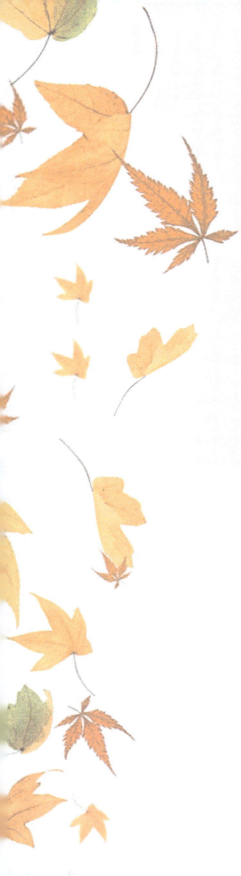

Parte V

Doenças Crônicas

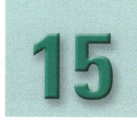

Doenças Cardiovasculares

Luciene de Oliveira

Camila Cristina da Silva Santos

■ Introdução

A incidência de doenças cardiovasculares (DCV) aumenta drasticamente com o envelhecimento, representando importante causa de morbidade, mortalidade e pior qualidade de vida em idosos.

O envelhecimento produz progressivas alterações estruturais e funcionais no sistema cardiovascular. Essas alterações comprometem o funcionamento do coração, tornando a idade avançada um fator de risco independente para o desenvolvimento de cardiopatias.[1]

Além da idade, hábitos de vida inadequados como tabagismo, etilismo, sedentarismo e má alimentação, também contribuem para o aparecimento de doenças como hipertensão arterial, diabetes, dislipidemias e obesidade, condições de alta prevalência em idosos e que aumentam exponencialmente o risco cardiovascular.[2]

No Brasil, as DCV ainda são a principal causa de mortalidade (fora do contexto da pandemia por COVID-19), embora tenha sido observada uma recente redução. A doença coronariana é a principal causa de mortes, entre homens e mulheres, e a insuficiência cardíaca congestiva é a causa mais comum de hospitalização, morbidade e mortalidade na população idosa. Além do impacto na mortalidade e custos hospitalares, as DCV afetam diretamente a qualidade de vida dos idosos, sendo a principal responsável por anos de vida perdidos por incapacidade nesta população.[3]

Neste contexto, a Nutrição tem papel fundamental não só na prevenção e tratamento das doenças cardiovasculares, mas no processo de envelhecimento, pois o estado nutricional é um importante marcador de saúde no idoso.

Este capítulo abordará a fisiopatologia, o tratamento e Terapia Nutricional nas DCV mais comuns na população idosa: Hipertensão Arterial Sistêmica, Dislipidemias, Síndrome Coronariana Aguda, Insuficiência Cardíaca e Valvulopatias.

■ Hipertensão Arterial Sistêmica (HAS)

A HAS é uma doença crônica multifatorial, caracterizada por níveis pressóricos aumentados e sustentados (PAS ≥ 140 mmHg e/ou PAD ≥ 90 mmHg) que ocasionam alterações estruturais e funcionais em órgãos alvos (coração, encéfalo, rins e vasos sanguíneos), além de alterações metabólicas, levando ao aumento do risco de eventos cardiovasculares fatais e não fatais.[4]

A pressão arterial (PA) aumenta linearmente com a idade, o que torna o idoso mais suscetível ao desenvolvimento de HAS. Isso porque o processo de envelhecimento ocasiona alterações estruturais e funcionais cardiovasculares, como redução de elasticidade e complacência vascular, menor capacidade de vasodilatação, menor sensibilidade a mudanças de volume, lentificação do relaxamento ventricular, maior trabalho cardíaco, perda de miócitos e hipertrofia compensatória, promovendo o aumento da pressão arterial sistólica e a diminuição da diastólica, o que torna a Hipertensão Sistólica Isolada uma condição comum nos idosos.[5]

Além da hipertensão primária ou essencial que é maior nos idosos, outras condições ou patologias como doenças renais, doenças da tireoide, fármacos (como anti-inflamatórios, corticosteroides, antidepressivos), ingestão excessiva de álcool e Síndrome da Apneia do Sono podem causar ou agravar a hipertensão arterial no idoso (Hipertensão Secundária).[5]

Quanto maior a idade, maior o número de medicações usadas pelo idoso, a chamada polifarmácia, que se associa a maiores chances de eventos adversos, interações medicamentosas e má adesão ao tratamento. A equipe que acompanha o idoso deve ter atenção ao uso de fármacos que podem elevar a PA, e tentar otimizar a prescrição medicamentosa, facilitando a tomada das medicações e a adesão ao tratamento, além de incentivar as modificações de estilo de vida.[4]

Em relação ao tratamento não farmacológico, o acompanhamento periódico por uma equipe multiprofissional é fundamental para aumentar a adesão, pois modificar hábitos de décadas, não é uma tarefa fácil para o idoso, por isso o vínculo entre a equipe e paciente/familiares é essencial para o desenvolvimento de atividades de educação continuada que possam auxiliar no manejo da doença e na qualidade de vida.

As recomendações abaixo, associadas à redução da ingestão de sódio, são mais específicas para o tratamento da HAS. E ao final do capítulo encontram-se as principais recomendações para o tratamento não farmacológico das DCV.

a. **Aumento na ingestão de potássio:** o potássio reduz a PA por aumento da natriurese, redução da secreção de renina e aumento das prostaglandinas. A ingestão de potássio pode ser aumentada pelo consumo de leguminosas (feijão, lentilha, grão de bico),

Capítulo 15 Doenças Cardiovasculares

frutas, verduras e legumes, consumidos preferencialmente crus. Alguns alimentos ricos em potássio: banana nanica e prata, mamão, goiaba, uva, tomate, laranja pera, frutas secas, entre outros.[4]

b. **Padrão alimentar saudável:** uma alimentação variada, rica em frutas, verduras, legumes, cereais integrais, leguminosas (fontes de fibras, vitaminas e minerais, como potássio), leite e derivados desnatados (fontes de cálcio e magnésio), carnes magras, peixes, oleaginosas e azeite de oliva (fontes de gorduras insaturadas), pode reduzir significativamente os níveis pressóricos. Os benefícios são ainda maiores quando associados a redução de ingestão de sódio. Neste contexto, destacam-se as dietas DASH, Mediterrânea e Vegetariana, padrões alimentares recomendados para a prevenção e tratamento da HAS.[4] A Tabela 15.1 traz as recomendações do padrão alimentar DASH. O acompanhamento nutricional é fundamental para garantir uma alimentação balanceada que auxilia na prevenção e controle da HAS, além de evitar as carências nutricionais no idoso.

Tabela 15.1. Como recomendar uma dieta ao estilo DASH

Escolher alimentos pobres em gordura saturada, colesterol e gordura total. Exemplo: carne vermelha magra, aves e peixes, utilizando-os em pequena quantidade.
Consumir muitas frutas, verduras e legumes, aproximadamente 8 a 10 porções ao dia (1 porção é igual a uma concha média).
Incluir 2 ou 3 porções de laticínios desnatados ou semidesnatados ao dia.
Preferir alimentos integrais, como pães, cereais e massas integrais ou de trigo integral.
Comer oleaginosas (castanhas), sementes e grãos, de 4 a 5 porções por semana (1 porção é igual a 1/3 de xícara ou 40 g de castanhas, 2 colheres de sopa ou 14 g de sementes, ou ½ xícara de feijões ou ervilhas cozidas e secas).
Reduzir o consumo de gorduras. Utilizar margarina light ou óleos insaturados (azeite, soja, milho, canola).
Evitar a adição de sal nos alimentos. Evitar molhos e caldos prontos, além de produtos industrializados.
Diminuir ou evitar o consumo de doces e bebidas com açúcar.

Fonte: VI DIRETRIZ HAS, 2010.[6]

■ Dislipidemias

As dislipidemias podem se apresentar como hipolipidemia, níveis baixos de lipídios no sangue, ou hiperlipidemia caracterizada pela elevação dos lipídios no sangue. As hiperlipidemias, estão associadas ao desenvolvimento de aterosclerose, sendo consideradas um importante fator de risco cardiovascular, principalmente o aumento dos níveis de LDL-c (Lipoproteína de Baixa Densidade).[7] Por outro lado, níveis baixos de colesterol total (< 160 mg/dL) podem ser utilizados como um indicador do estado nutricional, associando-se a desnutrição em idosos.[8]

A aterosclerose é uma doença de caráter inflamatório, crônica e multifatorial.[9] O processo de formação da placa aterosclerótica, inicia-se com disfunção endotelial, decorrente da redução da produção e/ou disponibilidade de óxido nítrico (NO), associado à um desequilíbrio entre vasodilatação e vasoconstrição endotelial. Paralelo a esse processo, há elevação da permeabilidade endotelial às partículas de LDL-c, que ficam retidas no espaço subendotelial e sofrem oxidação ou glicação, desencadeando uma resposta inflamatória com adesão de linfócitos e monócitos que se diferenciam em macrófagos.[10] Os lipídios associados aos macrófagos geram as células espumosas que dão continuidade à progressão da placa aterosclerótica através da secreção de citocinas, propagando o processo inflamatório. A ruptura da placa aterosclerótica expõe todo o conteúdo inflamatório na corrente sanguínea, o que pode gerar ativação plaquetária e formação de trombo, culminando em eventos como, Infarto Agudo do Miocárdio (IAM) ou Acidente Vascular Cerebral (AVC).[9]

De acordo com a etiologia, as dislipidemias, podem ser classificadas em:

- *Primárias:* distúrbio lipídico de origem genética.
- *Secundárias:* decorrentes de um estilo de vida inadequado, como por exemplo má alimentação ou sedentarismo, condições mórbidas ou uso de medicamentos.

Conforme a fração lipídica alterada nos exames laboratoriais, a dislipidemia pode ser definida, como:

- *Hipercolesterolemia isolada*: aumento isolado do LDL-c ($\geq$ 160 mg/dL).
- *Hipertrigliceridemia isolada:* aumento isolado dos triglicérides (TG) ($\geq$ 150 mg/dL).
- *Hiperlipidemia mista:* elevação do LDL-c ($\geq$ 160 mg/dL) e dos TG ($\geq$ 175 mg/dL se a coleta de sanguínea for realizada em jejum).
- *HDL-c (Lipoproteína de alta densidade) baixa:* quando essa fração do colesterol está reduzida (homens < 40 mg/dL e mulheres < 50 mg/dL) isoladamente ou associada ao aumento de LDL-c ou TG.[9]

Em idosos, as dislipidemias são frequentes, sobretudo nas mulheres, pois os níveis de LDL-c podem aumentar, principalmente após a menopausa, devido à redução hormonal, que ocasiona alterações metabólicas. As dislipidemias primárias são mais raras nos idosos, enquanto as dislipidemias secundárias são mais comuns.[5]

A escolha da medicação para o tratamento depende do tipo de dislipidemia. Na hipercolesterolemia isolada, as estatinas são a primeira escolha (Sinvastatina, Atorvastatina, Rosuvastatina), sendo bem toleradas pelos idosos. Quando os níveis de LDL-c não baixam, mesmo com o uso de doses máximas de medicação, é possível associar outros fármacos, como a Ezetimiba. Para o tratamento de hipertrigliceridemia, a classe dos fibratos é a mais empregada (desde que não haja calculose biliar e insuficiência renal). Na dislipidemia mista, pode-se associar estatina e fibrato. No contexto das dislipidemias secundárias, é essencial o tratamento da doença desencadeante e a retirada ou substituição de medicamentos que estimulam aumento dos lipídios sanguíneos.[11]

Em relação à Terapia Nutricional nas Dislipidemias, o tipo de ácido graxo consumido através da alimentação pode influenciar nos níveis séricos de colesterol e TG.

Os ácidos graxos são classificados em: **saturados**, presentes na alimentação principalmente como láurico, mirístico, palmítico e esteárico; **monoinsaturados**, cujo o mais frequente na alimentação é o oleico, ômega-9; os **poli-insaturados**, destacando os ômega-3

(Eicosapentaenóico – EPA, Docosahexaenóico – DHA e alfa-linolênico – ALA) e ômega-6 (linoleico). Há também o ácido graxo **trans**, cuja a principal fonte na dieta é o ácido elaídico.[9,10]

Os ácidos graxos saturados (AG saturados) exercem importantes funções biológicas, contudo, o alto consumo está associado a efeitos metabólicos e cardiovasculares deletérios, devido ao efeito pró-inflamatório e elevação do colesterol plasmático. A recomendação de ingestão é < 10% do valor calórico total de AG saturados para indivíduos saudáveis e < 7% para indivíduos com risco cardiovascular. A substituição de AG Saturado por carboidratos simples, também aumenta o risco cardiovascular, enquanto a substituição de AG saturados, por carboidratos complexos e ácidos graxos poli-insaturados reduz o risco cardiovascular.[9,10]

Além da gordura saturada, a gordura *trans* da dieta também se associa ao aumento do risco cardiovascular, pois favorece o aumento dos níveis de LDL-c e ainda ocasiona um malefício adicional, reduzindo os níveis de HDL-c. As principais fontes de gordura *trans* são gorduras vegetais produzidas industrialmente, a partir do processo de hidrogenação parcial dos óleos vegetais, utilizadas na fabricação de alimentos, como: bolos e pães industrializados, sorvetes, chocolates, bolachas e margarinas.[9,10]

Dos ácidos graxos monoinsaturados (AG Monoinsaturados), o ácido oleico representa cerca de 90% do encontrado nos alimentos. Os principais óleos fonte são os de canola e oliva, além de oleaginosas, como macadâmia, avelã, castanha-de-caju, pistache, amêndoas e amendoim. Carne bovina, de frango e suína, são relevantes fontes de gordura monoinsaturada, todavia, deve-se lembrar que também possuem elevado teor de gordura saturada e colesterol.

Os ácidos graxos ômega-6 (Linoleico), encontrados nos óleos vegetais (soja, milho, girassol), nozes e castanhas podem substituir 5 a 10% dos AG saturados ou carboidratos simples e contribuir com a redução da DCV. O ácido Linoleico é considerado um ácido graxo essencial, porém não é necessária a suplementação, já que o consumo moderado de óleo de soja ou canola, cerca de 15 mL/dia, é capaz de suprir as necessidades nutricionais.[10]

Em relação aos ácidos graxos ômega-3 (Linolênico), os principais representantes são o ALA (Alfa-Linolênico) de origem vegetal (soja, canola, linhaça e chia), EPA (Eicosapentaenoico) e DHA (Docosahexaenoico) de origem marinha, que tem como alimentos fonte peixes e o óleo de Kril (crustáceo semelhante ao camarão). Eles exercem benefícios na prevenção de DCV, efeito que pode ocorrer devido à estabilização da placa aterosclerótica, pela redução de marcadores inflamatórios, redução da agregação plaquetária, melhora da função endotelial, melhora da pressão arterial e redução da trigliceridemia.[9,10]

Já o colesterol alimentar, presente exclusivamente em alimentos de origem animal, tem menor influência sobre os níveis plasmáticos de colesterol, quando comparado ao consumo de AG saturados, e pouca influência na mortalidade cardiovascular.[10]

Na hipertrigliceridemia, a composição da dieta altera consideravelmente os níveis de TG, contudo, a recomendação do consumo de gorduras depende do tipo de hipertrigliceridemia. Em casos graves recomenda-se consumo de gordura < 10% do valor calórico total. Na hipertrigliceridemia moderada recomenda-se ingestão de 25% a 35% de gordura da dieta. Já na hipertrigliceridemia secundária, mantém-se a oferta de 25%

a 35% do valor energético total proveniente das gorduras, e recomenda-se a adequação do consumo dos tipos de carboidrato, enfatizando a restrição de açúcares simples.[9]

Além da escolha do tipo de gordura (ácido graxo) consumido, outros componentes alimentares podem ajudar no manejo das DLP:

a. **Fibras solúveis:** essas fibras têm capacidade de absorver água e formar um gel, quanto mais viscosa a fibra, maior o efeito na redução da colesterolemia, pois se ligam aos ácidos biliares no intestino, reduzindo a reabsorção entero-hepática do colesterol. Além disso, as fibras solúveis sofrem fermentação pelas bactérias intestinais, gerando ácidos graxos de cadeia curta, que também impactam na redução do colesterol. As fibras insolúveis, embora importantes, não agem na redução do colesterol e risco cardiovascular. As betaglucanas encontradas na aveia, são uma das principais fibras solúveis que agem na redução do colesterol. O consumo recomendado é de 3 g de betaglucanas (40 g de farelo ou 60 g de farinha de aveia). A ingestão recomendada de fibras totais é de 25 g ao dia.[9]

b. **Proteína de soja:** o consumo diário de duas porções de alimentos fonte de proteína de soja por dia (proteína texturizada, extrato, farinha, grãos) que forneçam de 15 g a 30 g de proteína, está associado à redução dos níveis de LDL-c e TG, e aumento do HDL-c.[9]

c. **Fitosteróis:** são esteroides de origem vegetal encontrados em óleos, grãos, cereais e vegetais, que reduzem a absorção de colesterol, pois competem pelos sítios de absorção. O consumo reduz os níveis do LDL-c e quando associados às estatinas tem efeito superior ao dobro da dose da medicação. São indicados para pacientes com risco cardiovascular baixo ou intermediário, que não são elegíveis à terapia medicamentosa; como adjuvante ao tratamento de pacientes com dificuldade de atingir às metas de LDL-c somente com estatinas; pacientes intolerantes à medicação e adultos ou crianças a partir dos 5 anos com hipercolesterolemia familiar. A quantidade de fitoesteróis recomendada pela Sociedade Brasileira de Cardiologia é de 1,2 g a 1,5 g/dia, que pode ser obtida pelo consumo de creme vegetal enriquecido ou cápsulas.[9]

d. **Ômega-3:** nos padrões alimentares saudáveis, recomenda-se a inclusão de peixes ricos em ômega-3 (salmão, arenque, atum, sardinha, truta, cavala) no mínimo 2 vezes por semana. Estudos não comprovam o benefício da suplementação de EPA e DHA na redução de eventos cardiovasculares. Em casos de hipertrigliceridemia grave refratária ($\geq$ 500 mg/dL), na vigência do risco de pancreatite, a suplementação de ômega-3 (EPA e DHA) na dose de 2 g a 4 g/dia, pode reduzir o TG entre 25% a 30%).[9]

Outras medidas não farmacológicas para manejo das DLP serão descritas em detalhes ao final do capítulo.

■ Síndrome Coronariana Aguda (SCA)

A SCA, também conhecida como Infarto Agudo do Miocárdio (IAM), pode ser definida como uma manifestação clínica compatível com isquemia miocárdica (diminuição da passagem de sangue nas artérias coronárias).[12]

A fisiopatologia da SCA ocorre pela oclusão total de uma artéria coronariana por uma placa aterosclerótica, processo mais comum em idosos, ou pela instabilização da placa, ocasionando erosão ou ruptura e subsequente formação de trombo oclusivo ou suboclusivo.[13]

Os idosos com SCA possuem perfil de risco diferenciado, já que apresentam maior incidência da doença e pior prognóstico em relação aos mais jovens, devido à maior prevalência de fatores como: HAS, *Diabetes mellitus* (DM), IAM prévio, angina, doença vascular periférica, Acidente Vascular Encefálico (AVE), doença multiarterial e Insuficiência Cardíaca (IC). Além de geralmente procurarem atendimento médico tardiamente.[13]

A dor torácica típica é o principal sintoma da doença coronariana aguda, sobretudo a dor em opressão, que irradia para o braço esquerdo, direito ou mandíbula.[14] Porém, os idosos ao invés da dor típica, geralmente apresentam os chamados "equivalentes isquêmicos": dispneia, mal-estar, confusão mental, síncope, edema pulmonar[13] ou desconforto gastrointestinal.[11]

O cateterismo cardíaco (CATE), é considerado o "padrão-ouro" para a avaliação da SCA e está indicado aos pacientes com características clínicas e testes não-invasivos que demonstrem alto risco de coronariopatia grave ou até mesmo morte. Entretanto, apesar de ser um procedimento seguro, deve-se levar em consideração o risco de AVE, sangramento e nefropatia por contraste.[11]

As lesões ateroscleróticas, dependendo do grau de estenose e dos sintomas apresentados, podem ser tratadas por angioplastia percutânea primária, com ou sem colocação de *stent*, com o objetivo de restabelecer a perfusão mecanicamente. A Cirurgia de Revascularização do Miocárdio (CRM) é indicada quando há contraindicação ou falha terapêutica na trombólise ou angioplastia, isquemia recorrente, choque cardiogênico e alterações mecânicas do infarto.[13]

Estudo realizado em um hospital cardiológico, verificou que idosos com baixo Índice de Massa Corporal (IMC), apresentaram mais complicações no pós-cirúrgico de CRM, além de maior tempo de Circulação Extracorpórea (CEC) no intraoperatório, maiores taxas de disfunção renal e óbito pós cirúrgico. Idosos obesos apresentaram alta incidência de disfunção renal no pós operatório, entretanto, quando relacionada ao aumento da sobrevida nestes pacientes submetidos a CRM, a obesidade pareceu ser um fator protetor[14], embora também tenha sido apontada como fator de risco para deiscência de ferida operatória esternal.[15]

Portanto, no período pré-operatório é de suma importância realizar a triagem de risco nutricional, através de instrumentos validados para interferir precocemente e melhorar os desfechos pós operatório.[16]

A terapia medicamentosa é parte importante do tratamento da SCA. Mesmo os pacientes submetidos aos procedimentos percutâneos ou cirurgia, devem fazer uso de várias medicações, entre elas: Ácido Acetilsalicílico (AAS), Antiagregantes Plaquetários Orais (Clopidogrel, Prasugrel ou Ticagrelor), Anticoagulantes Orais (Varfarina, Apixabana, Rivaroxabana, Edoxabana ou Dabigratana), Betabloqueadores (Metoprolol, Atenolol, Carvedilol ou Propranolol), Hipolipemiantes (Sinvastatina, Atorvastatina ou Rosuvastatina), Inibidores da Enzima Conversora de Angiotensina "IECA" (Captopril ou Enalapril).[13,17] Pacientes idosos acima de 75 anos, frequentemente não são elegíveis à terapêutica com betabloqueador, AAS, anticoagulante e hipolipemiante.[13]

Além da terapia medicamentosa, as modificações de estilo de vida são fundamentais no tratamento e devem ser encorajadas nos pacientes idosos, destacam-se entre as medidas: cessação do tabagismo, incentivo à atividade física, perda de peso redução do consumo de álcool, redução da ingestão de sódio, gorduras saturadas, *trans* e açúcar refinado, aumento do consumo de alimentos *in natura*. As medidas não farmacológicas para as DCV estão detalhadas ao final do capítulo.

■ Insuficiência cardíaca

Insuficiência cardíaca (IC) é uma síndrome clínica complexa, na qual o coração é incapaz de bombear sangue de forma a atender às necessidades metabólicas e tissulares, ou pode fazê-lo somente com elevadas pressões de enchimento. Pode ser causada por alterações estruturais ou funcionais do coração, que levam a perda de força e contratilidade do miocárdio, ocasionando sinais e sintomas de baixo débito e/ou congestão.[18]

As causas mais comuns de IC nos idosos são doença aterosclerótica coronariana e/ou HAS. Outras causas: cardiopatia valvar, miocardiopatia chagásica, miocardiopatia hipertrófica, infecção, álcool, arritmias, miocardiopatias infiltrativas, miocardiopatia dilatada idiopática e endocrinopatias. Pacientes idosos internados por IC, apresentam maior tempo de hospitalização, maior número de readmissões hospitalares e maior mortalidade quando comparados a pacientes adultos.[5]

O processo de envelhecimento ocasiona alterações estruturais e funcionais cardiovasculares como: redução da elasticidade e complacência da aorta e de grandes artérias, hipertrofia miocárdica, fibrose intersticial, que tornam os idosos mais suscetíveis ao desenvolvimento de IC. Essas alterações, somadas a múltiplas comorbidades, redução da atividade física e capacidade funcional, podem dificultar a interpretação dos sintomas e sinais clínicos típicos de IC (fadiga, cansaço, dispneia e baixa tolerância aos esforços), tornando o diagnóstico mais difícil nesta população. Além disso, os idosos podem apresentar sintomas e sinais atípicos como sonolência, confusão mental, náuseas, dores abdominais, perda do apetite, insônia e *delirium*.[5]

O tratamento farmacológico da IC tem como objetivo a redução da mortalidade e episódios de internação por descompensação, contribuindo para controle dos sintomas e melhora da qualidade de vida do paciente. Entre os fármacos utilizados no tratamento da IC estão: diuréticos, IECA, BRA, betabloqueadores (BB), antagonistas da aldosterona, digitálicos e ACO. Atenção deve ser dada aos idosos sob polifarmácia.[5] Alguns destes fármacos podem interferir na nutrição do idoso, como mostra a Tabela 15.2.

As recomendações nutricionais específicas para o tratamento da IC são descritas a seguir:

a. Restrição hídrica: não há grandes estudos avaliando o efeito da restrição hídrica em pacientes com IC. Na prática clínica a restrição hídrica de 800 a 1.200 mL é prescrita para pacientes hospitalizados com sintomas de congestão, presença de hiponatremia e oligúria, devendo-se orientar o paciente sobre o controle da ingestão de líquidos, que incluem água de hidratação e para medicação, líquidos das refeições (leite, café, chás, sucos, caldos, sopas, gelatina etc.) e até frutas mais suculentas. Durante a internação, o tratamento com diuréticos em altas doses pode levar o paciente a piora da função renal e desidratação, sendo necessário suspender a restrição e aumentar

Capítulo 15 Doenças Cardiovasculares

Tabela 15.2. Fármacos usacos na IC que podem interferir na nutrição do idoso

a. Digitálicos: a intoxicação digitálica ocasiona alterações no trato gastrointestinal (inapetência, náuseas e vômitos) e no sistema nervoso central (sonolência, confusão, letargia), que podem levar à inanição, desidratação e distúrbios eletrolíticos.

b. Diuréticos: depletores de potássio (tiazídicos e de alça), associados à ingestão dietética reduzida e menor absorção intestinal provocam hipocalemia; os poupadores de potássio (espironolactona, amilorida, triantereno) podem provocar hipercalemia, especialmente na presença de insuficiência renal e/ou em associação com IECA ou Bloqueadores dos Receptores da Angiotensina (BRA). Podem ocasionar também hiponatremia e hipomagnesemia.

c. Anticoagulantes orais (ACO): variação no consumo de vitamina K dos alimentos pode interferir na ação da varfarina, aumentando risco de sangramento ou trombos. Deve-se orientar o consumo regular dos alimentos fonte, evitando alterações bruscas na dieta.

Fonte: adaptada da DIRETRIZ DE CARDIOGERIATRIA, 2010.[5]

a oferta de líquidos nestes casos. Na alta hospitalar é importante orientar o paciente e familiares sobre a importância desta prática, ensinando-os a contabilizar os líquidos consumidos e estratégias para amenizar a sensação de sede.[18]

b. Caquexia Cardíaca: embora a obesidade seja fator de risco para as doenças cardiovasculares, pacientes com IC que apresentam sobrepeso e obesidade leve, tem menores taxas de mortalidade e hospitalizações do que aqueles eutróficos ou baixo peso, é o chamado "paradoxo da obesidade". A taxa de mortalidade volta a aumentar em indivíduos mais obesos (IMC acima de 35 kg/m²). A IC é uma doença catabólica, quanto maior o tempo de diagnóstico, maior a depleção do estado nutricional e das reservas musculares, por isso atenção especial deve ser dada ao risco de Caquexia Cardíaca, principalmente nos idosos, pois a perda de massa muscular é o componente principal desta síndrome. A Caquexia pode ser definida como uma perda de peso não edematoso involuntária, $\geq 6\%$ do peso corporal nos últimos 6 a 12 meses, que ocorre em cerca de 5 a 15% dos pacientes com IC, principalmente naqueles com fração de ejeção reduzida e em estado de doença mais avançado. Está associada a sintomas mais intensos, redução da capacidade funcional, hospitalizações mais frequentes e menor sobrevida. A reversibilidade da Caquexia é assunto controverso na literatura, os tratamentos potenciais poderiam incluir estimulantes de apetite, exercícios resistidos e hormônios anabolizantes em combinação com a utilização de suplementos nutricionais, mas nenhuma destas estratégias tem eficácia comprovada, por isso, os esforços da equipe devem girar em torno da preservação do estado nutricional dos pacientes, logo que a IC seja diagnosticada.[18]

Embora a prescrição da dieta para pacientes com IC, enfatize quase sempre a restrição hidrossalina, outros fatores relacionados a patologia devem ser levados em consideração na Terapia Nutricional, como:

1. **Doença renal:** a hipoperfusão renal, ocasionada pelo baixo débito cardíaco, pode justificar a lesão, e consequente doença renal nos pacientes com IC. A coexistência de IC e Insuficiência Renal Crônica (IRC), chamada de Síndrome Cardiorrenal, agrava o prognóstico. Com a piora da função renal e redução da taxa de filtração glomerular,

podem ser necessários ajustes na dieta, em relação a proteínas, potássio e fósforo, além da rotineira restrição de sódio e líquidos.[18]

2. **Anemia:** as causas mais comuns de anemia nos pacientes com IC são anemia da doença crônica, anemia por deficiência de ferro, anemia dilucional e anemia secundária à insuficiência renal. A presença de anemia se relaciona a pior um prognóstico destes pacientes. Mesmo sem anemia, a deficiência de ferro está presente em metade dos pacientes com IC e também está associada a pior prognóstico. A reposição de ferro por via intravenosa mostrou-se eficaz em aumentar a capacidade funcional, melhorar a qualidade de vida e reduzir as hospitalizações. A reposição oral, mesmo com doses altas, não parece ser eficaz.[18]

3. **Fibrilação Atrial (FA):** a FA é uma arritmia comum nos pacientes com IC e aumenta o risco de eventos tromboembólicos, desta forma, a maioria destes pacientes tem indicação de anticoagulação oral crônica. O anticoagulante mais utilizado na prática clínica é a Varfarina, um antagonista da vitamina K, por isso, durante muito tempo foi prescrita a restrição de alimentos fonte de vitamina K (vegetais verde-escuros e folhosos como: espinafre, couve, agrião, mostarda, brócolis; fígado – boi, frango e porco; gorduras – margarina e óleos vegetais) a pacientes em uso deste fármaco, mas atualmente, a recomendação é o consumo regular (quantidade e frequência) dos alimentos contendo tal vitamina. Os anticoagulantes de ação direta "ACOD" (Rivaroxabana, Apixabana, Edoxabana e Dabigatrana) que não interagem com a vitamina K, estão disponíveis e podem ser uma boa opção neste cenário (exceto para pacientes com próteses mecânicas valvares e com estenose mitral reumática).[18,19]

É de extrema importância que os pacientes com IC e seus familiares sejam acompanhados por uma equipe multiprofissional, participando de programas de educação continuada para que entendam a gravidade da doença, saibam identificar seus sinais e sintomas, sobretudo os episódios de descompensação, favorecendo o autocuidado e maior adesão às orientações farmacológicas e não farmacológicas.

■ Valvulopatias

As doenças valvares representam uma significativa parcela das internações por DCV no Brasil, principalmente na população idosa. Disfunções valvares adquirem grande importância nos idosos por representarem mecanismos de sobrecarga de pressão ou volume nas câmaras esquerdas, levando ao aparecimento de sintomas de IC e em casos de cardiopatias preexistentes, determinam o seu agravamento, aumentando o risco de óbito.[20]

As alterações valvares podem ser divididas em insuficiência e estenose. Na insuficiência, os folhetos valvulares perdem a capacidade de ocluir a passagem entre câmaras e ocorre regurgitamento de sangue, enquanto na estenose as válvulas não se abrem corretamente, provocando uma redução do volume de sangue ejetado para o segmento cardíaco adjacente.[20,21]

Os sintomas dependem da válvula acometida e do grau de comprometimento da mesma, mas em geral, os portadores de doenças valvares apresentam: palpitações, rouquidão (síndrome de Ortner), dor torácica anginosa ao esforço e até síncope. Todas as

Capítulo 15 Doenças Cardiovasculares

valvulopatias podem evoluir com sintomas de IC como dispneia aos esforços, ortopneia, dispneia paroxística noturna, tosse, chiado, hemoptise, edema periférico e fadiga.[20,21]

Entre as doenças valvares degenerativas não reumáticas, a estenose aórtica (EAO) é a mais prevalente entre idosos, atingindo de 3% a 5% daqueles com mais de 75 anos, associando-se a aumento de morbidade e mortalidade. A doença aórtica senil, está relacionada a fatores de risco clássicos para aterosclerose, como dislipidemias, HAS, tabagismo e sedentarismo.[22,23]

O tratamento para pacientes com estenose aórtica é a substituição cirúrgica da válvula, com o objetivo de aliviar sintomas e aumentar a sobrevida. Porém, o risco cirúrgico aumenta com a idade e a associação de comorbidades, o que faz que a cirurgia seja contraindicada para grande parte dos pacientes mais idosos. A substituição da válvula aórtica por cateter, através de abordagem percutânea ou transventricular (transapical) seria uma boa opção terapêutica para idosos com grande risco cirúrgico.[22]

Além das várias comorbidades e da idade avançada, o estado nutricional do idoso também pode impactar no aumento do risco cirúrgico. Em pacientes com valvulopatias, a desnutrição e perda de massa muscular, contribuem para o aumento do tempo de internação no pós-operatório, maior tempo de ventilação mecânica e mortalidade. A desnutrição e depleção da massa magra comprometem também a musculatura cardíaca, piorando a função do miocárdio. É fundamental que pacientes desnutridos ou em risco nutricional, sejam identificados no início da internação ou ainda no acompanhamento ambulatorial pré-cirúrgico para que possa ser instituída uma terapia nutricional precoce visando corrigir as alterações nutricionais e melhorar o prognóstico do paciente, reduzindo assim os custos hospitalares e a mortalidade no período perioperatório.[24]

Nestes pacientes a avaliação nutricional deve ser abrangente incluindo a história alimentar, exame físico, medidas antropométricas como dobra cutânea tricptal, circunferência de braço e de panturrilha e exames laboratoriais como dosagem de transferrina e albumina. Um IMC menor que 20 kg/m² e valores de albumina menores que 2,5 g/dL estão associados ao aumento da taxa de mortalidade após a cirurgia cardíaca e podem auxiliar na identificação de pacientes com alto risco de complicações pós-cirúrgicas, como disfunção renal, complicações gastrointestinais, infecções e maior tempo de hospitalização.[24]

Em relação ao tipo de prótese a ser utilizado nas cirurgias de substituição, a decisão entre uma prótese biológica (tecido bovino ou suíno) e mecânica (material metálico) baseia-se na avaliação clínica e em fatores como idade, expectativa de vida, contraindicações ao uso de anticoagulantes orais após cirurgia. O cirurgião deve avaliar cada caso e, quando possível, decidir com o paciente.[25,26]

As doenças valvares, especialmente na presença da FA, aumentam o risco de eventos tromboembólicos, que impactam na sobrevida e qualidade de vida dos pacientes, por isso o uso de anticoagulantes deve ser prescrito, e entre eles, a Varfarina ainda é o mais utilizado, por haver mais evidências na literatura sobre o seu uso, comparado ao uso dos ACOD.

Seja no acompanhamento clínico ou no tratamento cirúrgico, melhorar o estado nutricional do idoso é fundamental para garantir um melhor prognóstico nas valvulopatias.

■ Medidas não farmacológicas no tratamento das DCV

Terapia nutricional

a. **Redução da ingestão de sódio:** Idosos geralmente apresentam diminuição da sensibilidade gustativa, por isso, deve-se evitar a restrição severa de sal, pois dietas muito hipossódicas, além de aumentar o risco de hiponatremia, podem comprometer a alimentação, levando ao risco de desnutrição. É importante orientar o idoso e familiares a identificarem o sódio nos rótulos dos produtos, a utilizar temperos naturais e técnicas dietéticas que realcem o sabor dos alimentos. O uso de sal *light* ou *salgantes* zero sódio (a base de cloreto de potássio) pode ser orientado para pacientes sem alterações renais e sem hipercalemia.[11]

O consumo excessivo de sódio, através do sal de cozinha e principalmente de alimentos industrializados/processados, é um fator de risco para elevação da PA e consequentemente para a SCA. Idosos são mais sensíveis ao sal, sendo a restrição salina mais eficaz para controle da PA nessa faixa etária. A ingestão de sódio recomendada para hipertensos e normotensos é de 2 g/dia (cerca de 5 g de sal/dia).[11,27] A redução do consumo de sódio deve ser enfatizada para a prevenção primária ou secundária do IAM. Padrões dietéticos como a dieta DASH (descrita na Tabela 15.1) e a dieta do Mediterrâneo, estão associados à redução de eventos cardiovasculares.[11,13]

Na IC, o consumo excessivo de sódio e líquidos associa-se a risco de descompensação por congestão e hospitalizações. Na prática clínica, para pacientes descompensados e sintomáticos, a recomendação é de dieta hipossódica (2 a 4 g sal/dia). Para pacientes com IC crônica e assintomáticos as recomendações giram em torno de 7 g de sal/dia. Restrições severas de sódio parecem estar associadas a efeitos deletérios, incluindo exacerbação da ativação neuro-hormonal, maior número de hospitalizações e maior mortalidade nos pacientes com IC crônica.[18]

b. **Abandono ao tabagismo:** o cigarro tem várias substâncias químicas nocivas, entre elas nicotina e alcatrão, além da fumaça produzir dióxido de carbono com efeitos vasoconstritores e oxidativos, que levam a alterações endoteliais que interferem na manutenção da pressão arterial e na integridade do endotélio. Observa-se associação entre a intensidade e duração do tabagismo com os marcadores séricos de injúria miocárdica e anormalidades na estrutura e na função cardíacas. A cessação do tabagismo traz efeitos benéficos na qualidade e expectativa de vida dos idosos. O abandono do fumo deve ser encorajado pela equipe multiprofissional e realizado com auxílio médico e orientação especializada, através de estratégias farmacológicas e não farmacológicas.[28]

c. **Redução do consumo de álcool:** O consumo excessivo de álcool está associado a risco de dano miocárdico e ao desenvolvimento da miocardiopatia alcoólica. Pacientes com miocardiopatia alcoólica devem ser aconselhados a se abster completamente do uso de álcool, o que pode melhorar a função ventricular. Além disso, o excesso de álcool estimula a síntese hepática de VLDL-c (lipoproteína de muito baixa densidade), levando ao aumento dos níveis séricos de triglicérides, então em casos de hipertrigliceridemias graves, o consumo de álcool também deve ser abolido. Em pacientes com outras cardiopatias (não relacionadas ao uso de álcool) deve-se orientar a redução do consumo a doses moderadas, que não devem ultrapassar 30 g de etanol/dia para homens e 15 g para homens de baixo peso e mulheres. Esse valor de etanol (30 g) depende da graduação alcoólica da bebida ingerida, mas de maneira geral corresponde a uma garrafa (600 mL) de cerveja, duas taças (250 mL) vinho ou uma dose (60 mL) de destilado (uísque, vodca, aguardente). O consumo de bebida alcoólica não deve ser encorajado pela equipe, mas se o idoso já tem o hábito do consumo em doses controladas, não apresenta outras patologias ou questões sociais ligadas ao álcool e não interrompe a medicação para consumir bebidas (um dos principais motivos de descontinuidade do tratamento farmacológico), não há necessidade de restrição total do consumo.[4,29]

d. Prática de atividade física: o exercício regular, aeróbico e resistido pode reduzir a PA, por diminuição da atividade simpática e vasodilatação sustentada após exercício, além de auxiliar na redução dos níveis plasmáticos de triglicérides e no aumento dos níveis de HDL-c. Recomenda-se avaliação médica prévia para iniciar a prática de atividade física, lembrando que as atividades escolhidas devem ser adaptadas às condições físicas do idoso e proporcionar além de melhora de funcionalidade e capacidade física, redução do estresse e interação social, podendo optar-se por atividades como caminhadas, natação, hidroginástica, com duração de 30 a 60 minutos, 5 vezes por semana.[4,9]

e. Controle do peso corporal: para pacientes com sobrepeso ou obesidade, a redução do peso corporal reduz a expansão do volume plasmático, a resistência à insulina, o estímulo ao sistema nervoso simpático e ao sistema renina-angiotensina-aldosterona. A perda ponderal é a medida não farmacológica mais efetiva no controle da PA, porém, em idosos, frágeis ou sarcopênicos, a redução do peso sem exercício físico e o consumo inadequado de proteínas pode reduzir a massa muscular e piorar a funcionalidade.[4,5]

Nos pacientes com IC, o controle do peso corporal relaciona-se de forma aguda ao repentino ganho ponderal pela retenção hídrica, observada pelo aparecimento de edemas que devem ser identificados pelo paciente como sinais de descompensação da doença, e de forma crônica a perda ponderal, principalmente depleção de massa magra que ocorre com o avançar da injúria cardíaca.

O excesso de gordura intra-abdominal (obesidade central), está associado à resistência à insulina, elevação da PA, diminuição do HDL-c, elevação dos TG, efeitos inflamatórios e trombóticos, o que eleva o risco de aterosclerose e consequentemente IAM, além disso há correlação direta entre o aumento do peso e a calcificação das artérias coronárias.[13] Em pacientes com hipertrigliceridemia, as modificações da dieta podem reduzir o peso e consequentemente cerca de 20% da concentração de TG.[9]

A perda de peso deve ser obtida de maneira gradual e baseada numa alimentação saudável e variada, a fim de evitar deficiências nutricionais no idoso, bem como a perda de massa muscular. A restrição calórica deve ser ajustada para uma perda de 7% a 10% do peso corporal de 6 a 12 meses.[9]

■ Considerações finais

As DCV são responsáveis por grande parte da mortalidade, morbidade e perda de qualidade de vida entre os idosos. A alimentação inadequada, com grande consumo de alimentos industrializados/processados ricos em sódio, gordura saturada, gordura trans e açúcares simples, é um dos principais fatores de risco para essas patologias. A prevenção e tratamento dessas doenças deve se basear em modificações do estilo de vida, incluindo a adoção de hábitos alimentares saudáveis, através de orientações que possibilitem ao paciente autonomia nas suas escolhas, preconizando a substituição dos produtos processados por alimentos *in natura* ou minimamente processados, ricos em fibras, vitaminas, minerais, gorduras insaturadas e compostos bioativos. Reduzir o consumo de alimentos industrializados e aumentar o consumo de frutas, verduras e legumes, é um dos principais pilares da orientação nutricional na prevenção e tratamento das doenças crônicas.

■ Tópicos relevantes abordados no capítulo

- Acidente vascular cerebral.
- Ácidos graxos.
- Ácidos graxos monoinsaturados.
- Ácidos graxos poli-insaturados.
- Ácidos graxos saturados.
- Ácidos graxos *trans*.
- Álcool.
- Anticoagulante.
- Aterosclerose.
- Atividade física.
- Avaliação nutricional.
- Caquexia cardíaca.
- Colesterol.
- Cateterismo cardíaco.
- Cirurgia de revascularização do miocárdio.
- Dieta DASH.
- Dislipidemias.
- Doenças cardiovasculares.
- Doenças valvares.
- Doença renal.
- Estenose aórtica.
- Fibras solúveis.
- Fibrilação atrial.
- Fitosteróis.
- HDL-c.
- Hipertensão arterial sistêmica.
- Hipertrigliceridemia.
- LDL-c.
- Índice de massa corporal.
- Infarto agudo do miocárdio.
- Insuficiência cardíaca.
- Ômega-3.
- Ômega-6.

- Ômega-9.
- Potássio.
- Restrição hídrica.
- Risco nutricional.
- Síndrome coronariana aguda.
- Sódio.
- Tabagismo.
- Triglicérides.
- Valvulopatias.
- Vitamina K.

Referências bibliográficas

1. Wajngarten M, Rodrigues AG. Coração no idoso. In: Antônio Carlos Lopes. (Org.). Sistema de Educação Médica Continuada à Distância – PROCLIM – Programa de Atualização em Clínica Médica. 1 ed. Porto Alegre: Artmed/Panamericana Editora, 2008, v. 2, p. 9-46.
2. Zaslavsky C, Gus I. Idoso. Doença Cardíaca e Comorbidades. Arq Bras Cardiol 2002; 79: 635-9.
3. Rossetto C, Soares JV, Brandão ML, Rosa NG, Rosset I. Causas de internação hospitalar e óbito em idosos brasileiros entre 2005 e 2015. Rev Gaúcha Enferm. 2019;40:e20190201. doi: https://doi.org/10.1590/1983-1447.2019.20190201.
4. Barroso WKS, Rodrigues CIS, Bortolotto LA, Mota-Gomes MA, Brandão AA, Feitosa ADM, et al. Diretrizes Brasileiras de Hipertensão Arterial –2020. Arq Bras Cardiol. 2020; [online].ahead print, PP.0-0. Disponível em http://abccardiol.org/article/diretrizes-brasileiras-de-hipertensao-arterial-2020/
5. Gravina CF, Rosa RF, Franken RA, Freitas EV, Liberman A, et al. Sociedade Brasileira de Cardiologia. II Diretrizes Brasileiras em Cardiogeriatria. Arq Bras Cardiol 2010; 95(3 supl.2): 1-112. Disponível em http://publicacoes.cardiol.br/consenso/2010/Diretriz_Cardiogeriatria.pdf.
6. Sociedade Brasileira de Cardiologia/Sociedade Brasileira de Hipertensão/Sociedade Brasileira de Nefrologia. VI Diretrizes Brasileiras de Hipertensão. Arq Bras Cardiol 2010; 95(1 supl.1): 1-51.
7. Précoma DB, Oliveira GMM, Simão AF, Dutra OP, Coelho OR, Izar MCO, et al. Atualização da Diretriz de Prevenção e Terapêutica Cardiovascular da Sociedade Brasileira de Cardiologia – 2019. Arq Bras Cardiol. 2019; 113(4):787-891. Disponível em: https://www.scielo.br/pdf/abc/v113n4/pt_0066-782X-abc-113-04-0787.pdf
8. Sousa VMC, Guariento ME. Avaliação do idoso desnutrido. Rev Bras Clin Med, 2009;7:46-49.
9. Faludi AA, Izar MCO, Saraiva JFK, Chacra APM, Bianco HT, Afiune Neto A et al. Atualização da Diretriz Brasileira de Dislipidemias e Prevenção da Aterosclerose – 2017. Arq Bras Cardiol. 2017, 109(2 Supl 1):1-76. Disponível em: https://www.scielo.br/pdf/abc/v109n2s1/0066-782X-abc-109-02-s1-0001.pdf
10. Izar MCO, Lottenberg AM, Giraldez VZR, Santos Filho RDS, Machado RM, Bertolmi, A et al. Posicionamento sobre o Consumo de Gorduras e Saúde Cardiovascular – 2021. Arq Bras Cardiol 2021; 116(1):160-212. Disponível em: < https://www.scielo.br/pdf/abc/v116n1/0066-782X-abc-116-01-0160.pdf>
11. Feitosa-Filho GS, Peixoto JM, Pinheiro JES, Afiune Neto A, Albuquerque ALT, Cattani AC et al. Atualização das Diretrizes em Cardiogeriatria da Sociedade Brasileira de Cardiologia. Arq Bras Cardiol. 2019; 112(5):649-705.
12. Rios FR, Rosa WCM et al. Abordagem aos Pacientes com Síndromes Coronarianas Agudas – Diretrizes Clínicas – 2018. Secretaria de Estado da Saúde do Espírito Santo, 2018. Disponível em: < https://saude.es.gov.br/Media/sesa/Protocolo/S%C3%8DNDROME%20CORONARIANA%20AGUDA.pdf>
13. Nicolau JC, Feitosa-Filho G, Petriz JL, Furtado RHM, Précoma DB, Lemke W, et al. Diretrizes da Sociedade Brasileira de Cardiologia sobre Angina Instável e Infarto Agudo do Miocárdio Sem Supradesnivelamento do Segmento ST – 2021. Arq. Bras Cardiol. 2021.Disponível em: http://abccardiol.org/wp-content/uploads/2020/10/Diretrizes-da-SBC-Angina-Instavel-e-Infarto-Agudo-2021-portugues-3.x14831.pdf

14. Reis C, Barbieiro SM, Ribas L. O efeito do índice de massa corporal sobre as complicações no pós-operatório de cirurgia de revascularização do miocárdio em idosos. Rev Bras Cir Cardiovasc. 2008; 23(4):524-9.

15. Costa VEA, Ferolla SM, Reis TO, Rabello RR, Rocha EAV, Couto CMF et al. Impacto f body mass index on outcome in patients undergoing coronary artery by-pass grafting and/or valve replacement surgery. Rev Bras Cir Cardiovasc. 2015;30(3):335-42.

16. Marques LS. Estado nutricional e ingestão alimentar de pacientes submetidos a revascularização do miocárdio. 2019. [Dissertação]. São Paulo: Universidade de Vassouras; 2019.

17. Piegas LS, Timerman A, Feitosa GS, Nicolau JC, Mattos LAP, Andrade MD, et al. V Diretriz da Sociedade Brasileira de Cardiologia sobre Tratamento do Infarto Agudo do Miocárdio Com Supradesnível do Segmento ST – 2015. Arq Bras Cardiol, 2015. Disponível em: http://publicacoes.cardiol.br/2014/diretrizes/2015/02_TRATAMENTO%20DO%20IAM%20COM%20SUPRADESNIVEL%20DO%20SEGMENTO%20ST.pdf

18. Comitê Coordenador da Diretriz de Insuficiência Cardíaca. Diretriz Brasileira de Insuficiência Cardíaca Crônica e Aguda. Arq Bras Cardiol. 2018;111(3):436-539.

19. Hull RD, Garcia DA. Biologyof warfarin and modulators of INR control. Waltham (MA): UpToDate, 2016. Disponível em: <https://www.uptodate.com/contents/biology-of-warfarin-and-modulators-of-inr-control>.

20. Del Buono HC, Silingardi R, Guerra MSB, Uyeda M. Fisiologia Cardíaca, Valvulopatias e a Atuação do Nutricionista. Saúde em Foco. 2015;(7):197-202.

21. Martins Júnior L. O envelhecimento e o coração: as valvas. Rev. Fac. Ciênc. Méd. Sorocaba. 2016;18(1):58-9.

22- Tarasoutchi F, Montera MW, Grinberg M, Barbosa MR, Piñeiro DJ, Sánchez CRM, Barbosa MM et al. Diretriz Brasileira de Valvopatias – SBC 2011/I Diretriz Interamericana de Valvopatias – SIAC 2011. Arq Bras Cardiol. 2011;97(5 supl. 1): 1-67.

23. Lopes MACQ, Nascimento BR, Oliveira GMM. Tratamento da Estenose Aórtica do Idoso no Brasil: Até Quando Podemos Esperar? Arq Bras Cardiol. 2020;114(2):313-8.

24. Andrade FN, Lameu EB, Luiz RR. Musculatura Adutora do Polegar: um novo índice prognóstico em cirurgia cardíaca valvar. Revista da SOCERJ 2005:384-391.

25. Kiyose AT, Suzumura EA, Laranjeira L, Buehler AM, Espírito Santo JA, Berwanger O, Carvalho ACC, de Paola AA, Moisés VA, Cavalcanti AB. Comparação de Próteses Biológicas e Mecânicas para Cirurgia de Válvula Cardíaca: Revisão Sistemática de Estudos Controlados Randomizados. Arq Bras Cardiol. 2019;112(3):292-301.

26. Pavanello R. Terapia Anticoagulante nas Valvulopatias. Rev Soc Cardiol Estado de São Paulo 2017;27(3):228-33.

27. Appel LJ, Espeland MA, Easter L, Wilson AC,Folmar S, Lacy CR. Effects of Reduced Sodium Intake on Hypertension Control in Older Individuals Results From the Trial of Nonpharmacologic Interventions in the Elderly (TONE). Arch Intern Med. 2001;161:685-93.

28. Goulart D, Engroff P, Ely LS, Sgnaolin V, dos Santos EF, Terra NL, De Carli GA. Tabagismo em idosos. Rev Bras Geriatr Gerontol, Rio de Janeiro. 2010;13(2):313-20.

29. Kalla A, Figueredo VM. 1,2. Alcohol and cardiovascular disease in the geriatric population. Clinical Cardiology. 2017;40:444-9.

Doença Renal Crônica

Mariana Leister Rocha Innecchi
Christiane Ishikawa Ramos
Fabiana Baggio Nerbass

■ Introdução

A doença renal crônica (DRC) caracteriza-se pela redução progressiva e irreversível das funções renais. No Brasil, dados epidemiológicos estimam prevalência de DRC de 8,9%, sendo de 26% em indivíduos de 65 a 74 anos.[1] Com o envelhecimento observa-se aumento da resistência vascular renal e modificação em funções básicas dos rins, como capacidade de concentração, diluição e acidificação urinária, acarretando declínio da função renal e comprometimento da homeostasia dos fluidos e eletrólitos corporais. Em geral, a taxa de filtração glomerular (TFG) diminui 0,6 a 1 mL/min/1,73 m² por ano após os 40 anos. Assim espera-se que por volta dos 80 anos uma pessoa saudável já tenha aproximadamente 30% de todos os néfrons esclerosados.[2] O aumento na expectativa de vida propicia a ocorrência destas alterações e, junto com patologias adquiridas ao longo da vida como hipertensão e diabetes, as principais causas de DRC, é possível explicar a alta prevalência da DRC nos idosos.

O critério atual para diagnóstico da DRC inclui sinais persistentes de anormalidade na estrutura e/ou função renais, como albuminúria superior à 30 mg/dia e TFG inferior a 60 mL/min/1,73 m², respectivamente. A TFG pode ser estimada pela fórmula do CKD-EPI, a partir de um exame simples de creatinina sérica.[3] No entanto, há controvérsias sobre o diagnóstico da

DRC por meio da TFG na população idosa, em virtude do processo natural de envelhecimento dos rins. Vários estudos prospectivos bem conduzidos mostraram consistentemente que uma modesta e persistente redução da TFG (entre 45 e 59 mL/min/1,73 m²) na ausência de proteinúria, não aumentou a mortalidade e progressão para falência renal de pessoas idosas. Assim, a definição da DRC com base em limiares fixos de TFG pode levar ao diagnóstico excessivo de DRC em idosos e suas consequências econômicas, psicossociais, entre outras. Desta forma, pesquisadores vem defendendo uma atualização nos critérios diagnósticos de DRC de acordo com TFG específicas por faixa etária.[4]

A DRC é subdivida em seis estágios funcionais (Figura 16.1).[3] Quanto mais avançada a doença, maior a necessidade de atenção em saúde, incluindo a nutricional. A velocidade de progressão depende essencialmente da causa e do controle dos fatores que aceleram a doença como pressão arterial elevada, hiperglicemia, dislipidemia, obesidade, tabagismo, exposição a agentes nefrotóxicos, proteinúria, entre outros. À medida que evolui, complicações como hiperpotassemia, acidose metabólica, resistência à insulina, distúrbios no metabolismo mineral e ósseo podem surgir. No estágio 5, a sintomatologia urêmica e complicações são mais evidentes, assim, pode ser indicada terapia renal substitutiva (TRS) por meio de diálise ou transplante renal.[3] No entanto, a necessidade de TRS e o momento do início da diálise são discutíveis para pacientes acima de 70 anos. Acredita-se que o risco relativo de morte associado à piora da TFG é menor em pacientes idosos do que em indivíduos mais jovens. Em contrapartida, pacientes idosos que iniciam diálise possuem elevado risco relativo de morte associado às patologias de base, à deterioração do estado funcional e outras complicações.

Risco de progressão Legenda		Estágios de albuminúria persistente Albuminúria (mg/24h) ou RAC (mg/g)		
		A1	A2	A3
	Baixo			
	Moderado	Normal a levemente aumentada	Moderadamente aumentada	Severamente aumentada
	Alto			
	Muito alto			
		< 30	30–300	> 300

Estágios de TFG (mL/min/1,73 m²)				A1	A2	A3
	1	Normal ou elevada	≥ 90			
	2	Redução leve	60–89			
	3a	Redução leve a moderada	45–59			
	3b	Redução moderada a grave	30–44			
	4	Redução grave	15–29			
	5	Falência renal	< 15			

Figura 16.1
Classificação e risco de progressão da doença renal crônica. Fonte: adaptada de Kdigo, 2012.
TFG: Taxa de Filtração Glomerular. RAC: Razão Albumina/Creatinina.

A prevalência de desnutrição energética e proteica (DEP) em pacientes idosos nas diversas fases da DRC está associada tanto aos fatores relacionados ao envelhecimento como os inerentes à doença (Figura 16.2).[5] Em conjunto, estas condições contribuirão na redução da qualidade de vida, sarcopenia, maior fragilidade e consequentemente aumento na mortalidade.[6] Por outro lado, as alterações hormonais relacionadas à idade somadas à redução do nível de atividade física favorecem a obesidade em idosos. Uma recente publicação, que avaliou 1333 pacientes idosos com DRC de diversos países da Europa, mostrou média de IMC de 27,6 kg/m^2, valor que aponta para elevada prevalência de sobrepeso, de acordo com a classificação do IMC para idosos, proposta pela organização mundial da saúde. O acúmulo de tecido adiposo, especialmente na região abdominal (gordura visceral) é considerado um fator de risco para o desenvolvimento de diabetes e hipertensão, que por sua vez afetam indiretamente a função renal. Além disso, a inflamação e alterações na hemodinâmica renal associadas à obesidade, contribuem para a esclerose glomerular. Vale ressaltar que o IMC é um parâmetro que não faz distinção dos compartimentos corporais e não deve ser utilizado isoladamente como um marcador do estado nutricional. Seu emprego apresenta controvérsias também em idosos, em função do decréscimo de estatura e alterações de composição corporal. Além disso, a população estudada possui hábitos e condições que diferem da nossa população.

Na DRC, a terapia nutricional visa auxiliar no controle das comorbidades, das complicações associadas à doença (eletrolíticos, acidose metabólica, proteinúria, dislipidemia, hiperglicemia, hipertensão etc.), da sintomatologia urêmica, quando presente, na adequação ou manutenção do estado nutricional favorável e, na fase não dialítica, na diminuição do ritmo de progressão da DRC. Neste capítulo, focaremos nas particularidades do tratamento nutricional nos estágios não dialíticos da DRC em idosos.

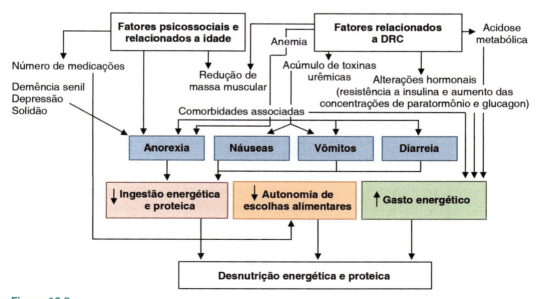

Figura 16.2
Fatores relacionados ao desenvolvimento da DEP em idosos com DRC. Fonte: adaptada de KDOQI, 2020; ESPEN, 2018.

■ Nutrição na doença renal crônica

Padrão alimentar

Assim como na população em geral, padrões alimentares saudáveis têm sido associados a melhores desfechos clínicos também na DRC. Desta forma, os ajustes de nutrientes necessários ao controle dos distúrbios associados à doença, como proteínas, sódio, potássio, fósforo, devem estar alinhados aos preceitos da alimentação saudável. As orientações do Guia Alimentar para População Brasileira (2014) voltadas à população em geral podem ser aplicadas aos pacientes com DRC, uma vez que estimulam a ingestão de alimentos frescos ao invés dos processados, menor consumo de açúcares, gorduras e sódio, além de valorizar aspectos muitas vezes negligenciados na prática clínica, como comer com atenção e tranquilidade, valorização das habilidades culinárias e o respeito à cultura alimentar.

Energia

O gasto energético de repouso (GER) de pessoas metabolicamente estáveis com DRC não difere da de indivíduos saudáveis. Porém, o mesmo pode estar aumentado na presença de diabetes, inflamação crônica e hiperparatireoidismo secundário, fatores que devem ser considerados na estimativa das necessidades energéticas dos indivíduos. O GER e o gasto energético total podem ser estimados por meio de fórmulas que levam em consideração a composição corporal, sexo, presença de comorbidades, idade e nível de atividade física, a fim de manter o estado nutricional adequado. A oferta energética pode também ser orientada pelo uso da regra prática que recomenda a quantidade calórica por quilograma de peso corporal, sendo este o que o nutricionista julgar como adequado ao caso (atual, ideal, ajustado, habitual).[7]

Em adultos metabolicamente estáveis, a diretriz mais atual de nutrição recomenda oferta de 25 a 35 kcal/kg/dia.[7] Este parece um intervalo aceitável para ser utilizado em idosos, uma vez que a diretriz ESPEN de nutrição clínica no paciente idoso recomenda aporte energético de 30 kcal/kg/dia.[5]

Em casos de pacientes com quadro de desnutrição energética, é importante que o nutricionista evolua a oferta energética conforme tolerância do paciente, buscando atingir a oferta energética adequada para promover recuperação do estado nutricional. Algumas estratégias para aumentar o consumo sem prejudicar a função renal devem ser consideradas, como o incentivo de alimentos ricos em energia e com menor quantidade proteica como descrito na Tabela 16.1. É preciso avaliar precocemente a introdução da terapia nutricional oral através da utilização de suplementos e complementos alimentares indicados para idosos, porém é preciso acompanhar a evolução dos exames laboratoriais, uma vez que suplementação padrão apresenta maior carga de proteínas e eletrólitos do que os específicos para DRC. No caso da escolha por suplementação específica para DRC, é preciso atentar-se à quantidade de proteína ofertada, já que a recomendação difere para cada fase do tratamento (conservador ou dialítica). Sugere-se que a utilização de suplementos por via oral forneça pelo menos 400 kcal/dia e deve ser mantida por pelo menos um mês e sua efetividade reavaliada após esse período.[5]

Tabela 16.1. Orientações para adequação de consumo energético e proteico para idosos na fase não dialítica da DRC

Ingestão alimentar geral
• Aumentar o fracionamento, oferecendo nos intervalos das grandes refeições alimentos em pequenas porções e com alta densidade energético e/ou proteica, ou pequenos volumes de suplemento. • Optar por escolhas de alimentos culturalmente inseridos na rotina do paciente, respeitar preferências e estimular a autonomia durante as refeições. • Trabalhar mitos e tabus alimentares, do paciente e cuidadores, que propiciem restrições alimentares desnecessárias. • Avaliar prioridades do tratamento dietoterápico, com cautela às restrições alimentares, e acompanhar a adesão às orientações com maior frequência.
Aumento do consumo energético
• Acrescentar raízes, tubérculos e farináceos, ou preparações à base destes alimentos, nas refeições: p. ex., mandioca cozida, purê de batata, pirão, creme de arroz em bebidas. • Aumentar a quantidade de azeite e/ou óleos vegetais nas preparações e/ou adicioná-los também ao prato pronto. • Em pacientes com controle glicêmico adequado, acrescentar geleia de frutas, doces à base de frutas/vegetais (p. ex., compotas de frutas, doce de abóbora), creme de leite, *chantily*. • Se necessário, utilizar módulos de carboidratos (p. ex., maltodextrina) em preparações habitualmente consumidas ou na água de hidratação.
Consumo proteico
• Distribuir a oferta proteica ao longo das refeições. • Iniciar o consumo da refeição pelo alimento proteico. • Incluir fontes proteicas nas preparações: p. ex., acrescentar ovo mexido no arroz, verduras ou legumes; leite em pó em preparações com leite fluído como mingau ou vitaminas; carnes trituradas aos caldos das sopas ou feijão. • Reforçar o consumo da combinação cereais + leguminosas, caso o paciente apresente aversão às fontes de proteína animal. • Se necessário, utilizar módulos de proteínas em preparações habitualmente consumidas.

Apesar dos potenciais benefícios metabólicos da perda de peso em obesos em tratamento conservador, a diretriz ESPEN[5] de nutrição clínica no paciente idoso preconiza que a conduta deve ser considerada após avaliação dos benefícios e riscos, uma vez que a redução de peso pode estar associada à redução de massa muscular e declínio funcional. Dessa maneira, o nutricionista deve priorizar a diminuição do consumo energético habitual de maneira moderada para promover redução de peso lenta e gradual com menor impacto na redução de massa magra. Tão importante quanto na desnutrição, o acompanhamento frequente com o nutricionista para avaliação da adesão às propostas são fundamentais para o sucesso do tratamento.

Proteínas

A proteína é sem dúvida um dos nutrientes mais discutidos no contexto da DRC e merece atenção especial no contexto da população idosa. O emprego de dietas hipoproteicas é justificado por diminuir a hiperfiltração renal, um dos mecanismos fisiopatológicos de progressão da DRC. Está bem estabelecido que a menor ingestão de proteínas retarda a necessidade de iniciar terapia dialítica[7] e apresenta outras vantagens como diminuição na produção e acúmulo de metabólitos tóxicos como a ureia, da sintomatologia urêmica (diminuição do apetite, sintomas gastrintestinais etc.), bem como contribui para menor aporte de fósforo, potássio, ácidos graxos saturados, sódio e carga ácida.

Assim, em adultos metabolicamente estáveis nos estágios 3 a 5 não dialítico, recomenda-se consumo proteico de 0,55 a 0,6 g/kg/dia e, nos pacientes com diabetes, de 0,6 até 0,8 g/kg/dia, a fim de contribuir com o controle glicêmico.[7] Esta recomendação difere da oferta proteica da diretriz ESPEN de nutrição clínica no paciente idoso, que é de no mínimo 1 g/kg/dia[5] com objetivo de promover manutenção de massa magra e diminuir o risco da sarcopenia. Porém, tal recomendação visa somente idosos não portadores de comorbidades, o que justificaria os ajustes necessários para os casos de DRC. Desta forma, é imprescindível que o nutricionista realize avaliação nutricional adequada e acompanhamento frequente, para adequar o aporte proteico e energético aos objetivos terapêuticos da DRC, sem comprometer o estado nutricional do idoso.

A dieta com muito baixo teor de proteínas (0,28 a 0,43 g/kg/dia) suplementada com cetoanálogos e aminoácidos essenciais (1 comprimido a cada 5 kg de peso) também pode ser considerada, especialmente no estágio 5 da DRC.[7] Esta estratégia promove melhor controle da uremia e dos distúrbios metabólicos, porém necessita de restrição alimentar rigorosa para alcance do consumo proteico recomendado e garantia do aporte energético satisfatório para manter ou recuperar o estado nutricional. Outras barreiras desta abordagem são o elevado número de comprimidos e o alto custo.

Na recomendação da restrição proteica ou da dieta com muito baixo teor de proteínas, é necessário monitorar a ingestão energética para que haja aproveitamento adequado da oferta proteica. É preciso levar em consideração que parte importante dos pacientes idosos faz uso de prótese ortodôntica, não possuem dentição adequada ou evoluem com algum quadro de disfagia, condições essas que dificultam a ingestão proteica adequada. Caso o paciente mantenha consumo proteico abaixo do proposto mesmo após correção dos fatores que podem afetar a ingestão, a utilização de suplementos para atingir a oferta diária pode ser considerada,[5] seja através de dietas enterais próprias para DRC, que diferem na quantidade de proteína de acordo com o tipo de tratamento, ou através da suplementação de módulo de proteínas, como proteína do soro de leite. Recomendações para que o consumo proteico seja efetivo estão descritas na Tabela 16.1.

Fósforo

Na DRC, à medida que a TFG declina surgem alterações como hipovitaminose D, níveis séricos elevados de paratormônio (PTH), de fator de crescimento de fibroblastos-23 (FGF-23) e de fósforo. Estas promovem anormalidades na remodelação óssea, com consequente diminuição da densidade mineral óssea (DMO) e aumento do risco de fratura, de calcificação vascular e morte. Assim, no paciente idoso com DRC, a redução da DMO relacionada ao avanço da idade pode ser exacerbada pelos fatores inerentes à doença.

Do ponto de vista nutricional, o foco do tratamento dos distúrbios do metabolismo mineral e ósseo na DRC consiste no controle do consumo de fósforo para adequação da

Capítulo 16 Doença Renal Crônica

185

fosfatemia. Em geral, o fósforo sérico é mantido dentro da faixa de normalidade até os estágios mais avançados da DRC. Esta regulação é mediada pela ação de dois hormônios fosfatúricos: PTH e FGF-23. Níveis séricos crescentes e elevados de PTH e FGF-23 são considerados marcadores de sobrecarga de fósforo, e podem indicar necessidade de ajustes na alimentação, mesmo antes do surgimento da hiperfosfatemia.[8]

O fósforo está distribuído em grande variedade de alimentos sob as formas orgânica e inorgânica. O orgânico é encontrado sobretudo fontes de proteína (animal e vegetal) e o inorgânico na forma de aditivos químicos, utilizados pela indústria de alimentos. Alimentos usualmente consumos que contêm aditivos de fósforo incluem os embutidos, frios, refrigerante à base de cola, suco em pó, alimentos pré-preparados. A taxa de absorção intestinal varia com o tipo de alimento; dentre fontes de fósforo orgânico é superior a 70% em cárneos, lácteos e ovos e inferior a 40% em cereais, leguminosas e alimentos integrais; já a absorção do inorgânico pode chegar a 100%. Dietas contendo alta quantidade de fósforo inorgânico podem afetar negativamente o metabolismo mineral e ósseo, com efeitos ainda mais pronunciados em idosos. Desta forma, um dos pilares para o ajuste no consumo de fósforo dietético consiste em reduzir o consumo de alimentos industrializados, que contenham aditivos à base de fósforo, descritos na lista de ingredientes dos rótulos dos produtos.[7] Os mais comuns são ácido fosfórico, fosfato de sódio e fosfato de potássio.

Em relação ao fósforo orgânico, os guias de condutas clínicas não determinam quantidades específicas que pacientes com DRC devem ingerir diariamente.[7] Assim, sugere-se que a ingestão de fósforo seja aquela que naturalmente acompanha o aporte proteico, adequado para cada fase da DRC. Para auxiliar no controle da fosfatemia, sugere-se priorizar alimentos que possuem menor quantidade de fósforo por grama de proteína. Outra estratégia é recomendar preparar as refeições em casa, preferindo, sempre que necessário, métodos de cozimentos úmidos como a fervura, sempre descartando a água do cozimento, pois parte do fósforo do alimento é transferido para a água de cocção.

Quando as estratégias descritas não forem suficientes para promover redução do fósforo sérico pode ser necessário utilizar quelantes de fósforo.[8] Estes medicamentos contêm compostos que se ligam ao fósforo do alimento, reduzindo a absorção intestinal. A prescrição de quelante de fósforo é atribuição do médico, porém o nutricionista pode auxiliá-lo na distribuição do quelante ao longo do dia, de acordo com o consumo de alimentos fontes de fósforo.

Potássio

Concentração elevada de potássio no sangue (> 5,0 mEq/L), conhecida como hiperpotassemia ou hipercalemia, ocorre quando a TFG se encontra abaixo de 25 mL/min. Relaciona-se com alterações nos batimentos cardíacos, contribuindo para o risco de morte na DRC. Além do consumo alimentar de potássio, vários outros fatores podem estar envolvidos com o aparecimento deste distúrbio e merecem ser investigados e manejados, sempre que possível, pelo nefrologista (Tabela 16.2).

Não existe recomendação específica sobre a quantidade de potássio que o paciente com DRC deva consumir, de acordo com a diretriz atualizada; segure-se que ajustes na

Tabela 16.2. Fatores clínicos relacionados à hiperpotassemia

- Acidose metabólica.
- Constipação crônica e grave.
- Medicamentos como inibidores da enzima de conversão da angiotensina, bloqueadores do receptor da angiotensina II, β-bloqueadores, diuréticos poupadores de potássio, anti-inflamatórios não esteroides.
- Condições de hipercatabolismo.
- Deficiência de insulina ou hiperglicemia.
- Distúrbios tubulares.
- Hipoaldosteronismo hiporreninêmico.

ingestão alimentar sejam realizados com o objetivo de manter o potássio sérico dentro da normalidade.[7] Estes ajustes envolvem todos os grupos alimentares, uma vez que o mineral se encontra amplamente distribuído nos alimentos. Assim, na vigência de hiperpotassemia, uma avaliação detalhada do hábito alimentar, considerando preferências e condições socioeconômicas deve ser realizada para nortear uma orientação individualizada, que vise a diminuição do consumo de potássio sem prejuízo da variedade e boa qualidade nutricional.

O consumo de alimentos industrializados vem se tornando um dos focos de observação em relação ao potássio, pois podem conter aditivos à base de potássio, os quais apresentam maior taxa de absorção do que o potássio naturalmente presente nos alimentos. Sorbato de potássio, citrato de potássio, difosfato de potássio e cloreto de potássio são os mais comuns. O último tem sido muito utilizado como substituto do cloreto de sódio tanto no "sal *light*" como em produtos com a designação de teor reduzido em sódio. Desta forma a redução do consumo de alimentos processados também podem contribuir com o controle da hiperpotassemia.

Para alimentos de origem animal, a ingestão de potássio é ajustada conforme a recomendação de proteínas para cada fase da DRC. Já para os de origem vegetal, diferentes estratégias podem ser empregadas para reduzir essa ingestão como: seleção, porcionamento e/ou cocção adequada para remoção de potássio. Importante ressaltar que alimentos de origem vegetal não devem ser excluídos da alimentação. Além de conter compostos importantes para a saúde em geral, podem ainda contribuir de forma indireta para o controle da hiperpotassemia, por serem fontes de fibras e auxiliarem na excreção fecal de potássio, ou por serem indutores de carga alcalina, contribuindo para o controle da acidose metabólica.[9]

Para auxiliar a avaliação do hábito alimentar e o aconselhamento nutricional, frutas e hortaliças *in natura* podem ser classificadas de acordo com o teor de potássio na porção do alimento (Tabelas 16.3 e 16.4).

Uma estratégia bastante eficiente para diminuir a quantidade de potássio em hortaliças e leguminosas é o processo de cocção em água. Sempre que possível, descascar e partir em pedaços menores, antes da cocção, aumenta ainda mais a remoção do mineral. Não é necessário repetir de cozimento, porque a maior parte do potássio é removida no primeiro processo. Realizar apenas uma cocção facilita o preparo, contribui com melhor palatabilidade, consistência dos alimentos e, consequentemente, com a aceitação e o prazer em comer, favorecendo a adesão. Após cozido, o preparo pode ser finalizado com outras técnicas de cocção como refogar, assar, fritar, e/ou acrescentar temperos naturais. Ressalta-se que nem todas as hortaliças precisam ser consumidas cozidas, mas é importante avaliar o contexto global da alimentação, para que alimentos crus sejam incluídos propiciando controle da hiperpotassemia. Na Tabela 16.3 encontram-se descritos os teores de potássio e fibras alimentares em hortaliças cruas. O mesmo raciocínio pode ser adotado com alimentos integrais, oleaginosas, frutas secas, molhos concentrados, café, entre outros alimentos que também possuem quantidades elevadas de potássio.[9]

Com exceção da carambola devido sua toxicidade para pessoas com diminuição da função renal, todos os alimentos podem ser incluídos no plano alimentar do paciente com DRC, com ou sem hiperpotassemia, desde que seja individualmente orientado em relação à seleção, porções, substituições e/ou modo de preparo dos alimentos.

Fibras

Além dos benefícios tradicionais do uso de fibras como o controle da glicemia, do perfil lipídico e da constipação intestinal, na DRC a ingestão adequada deste nutriente pode ser coadjuvante no controle da uremia, por favorecer a excreção fecal de ureia e de outras substâncias tóxicas. Além disso, o consumo adequado de fibras também pode modular a atividade proteolítica da microbiota intestinal, diminuindo a produção de toxinas urêmicas produzidas no cólon, que têm sido associadas à doença cardiovascular na DRC.[11] Neste contexto, prebióticos, probióticos e simbióticos também têm sido investigados, porém os estudos ainda são insipientes para determinar tipos e doses mais adequados para o tratamento.

O consumo de fibras de pacientes com DRC é geralmente menor do que o recomendado, e pode refletir tanto o hábito alimentar da população em geral como das orientações para diminuir o consumo de potássio, sem a devida atenção a este componente (Tabelas 16.3 e 16.4). Especialistas sugerem que a ingestão de fibras na DRC seja

Tabela 16.3. Teor de potássio e fibras em hortaliças cruas

Frutas	Porção (medida caseira – g)	Potássio (mg)	Fibra (g)
Agrião	1 pires de chá (10 g)	22	0,2
Rúcula	1 pires de chá (10 g)	23	0,2
Pepino	10 rodelas finas (30 g)	4	0,3
Repolho branco	1 pires de chá (34 g)	51	0,6
Rabanete	1 unidade média (20 g)	61	0,4
Cenoura ralada	1 pires de chá (25 g)	65	0,8
Alface crespa	5 folhas médias (49 g)	100	0,9
Almeirão	5 folhas médias (40 g)	125	1,0
Tomate italiano	5 rodelas médias (75 g)	148	0,9
Acelga	1 pires de chá (70 g)	169	0,8

Fonte: TBCA.[10]

Tabela 16.4. Teor de potássio e fibras em frutas

Fruta	Porção (medida caseira)	Potássio (mg)	Fibra (g)
Baixo teor de potássio (< 200 mg)			
Jabuticaba	1 copo americano (63 g)	81,9	1,4
Fruta do conde	1 unidade M (150 g)	102	5,1
Pêssego (aurora)	1 unidade M (90 g)	112	1,3
Maçã (Fuji)	1 unidade M (160 g)	120	2,1
Figo	1 unidade M (70 g)	122	1,3
Uva passa	1 colher de sopa (17 g)	127	0,6
Ameixa fresca	1 unidade M (100 g)	134	2,4
Caju	1 unidade M (109 g)	135	1,9
Ameixa seca	2 unidades (20 g)	146	1,4
Pêra Williams	1 unidade P (130 g)	151	3,9
Lima da pérsia	1 unidade M (150 g)	153	4,2
Mamão papaia	1/2 unidade M (133 g)	168	1,3
Abacaxi	1 fatia M (132 g)	173	1,3
Acerola	15 unidades (105 g)	173	1,6
Melancia	1 pires de chá raso picado (175 g)	182	0,2
Laranja-lima	1 unidade M (150 g)	195	1,8
Caqui	1 unidade M (120 g)	197	7,8
Morango	6 unidades M (108 g)	199	1,8
Médio teor de potássio (200 a 300 mg)			
Manga (Palmer)	1 pires de chá raso picado (130 g)	204	2,1
Uva (Itália)	1 copo americano (129 g)	209	1,2
Tangerina (Poncã)	1 unidade M (160 g)	210	1,4
Jaca	6 bagos (90 g)	211	2,2
Mexerica (Rio)	1 unidade M (182 g)	227	4,9
Banana-maçã	1 unidade M (89 g)	235	2,3
Água de coco	1 copo americano (150 mL)	243	0,2
Maracujá	1 unidade M (80 g)	270	0,9
Banana prata	1 unidade M (80 g)	286	1,6
Abacate	1/2 unidade M (140 g)	288	8,8
Kiwi	1 unidade M (108 g)	290	2,9
Alto teor de potássio (> 300 mg)			
Laranja Pêra	1 unidade M (205 g)	334	1,6
Melão	1 pires de chá raso picado (160 g)	346	0,5
Banana nanica	1 unidade M (96 g)	361	1,8
Goiaba vermelha	1 unidade M (195 g)	386	12,1
Mamão formosa	1 pires de chá raso picado (240 g)	533	4,3
Atemoia	1 unidade M (207 g)	621	4,3

Fonte: TBCA.[10]

a recomendada para a população geral (14 g/1.000 kcal ou 25 g/dia para mulheres e 38 g/dia para homens).[11] Esta pode ser alcançada por meio da utilização de cereais integrais, frutas, hortaliças, leguminosas ou fibra suplementar, que podem ser inseridos no hábito do paciente de forma gradual, com acompanhamento dos exames laboratoriais, hábito intestinal (p. ex., por meio do Critério de Roma IV e/ou Escala de Bristol) e ingestão hídrica suficiente.

Sódio e líquidos

Está bem estabelecido que o controle da pressão arterial (PA) e da proteinúria são a base para a preservação da função renal e das complicações associadas à DRC e o sódio da dieta, um fator de risco modificável, tem sido associado com ambas as complicações.

Para pacientes com DRC, em todas as fases da doença, sugere-se ingestão de sódio < 2.300 mg/dia,[7] equivalente a 6 gramas de sal de cozinha. Para adequar esta ingestão, faz-se necessário não apenas reduzir o sal de adição, mas também evitar o consumo de alimentos processados e ultraprocessados ricos em sódio.

Com o avanço da idade é possível observar uma maior dificuldade na identificação do cheiro e do sabor dos alimentos, e isso se deve a modificações de ordem fisiológica no idoso como a redução no número de corpúsculos gustativos nas papilas linguais. A perda gustativa é mais acentuada no paladar para os sabores salgado e amargo, o que gera uma tendência do indivíduo idoso ao consumo de uma alimentação com maior acréscimo de sal e por preferência de escolha de alimentos mais salgados como processados e ultraprocessados. O incentivo ao uso de temperos naturais para melhorar a palatabilidade e aceitação dos alimentos é ainda mais importante nesta população.

É importante lembrar que muitos alimentos com alegação de teor reduzido em sódio apresentam em sua composição cloreto de potássio em substituição ao cloreto de sódio, sendo contraindicados para pacientes com DRC e hiperpotassemia.

Junto com os mecanismos regulatórios da sede, o rim consegue manter o balanço de água e eletrólitos até a fase mais avançada da DRC. Desta forma, o controle da ingestão hídrica raramente é empregado na fase não dialítica, com exceção aos pacientes que apresentam outras comorbidades que necessitem de restrição hídrica, como insuficiência cardíaca, síndrome nefrótica, hepatopatias com ascite entre outras. Além disso, estudos observacionais têm mostrado associação entre um maior consumo de líquidos e a preservação da função renal na população em geral e também na DRC.

Além da percepção dos sabores, o processo de envelhecimento está também relacionado à redução do mecanismo de sede, aumentando o risco de desidratação em idosos. Atualmente não existe recomendação específica de ingestão hídrica para idosos em tratamento conservador da DRC. Pacientes que não tenham outras comorbidades que justifiquem restrição hídrica devem ser orientados a consumir o que se propõe nas recomendações da diretriz ESPEN de nutrição clínica e hidratação no paciente idoso.[5] Quantidades e dicas sobre como atingir a recomendação estão na Tabela 16.5.

Tabela 16.5. Recomendação hídrica para idosos

	Mulheres	Homens
Recomendação hídrica/dia	Mínimo 1,6 litros	Mínimo 2 litros
Dicas para aumento do consumo hídrico	• Ofertar as preferências de consumo (desde que os exames permitam) intercaladas com oferta de água. • Deixar sempre ao alcance do idoso o líquido a ser ofertado. • Garrafas medidoras de uso exclusivo facilitam o balanço hídrico diário. • Dê preferência para oferta de frutas com alto teor de líquido em sua composição – observar o potássio. • Preparações como mingau, vitaminas, caldos ou sopas também podem ser facilitadores de ingestão hídrica.	

Fonte: adaptada de ESPEN, 2018.

■ Considerações finais

Neste capítulo, abordamos as principais considerações da abordagem nutricional para pessoas idosas com DRC na fase não-dialítica. Apesar da ausência até o momento de diretrizes específicas para esta população, o conhecimento atual acerca desta temática associado às particularidades da nutrição do idoso podem nortear o planejamento e aconselhamento alimentar. Como para todas as fases da vida e qualquer condição de saúde, o olhar individualizado e centrado na pessoa considerando suas preferências, aspectos socioculturais e objetivos são essenciais para que o aconselhamento nutricional seja bem-sucedido.

Referências bibliográficas

1. Barreto SM, Ladeira RM, Duncan BB et al. Chronic kidney disease among adult participants of the ELSA-Brasil cohort: Association with race and socioeconomic position. J Epidemiol Community Health. 2015; 70:380-9.
2. Narasaki Y, Rhee CM, Kramer H et al. Protein intake and renal function in older patients. Curr Opin Clin Nutr Metab Care. 2021; 24:10-7.
3. KDIGO 2012 Clinical Practice Guideline for the Evaluation and Management of Chronic Kidney Disease. Kidney Int Suppl. 2013; 3:1-150.
4. Delanaye P, Jager KJ, Bökenkamp A et al. CKD: A call for an age-adapted definition. J Am Soc Nephrol. 2019; 30:1785-805.
5. Volkert D, Marie A, Cederholm T et al. ESPEN Guideline on clinical nutrition and hydration in geriatrics. Clin Nutr. 2019; 38:10-47.
6. Johansson L, Fouque D, Bellizzi V et al. As we grow old: nutritional considerations for older patients on dialysis. Nephrol Dial Transpl. 2016; 0:1-10.
7. Ikizler TA, Burrowes JD, Byham-Gray LD et al. KDOQI Clinical Practice Guideline for Nutrition in CKD: 2020 Update. Am J Kidney Dis. 2020; 76:S1-S107.
8. Rastogi A, Bhatt N, Rossetti S. Management of Hyperphosphatemia in End-Stage Renal Disease : A New Paradigm. J Ren Nutr. 2021; 31:21-34.
9. Cupisti A, Kovesdy CP, Alessandro CD, et al. Dietary Approach to Recurrent or Chronic Hyperkalaemia in Patients with Decreased Kidney Function. Nutrients; 10. Epub ahead of print 2018. DOI: 10.3390/nu10030261.
10. Tabela Brasileira de Composição de Alimentos (TBCA). Universidade de São Paulo (USP). Food Research Center (FoRC). Versão 7.1. São Paulo, 2020. [Acesso em: 09/11/2020]. Disponível em: http://www.fcf.usp.br/tbca.
11. Camerotto C, Cupisti A, Alessandro CD et al. Dietary Fiber and Gut Microbiota in Renal Diets. Nutrients; 11.

Doenças Oncológicas

Jéssica Sillas de Freitas

Érica Line de Oliveira Pedron

Nora Manoukian Forones

■ Introdução

Doenças oncológicas são caracterizadas pela proliferação celular descontrolada, que podem invadir tecidos e órgãos, denominados tumor ou neoplasia. A propagação das células cancerosas para outra parte do corpo é uma propriedade da maioria dos tumores malignos, chamado de metástase, na qual são responsáveis pelas principais causas de morte por câncer. Considerado a segunda principal causa de morte em todo mundo, os tipos mais comuns são: câncer de pulmão, próstata, colorretal, estômago e fígado nos homens e mama, colorretal, pulmonar, cervical e tireoide entre as mulheres. Implementar estratégias de prevenção baseado em evidências existentes, pode evitar entre 30% a 50% as mortes causadas por câncer, além de ser o método mais econômico ao longo prazo.[1]

Conhecer os fatores de risco para modificar ou evitar determinados hábitos inadequados, pode auxiliar no não desenvolvimento do câncer, com isto organizações mundiais como a AIRC (*American Institute for Cancer Research*) e a OMS (Organização Mundial da Saúde) disponibilizam em suas plataformas recomendações preventivas, na qual parte delas, apresentam relação com a nutrição, como manter uma alimentação rica em alimentos integrais, vegetais, frutas, feijões e limitar o consumo de *fast-food*, açúcares, carne vermelha, álcool, alimentos processados, ultraprocessados e ricos em gorduras.[2]

A associação entre câncer e fatores dietéticos, estará presente tanto no manejo preventivo como no tratamento, pincipalmente porque as condições clínicas imunológicas e nutricionais impostas pela doença, são fatores que podem comprometer o consumo alimentar e impactar no estado nutricional, sobretudo em idosos. A incidência do câncer aumenta com a idade avançada, estudos epidemiológicos mostram que mais da metade dos novos casos de câncer e 71% das mortes, ocorrem com idosos acima de 65 anos, isto em razão da alteração molecular, celular e a processos fisiológicos mediante a menor eficiência na reparação do DNA (ácido desoxirribonucleico). Comprometimento do sistema imunológico e incapacidade na homeostase orgânica também são alterações do envelhecimento, que reduz as reservas fisiológicas e funcionais, contribuindo na inflamação sistêmica e carcinogênese.[3-5]

O mecanismo de carcinogênese é o crescimento do dano biológico, que abrange alterações bioquímicas, genéticas e levam a transformação celular. O desenvolvimento da carcinogênese acontece de forma contínua e incorpora três fases: início, promoção e progressão do tumor. Em torno de 80% a 90% dos cânceres correlacionam com fatores ambientais, sendo que 35% deles possuem relação com a alimentação, portanto a nutrição pode motivar o processo carcinogênico.[6]

O diagnóstico do tumor maligno é feito pelo quadro clinico, exames endoscópicos e de imagem e confirmado na maioria dos casos pelo resultado do anatomopatológico. Na sequência é realizado a análise da extensão da doença. O estadiamento de uma neoplasia é feito através de exames físico, imagem e o laudo do anatomopatológico, com o objetivo de conduzir o plano terapêutico individualizado.[6]

■ Tratamentos

Na última década muito se investiu em tratamentos para o câncer, e com isso os pacientes tem se beneficiado com todo o aperfeiçoamento e inovação, seja na descoberta de novos medicamentos, técnicas cirúrgicas e até mesmo em equipamentos de radioterapia precisos. Contudo há um aumento na curabilidade, sobrevida, preservação dos órgãos envolvidos e melhora a qualidade de vida.

Cirurgia

Considerada a primeira modalidade de tratamento com sucesso no câncer, a resseção cirúrgica pode ter intenção curativa ou paliativa. Uma vez que grande parte dos casos de câncer acomete doentes idosos, recomenda-se atenção especial ao risco cardiovascular. Outros fatores como estado nutricional, doença de base e o tempo de jejum pré e pós operatório também podem influenciar na incidência de complicações cirúrgicas.[6,7]

Grupos de estudos tem divulgados protocolos que auxiliam na recuperação pós-operatória, como o grupo ERAS na Europa (*Enhanced Recovery After Surgery*) e o projeto ACERTO (Aceleração da Recuperação Total Pós-Operatória) aqui no Brasil. A realização destes protocolos pode diminuir as taxas de complicações, aumentar a recuperação funcional e reduzir o tempo de permanência no hospital, como é o caso da abreviação de jejum.[7]

Cuidados nutricionais perioperatórios tem o objetivo de acelerar a recuperação do paciente cirúrgico. A prescrição de dieta imunomoduladora antes da operação e a alimentação precoce (até 48 horas) no pós operatório, tem como benefício estimular a cicatrização, diminuir o efeito metabólico pós-operatório e evitar complicações por infecção.[7]

Quimioterapia

A quimioterapia (QT) antineoplásica é uma estratégica sistêmica aplicada de forma isolada ou em conjunto com diversas drogas. O momento e a duração em que a quimioterapia será aplicada pode variar de acordo com o tipo de tumor, localização, evolução e idade dos pacientes. Quando ministrada antes da cirurgia (neoadjuvante), a QT reduz parcialmente o tamanho do tumor, com o propósito de aprimorar a terapêutica cirúrgica e/ou radioterápica. Nos casos em que a QT ocorre após a cirurgia (adjuvante), o objetivo é eliminar células residuais locais ou circulantes, diminuindo a incidência de metástases. Outro modo de QT é a paliativa e neste caso não há finalidade curativa, mas sim melhorar a qualidade de sobrevida do paciente.[6,8]

A questão da QT é que sua ação pode atingir células não cancerígenas, estabelecendo a citotoxicidade, que gera ações citotóxicas precoce ou tardia, aguda ou crônica, podendo se tornar cumulativo e irreversível. Os principais efeitos colaterais relacionados a QT são anorexia, fadiga, náuseas e vômitos, alteração do paladar e olfato, mucosite, estomatite, odinofagia, xerostomia, saciedade precoce, diarreia e obstipação. Estes sintomas podem ocorrer de acordo com o protocolo de QT escolhido, estádio da doença, idade do paciente e estado nutricional.[6,8]

Contudo escolher o tratamento de QT para pacientes idosos é um trabalho não só do oncologista, mas também da equipe multidisciplinar. Os idosos são vulneráveis às mudanças fisiológicas, devido as funções dos órgãos diminuída, maior incidência de comorbidades e risco de desnutrição, o que pode afetar de maneira negativa a tolerância ao tratamento. Para auxiliar na tomada de decisão a Sociedade Internacional de Oncologia Geriátrica (*International Society of Geriatric Oncology – SIOG)* recomenda a Avaliação Geriátrica Abrangente (CGA) que inclui uma triagem de risco de desnutrição e avaliação completa do estado nutricional, visto que idosos desnutridos aumentam o risco de toxicidades induzidas pelo tratamento.[9]

Radioterapia

A radioterapia (RT) é uma modalidade clínica que utiliza a aplicação planejada de radiação ionizante, com a finalidade de destruir células tumorais pela lesão do ácido desoxirribonucleico (DNA). O número de aplicações e a técnica utilizada podem variar conforme a localização do tumor, extensão da doença e o estado clinico do paciente, assim como a forma de aplicação, que pode ser isolada ou concomitantes a outras terapias (quimioterapia, imunoterapia, hormonioterapia e cirurgias). A RT com intenção paliativa também pode ser muito eficaz nos sintomas localizados, como dores e sangramentos.[10,11]

Aparelhos com desenvolvimento tecnológico tem possibilitado tratamentos mais precisos, eficazes e com proteção dos órgãos e tecidos normais próximos ao alvo tumoral, e como consequência reduz os efeitos colaterais. As reações variam de acordo com o local e dose da aplicação (Tabela 17.1), podem ser agudar e tardias com impacto no consumo alimentar,

Tabela 17.1. Região anatômica irradiada e principais efeitos colaterais agudos e tardios

Localização	Efeitos colaterais agudos	Efeitos colaterais tardios
Sistema nervoso central	Anorexia, náuseas e vômitos	Déficit neurológico
Cabeça e pescoço	Mucosite oral, disfagia, xerostomia, odinofagia, disgeusia, disosmia e anorexia	Xerostomia, cáries dentárias, osteorradionecrose, trismo e ulceração
Tórax	Disfagia, odinofagia e esofagite	Fibrose, estenose e fístula
Abdômen e pélvis	Náuseas, vômitos, anorexia, diarreia, enterite actínica aguda	Má absorção, diarreia e enterite actínica crônica

Fonte: Nunes.[6]

digestão ou absorção de nutrientes, perda de peso e alterações na composição corporal. No tratamento dos pacientes idosos a RT frequentemente é considerada como primeira opção terapêutica, uma vez que a cirurgia e/ou quimioterapia apresente riscos excessivo.[10,11]

Os efeitos agudos são observados entre a 2ª e 3ª semanas após o início do tratamento e acentuam após 2/3 das sessões, que em alguns casos, começam a melhorar somente após cinco semanas do término da RT.[10]

De maneira preventiva, durante o tratamento radioterápico de neoplasia de próstata, alguns protocolos e serviços padronizam o uso da dieta hipofermentativa, baseada nas recomendações de FODMAP (*Fermentable Oligosaccharides Disaccharides Monosaccharides And Polyols*). Isto porque muitos gases no reto podem aumentar a exposição à radiação dos órgãos adjacentes, prejudicar a visibilidade da próstata ou afetar a posição da próstata no momento de receber a radiação.[10]

É comum idosos apresentarem desnutrição prévia ao tratamento, com facilidade de piora durante a RT. O cuidado nutricional deve ser fundamental, principalmente nas regiões mais sensíveis, como cabeça e pescoço, tórax e trato gastrointestinal. A falta de assistência pode impactar no consumo alimentar, funcionalidade, estado nutricional e qualidade de vida.[10]

Imunoterapia

Na última década, a imunoterapia se tornou uma modalidade revolucionária e proporcionou uma mudança de paradigma no tratamento do câncer. O mecanismo de ação destas drogas é estimular ou aumentar as defesas naturais do sistema imunológico, para que ele trabalhe com eficiência em encontrar e atacar as células cancerosas. Em alguns tipos de câncer como de pulmão, melanoma e geniturinário a imunoterapia estabeleceu como primeira linha de tratamento.[12]

A terapia nutricional durante este tratamento deve ser individualizada, com avaliação constante nas possíveis toxicidades, que surgem com uma frequência menor quando comparada a quimioterapia.

Hormonioterapia

Algumas neoplasias malignas são possíveis de tratar com a hormonioterapia, com o intuito de eliminar o crescimento das células carcinogênicas que são sensíveis aos hor-

Capítulo 17 Doenças Oncológicas

mônios. Este tratamento poderá ser adjuvante, neoadjuvante e até mesmo concomitante. A hormonioterapia pode ter benefícios terapêuticos em pacientes com neoplasia da próstata e mama, mas acarretam possíveis efeitos colaterais como aumento do tecido adiposo, perda de massa muscular, redução da densidade mineral óssea, aumento do risco de fraturas e impacto na capacidade física, que podem prejudicar a qualidade de vida, principalmente nos idosos frágeis.[6]

A educação nutricional nestes pacientes terá impacto na adesão no estilo de vida, alimentação saudável e composição corporal adequada.

Transplante de células-tronco hematopoiéticas

O transplante de células-tronco hematopoiéticas (TCTH) é um tratamento potencialmente curativo e pode aumentar a sobrevida de pacientes com neoplasias hematológicas. O TCTH pode ser denominado como autólogo, quando a célula enxertada é do próprio paciente, e alogênico quando oriunda de outro paciente. No passado o TCTH era uma estratégia de tratamento restrita a pacientes jovens, porém com o surgimento de condicionamentos menos tóxicos, os idosos passaram a ter indicações.[13]

As neoplasias hematológicas são mais comuns nos idosos, principalmente entre os 60 e 70 anos, como leucemias mieloides agudas (LMA), síndromes mielodisplásicas (SMD), mieloma múltiplo e linfoma não Hodgkin (LNH). O TCTH é capaz de trazer a cura ou a remissão prolongada e a idade não é mais fator impeditivo para o TCTH. A imunossupressão e a toxicidade intensa levam os transplantados a graves complicações, como infecções, sangramentos, anemias, mucosite, neutropenia e o possível desenvolvimento da doença do enxerto-contra-hospedeiro (DECH).[6,13]

O acompanhamento nutricional dos idosos candidatos a TCTH deve ser individualizado e ter o início no momento do diagnóstico da doença, ou seja, no pré TCTH, seguindo durante e pós tratamento. O objetivo do atendimento nutricional ativo é identificar o risco nutricional precoce, manter o consumo alimentar adequado e evitar a desnutrição proteico calórica. Durante o TCTH a abordagem terapêutica dietética será considerada para manejo dos sintomas, acompanhamento da evolução do estado e nutricional e avaliação do consumo.[6]

■ Manejo das toxicidades

É comum pacientes submetidos ao tratamento antineoplásico apresentarem sinais e sintomas que diminuem a aceitação da alimentação e contribui para o déficit calórico e nutricional, com consequente aumento no risco de complicações e comorbidades. Em que pese os benefícios clínicos alcançados com os tratamentos oncológicos, é importante destacar que as terapias empregadas podem provocar várias toxicidades nos pacientes. A toxicidade frente ao tratamento é variável e pode ser fator limitante de sua continuidade.[14,15]

Uma detecção precoce das alterações nutricionais, toxicidade e qualidade de vida no paciente oncológico permite a intervenção e manejo dos efeitos colaterais um em momento oportuno (Tabela 17.2).[4]

Tabela 17.2. Estratégias de conduta nutricional de acordo com os efeitos adversos dos tratamentos antineoplásicos

Efeito colateral	Conduta nutricional
Anorexia	Melhorar e/ou aumentar o fracionamento da dieta. Aumentar a densidade calórica dos alimentos. Orientar dietas hipercalóricas hiperproteicas fracionadas em pequenas porções. Introduzir suplementos orais hipercalóricos e hiperproteicos nos intervalos.
Constipação	Orientar dieta laxativa e aumentar o aporte de fibras insolúveis. Estimular o consumo de alimentos, preparações e sucos ricos em fibras. Estimular o consumo de alimentos integrais. Estimular a ingestão hídrica.
Diarreia	Evitar alimentos ricos em lactose, glúten e sacarose. Evitar alimentos e preparações gordurosas e condimentadas. Aumentar a ingestão de líquidos. Orientar dieta pobre em fibra insolúvel e adequada em solúvel.
Disfagia	Encaminhar para fonoterapia. Modificar a consistência da dieta conforme o grau da disfagia e de acordo. com as recomendações do fonoaudiólogo. Aumentar o aporte calórico e proteico das refeições. Ofertar suplemento oral conforme individualidade do paciente. Evitar alimentos secos e duros e preferir alimentos umedecidos. Manter cabeceira elevada para alimentar-se. Uso de TNE para disfagia grave.
Disgeusia	Estimular a ingestão dos alimentos preferidos. Preparar pratos mais coloridos e visualmente apetitosos. Usar ervas, especiarias alimentos cítricos para acentuar o sabor das preparações. Substituir talheres de inox por descartáveis.
Mucosite	Modificar a consistência da dieta, de acordo com o grau de mucosite. Reduzir o consumo de alimentos ácidos, sal e condimento das preparações. Se aporte nutricional for insuficiente, considerar ofertar suplemento oral. Evitar alimentos secos, duros, cítricos e picantes. Evitar alimentos em extremos de temperatura. Encaminhar para estomatologista.
Náuseas e vômitos	Oferecer bebidas à base de gengibre. Alimentar-se em locais arejados, longe de odores fortes. Preferir alimentos secos e sem alto teor de gordura. Preferir alimentos cítricos e gelados. Evitar líquidos durante as refeições (consumir 30 a 60 minutos – antes/depois).
Saciedade precoce	Aumentar o fracionamento e reduzir o volume por refeição. Evitar o consumo de líquidos durante as refeições. Evitar o consumo de alimentos e preparações gordurosas.
Odinofagia	Alterar a consistência da dieta, de acordo com a tolerância do paciente. Aumentar o aporte calórico e proteico das refeições. Ofertar suplemento oral conforme individualidade do paciente. Evitar alimentos secos, duros, cítricos, salgados, picantes e condimentados. Evitar alimentos em extremos de temperatura.
Perda de peso	Aumentar o aporte calórico e proteico das preparações com adição de azeites, molhos, creme de leite e leite em pó. Introduzir suplementação hipercalórica e hiperproteica. Manipular leite, iogurtes e sorvetes com frutas.
Xerostomia	Estimular a ingestão hídrica. Adequar a consistência dos alimentos, conforme aceitação do paciente. Consumir alimentos pastosos, umedecidos, adicionando caldos e molhos às preparações. Usar gotas de limão nos alimentos. Usar balas cítricas e mentoladas sem açúcar.

Fonte: adaptada da Diretriz Braspen de Terapia Nutricional no Paciente com Câncer e BRASPEN (2019).

■ Triagem e avaliação nutricional nos idosos oncológicos

A triagem nutricional é o procedimento cuja intenção é detectar pacientes em risco nutricional. No paciente com câncer, especificamente, isto tem grande importância, já que esta população é exposta a maior risco de desnutrição pela presença da doença em si e pelos tratamentos propostos.[16]

A triagem nutricional deve ser realizada por meio de técnica simples e rápida para que possa ser incorporada à rotina diária de avaliação dos pacientes nos diversos ambientes ambulatoriais ou hospitalares. Vários instrumentos são utilizados atualmente nessa triagem, sendo os mais conhecidos o instrumento universal para triagem da desnutrição (Tabela 17.3), no entanto, nenhum desses instrumentos atende às particularidades específicas dos pacientes idosos oncológicos.[17,18]

A avaliação nutricional do idoso é parte integrante da avaliação geriátrica ampla (AGA) por ser ferramenta sensível de detecção dos fatores de risco associados à desnutrição. Assim, torna-se relevante o desenvolvimento de métodos que utilizem questões simples e rápidas, que permitam destacar sinais de alerta do estado nutricional e direcionem as intervenções que devem ser realizadas pelos profissionais da área da saúde.[18]

■ Necessidades nutricionais nos idosos oncologicos

As necessidades nutricionais nos idosos oncológicos diferem das necessidades do adulto, uma vez que há diversos fatores do processo fisiológico do envelhecimento que influenciam o estado nutricional. Pacientes oncológicos, podem apresentar uma maior demanda energética, em especial quando submetidos ao tratamento antineoplásico.[17]

Tabela 17.3. Instrumentos de triagem nutricional validados para população de idosos

Instrumento	Características
Mini Avaliação Nutricional (MAN) – reduzida	Especificas para idosos. Avaliação antropométrica (IMC, perda de peso, CP). Avaliação Global (estilo de vida, mobilidade). Avaliação dietética. Avaliação da capacidade física e funcional.
Avaliação Subjetiva Global Produzida Pelo Próprio Paciente (ASG-PPP)	Avaliação antropométrica (alteração de peso no último mês e há 6 meses). Avaliação dietética. Avaliação de sintomas. Avaliação da capacidade física e funcional. Avaliação das necessidades nutricionais.
Malnutrition Universal Screening (MUST)	Avaliação antropométrica (IMC, perda de peso). Avaliação dietética.
Malnutrition Screening Tool (MST)	Avaliação da perda de peso. Avaliação do apetite.
Nutritional Risk Screening – 2002	Avaliação antropométrica (IMC, % perda de peso). Avaliação dietética (na semana anterior). Avaliação da gravidade da doença.

Fonte: Inquérito Luso-Brasileiro de Nutrição Oncológica no Idoso: Estudo Multicêntrico (2015) e Manual Prático de Assistência Nutricional ao Paciente Oncológico Adulto e Pediátrico (2020).

Há diversos métodos para calcular as necessidades energéticas, porém a regra de bolso (caloria e/ou proteína por quilo de peso corpóreo) é a mais utilizada devido a sua fácil aplicação. Dessa forma, é necessário considerar nas recomendações das necessidades energéticas dos pacientes oncológicos idosos, a presença de desnutrição, a obesidade, o estresse leve, moderado ou grave e a sepse (Tabela 17.4). Além disso, a necessidade proteica está aumentada em idosos, em parte, em função da redução da resposta anabólica, como também para compensar inflamações e condições catabólicas associadas a doenças agudas e crônicas.[14,17,19]

Em relação a hidratação 30 a 40 mL/kg de peso atual/dia, uma vez que o idoso oncológico, em função da propensão a desenvolver desidratação, devido à baixa ingestão hídrica, aumento da perda de fluidos em razão das toxicidades relacionadas ao tratamento como náuseas, vômitos e diarreia. Além disso desidratação favorece o surgimento do estado confessional agudo.[14,19]

As deficiências de micronutrientes podem ocorrer não só na presença do câncer, mas em função dos efeitos do tratamento como alterações em ingestão, absorção, anorexia, desidratação, vômitos e diarreia. As recomendações devem ser feitas conforme a DRI durante o tratamento e após seu término.[19]

Quando a dietoterápica não atende as necessidades energéticas do paciente favorece o desenvolvimento e/ou a piora do quadro desnutrição. Para manter um estado nutricional estável, a dieta deve atender às necessidades energéticas do paciente, sendo assim é sensato iniciar a terapia nutricional presumindo que há uma alta demanda energética e uma baixa ingestão calórica e proteica.[20]

■ Terapia nutricional

A dietoterapia via oral adequada em energia e proteína é a primeira escolha para manter ou melhorar o estado nutricional. A intervenção nutricional é recomendada para aumentar o aporte nutricional em pacientes com câncer que são capazes de se alimentar, mas estão desnutridos ou em risco de desnutrição. Isso inclui aconselhamento dietético, manejo dos eventos adversos que prejudicam a ingestão de alimentos e oferta de suplementos nutricionais orais.[14,19,20]

Tabela 17.4. Recomendações nutricionais segundo estado nutricional e estresse metabólico para idosos oncológico

Calorias		Proteínas	
Desnutrição grave ou caquexia	> 35 kcal/kg de peso	**Sem estresse**	1,0 a 1,2 g/kg de peso
Desnutridos	30 a 35 kcal/kg de peso	**Estresse leve**	1,2 a 1,5 g/kg de peso
Eutróficos	25 a 30 kcal/kg de peso	**Estresse moderado ou grave**	1,5 a 2,0 g/kg de peso
Obesos	21 a 25 kcal/kg de peso	**Comprometimento renal**	0,5 a 0,8 g/kg de peso

Fonte: Consenso Nacional de Nutrição Oncológica. Rio de Janeiro: 2016 e Manual Prático de Assistência Nutricional ao Paciente Oncológico Adulto e Pediátrico (2020).

O uso da suplementação é recomendado quando uma dieta, mesmo que enriquecida não é eficaz para atender as necessidades nutricionais, sendo que terapia nutricional em pacientes com câncer que estão desnutridos ou em risco de desnutrição demonstrou melhorar o peso corporal e a ingestão de energia.[20]

A terapia nutricional deve ser iniciada imediatamente após diagnóstico de risco nutricional ou de desnutrição, para pacientes ambulatoriais ou internados, desde que estejam hemodinamicamente estáveis, e prevista por um período mínimo de 7 dias. Deve-se sem sempre avaliar os sintomas gastrointestinais (náuseas, vômitos e outros), a avaliação bioquímica para evitar síndrome de realimentação.[14,19]

Dentre as vias de terapia nutricional, via oral deve ser a primeira escolha em relação à nutrição enteral (NE) e/ou nutrição parenteral (NP). Se a ingestão oral não for possível, o início da NE deve ser precoce (dentro de 48 horas), e se a via oral for insuficiente (menos de 60% das necessidades nutricionais do terceiro ao sétimo dia), a NE deve ser instituída. Em caso de contraindicações para alimentação via oral e via enteral, a NP deve ser iniciada (Figura 17.1) após o terceiro dia em pacientes de alto risco nutricional.[14]

Terapia nutricional oral

A terapia nutricional oral deve ser iniciada o mais rápido possível em pacientes com ingestão alimentar < 75% das suas necessidades nutricionais. Recomenda-se a suplementação em pacientes em tratamento antineoplásico.[3,17]

Diversos são os tipos de suplementos nutricionais, divididos em formula padrão e especializada, de acordo com a sua composição, podendo ser normo a hipercalórico, normo a hiperproteico, fortificados com imunonutrientes, acrescido ou não de fibras alimentares.

Terapia nutricional enteral

A sonda nasoenteral é recomendada quando a terapia nutricional será de curto prazo, caso contrário recomenda-se as ostomias principalmente em pacientes com obstruções tumorais em trato gastrointestinal alto. Recomenda-se para uma melhor tolerância iniciar a NE de maneira precoce e aumentá-la progressivamente em até 72 a 96 h/dia com monitorização.

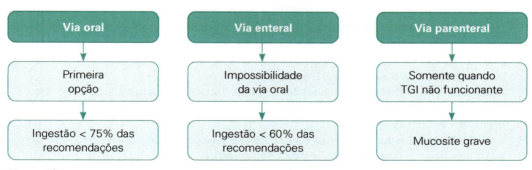

Figura 17.1
Indicações para via da terapia nutricional.

Terapia nutricional parenteral

A nutrição parenteral é indicada quando o trato gastrointestinal não pode ser utilizado, seja por uma obstrução tumoral, íleo paralitico, síndrome do intestino curto, mucosite grau 4, diarreia grave, doença do enxerto x hospedeiro. É necessário monitoramento diário dos níveis séricos de sódio, potássio, magnésio, cálcio, ureia, creatinina, glicemia.

■ Conclusão

O planejamento dietético nos idosos com neoplasia malignas deve estar presente nos serviços que realizam tratamentos especializados, isto poque o envelhecimento tende aumentar a fragilidade e os efeitos colaterais do tratamento. Implementar protocolos de atendimento para detectar precocemente o risco nutricional e inadequações no consumo alimentar, podem melhorar a performance dos idosos durante o tratamento. Intervenções e discussões dietoterápicas em conjunto com a equipe multidisciplinar contribuirá com a alta e a retomada do idoso a vida normal.

Referências bibliográficas

1. World Health Organization. Cancer. [acesso em 05 maio 2021]. Disponível em: https://www.who.int/health-topics/cancer#tab=tab_1.
2. American Institute for Cancer Research. How to Prevent Cancer: 10 Recomendations. [acesso em 16 maio 2021]. Disponível em: https://www.aicr.org/cancer-prevention/.
3. Dias MCG, Alvarenga LN. Condutas dietéticas para idoso com doenças neoplásicas. In: Roediger MA, Silva MLN, Marucci MFN. Tratado de Nutrição em Gerontologia. São Paulo: Editora Manole. 2016;590-616.
4. Instituto Nacional de Câncer José Alencar Gomes da Silva. Consenso Nacional de Nutrição Oncológica. Rio de Janeiro. 2015. [acesso em 16 de maio de 2021]. Disponível em: https://www.inca.gov.br/publicacoes/livros/consenso-nacional-de-nutricao-oncologica.
5. Santis e Silva VA, Freitas PP. Idoso. In: Baiocchi O, Sachs A, Magalhães LP. Aspectos Nutricionais em Oncologia. Rio de Janeiro: Editora Atheneu. 2018;451-474.
6. Nunes CHA. Câncer. In: Busnello FM. Aspectos Nutricionais no Processo de Envelhecimento. São Paulo: Editora Atheneu. 2007;175-190.
7. Freitas JP, Rodrigues M, Gil MF, Scacchetti T. Tratamento Cirúrgico. In: Silva ACL, Hirose EY, Kikuchi ST. Manual Prático de Assistência Nutricional ao Paciente Oncológico Adulto e Pediátrico. Rio de Janeiro: Editora Atheneu. 2020;77-85.
8. Silva DA, Tanaka M, Maia-Lemos PS, Santis e Silva VA. Tratamento quimioterápico. In: Silva ACL, Hirose EY, Kikuchi ST. Manual Prático de Assistência Nutricional ao Paciente Oncológico Adulto e Pediátrico. Rio de Janeiro: Editora Atheneu. 2020;51-76.
9. Botero L, Agarwal E, Berry R, Gillespie K, Isenring E, McCarthy AL. Nutrition risk and mortality in older oncology patients: An exploratory study. Nutrition & Dietetics. 2019;1-7.
10. Barrére APN, Pedron ELO, Guedes KJT, Costa MMF, Miola TM. Tratamento radioterápico. In: Silva ACL, Hirose EY, Kikuchi ST. Manual Prático de Assistência Nutricional ao Paciente Oncológico Adulto e Pediátrico. Rio de Janeiro: Editora Atheneu. 2020;63-76.
11. Soria RM. Nutritional impact of radiotherapy in oncogeriatric patients. Can radiation oncologists minimize the radiotherapy impact on the nutritional status of the elderly patient?. Nutr Hosp. 2020;37(1):31-37.
12. Shivtaj M, Manreet S, Krisstina G. Understanding the Mechanisms of Diet and Outcomes in Colon, Prostate, and Breast Cancer; Malignant Gliomas; and Cancer Patients on Immunotherapy. Nutrients. 2020;12(2226):1-18.

Capítulo 17   Doenças Oncológicas

13. Gonçalves SEAB, Ribeiro AAF, Hirose EY, Santos FPS, Ferreira FM, Koch LOM et al. Consenso Brasileiro de Nutrição em Transplante de Células-Tronco Hematopoiéticas: Idosos. Einstein (São Paulo). 2019;17(2):1-16.

14. BRASPEN – Brazilian Society Parenteral and Enteral Nutrition. Diretriz de Terapia Nutricional do Paciente com Câncer (2019).

15. Melo MM, Cardoso RM, Da Silva MJS. Reação adversa a medicamento. Uma análise comparativa de protocolos utilizados para o tratamento do câncercolorretal. Medicina (Brasil). 2017;50(4):245-54.

16. Arends J, Baracos V, Bertz H, Bozzetti F, Calder PC, Deutz NEP et al. ESPEN expert group recommendations for action against cancerrelated malnutrition. Clin Nutr. 2017 Oct;36(5):1187-96.

17. Santis e Silva VA, Freitas PP. Idoso. In: Silva ACL, Hirose EY, Kikuchi ST. Manual Prático de Assistência Nutricional ao Paciente Oncológico Adulto e Pediátrico. Rio de Janeiro: Editora Atheneu. 2020;451-74.

18. Instituto Nacional de Câncer José Alencar Gomes da Silva. Inquérito Luso-Brasileiro de Nutrição Oncológica no Idoso: Estudo Multicêntrico. Rio de Janeiro. 2015. [acesso em 14 de junho de 2021]. Disponível em: https://www.inca.gov.br/sites/ufu.sti.inca.local/files//media/document//inquerito-lusobrasileiro-de-nutricao-oncologica-completo.pdf.

19. Instituto Nacional de Câncer José Alencar Gomes da Silva. Consenso Nacional de Nutrição Oncológica. Vol. II. 2ª Edição revista, ampliada e atualizada. Rio de Janeiro. 2016. [acesso em 14 de junho de 2021]. Disponível em: https://www.inca.gov.br/sites/ufu.sti.inca.local/files//media/document//consenso-nutricao-oncologica-vol-ii-2-ed-2016.pdf.

20. Muscaritoli M, Arends J, Bachmann P, Baracos V, Barthelemy N, et al. ESPEN practical guideline: Clinical Nutrition in cancer. Clin Nutr. 2021 May;40(5):2898-2913. doi: 10.1016/j.clnu.2021.02.005. Epub 2021 Mar 15. PMID: 33946039.

21. Sociedade Brasileira de oncologia clínica. Guia De Nutrição para o Oncologista. São Paulo, 2021. [acesso em 14 de junho de 2021]. Disponível em: https://sboc.org.br/images/lg-Guia-Nutricional.pdf.

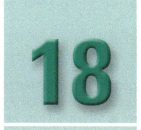

Envelhecimento e *Diabetes Mellitus*

Adriana Machado Saldiba de Lima
Daiane Fuga da Silva
Sandra Regina Mota Ortiz

■ Introdução

O processo de transição demográfica e epidemiológica tem resultado em mudança no perfil populacional e de morbimortalidade, com destaque para o aumento das doenças crônicas não transmissíveis (DCNT).[1] Dentre as DCNT mais frequentes, o *diabetes mellitus* tipo 2 (DM2) é o mais evidente, pois vem crescendo em consequência do aumento de idosos, da ociosidade, da obesidade e do aumento da expectativa de vida dos diabéticos.[2]

O estudo sobre a prevalência de DM em idosos com idade igual ou superior a 65 anos, realizado nas capitais dos estados brasileiros e no Distrito Federal, pelo Vigitel em 2018, identificou a margem de 23,1% de idosos acometidos pelo DM2, índice extremamente avançado quando comparado aos mais jovens.[3]

O DM é compreendido como um grupo heterogêneo de distúrbios metabólicos cuja característica marcante é a hiperglicemia, resultante de defeitos na secreção de insulina associados ou não à resistência à ação deste hormônio.[4] O DM2 resulta da utilização ineficaz da insulina pelo organismo, e em grande parte é resultante do excesso de peso corporal e do sedentarismo. O DM1 é caracterizado por uma produção deficiente de insulina e requer a administração diária de insulina. Os sintomas incluem excreção excessiva de urina (poliúria), sede (polidipsia), fome constante, perda de peso, alterações da visão, e fadiga. Estes sintomas podem ocorrer repentinamente. Os sintomas do DM2 podem ser semelhantes aos do DM1, mas são frequentemente menos marcados. Como resultado, a doença pode ser diagnosticada vários anos após o seu aparecimento, depois de já terem surgido as complicações.[5]

As complicações específicas a longo prazo do DM incluem retinopatia, nefropatia e neuropatia. As pessoas com diabetes têm o risco aumentado para o desenvolvimento de outras doenças, incluindo doenças cardíacas, arteriais periféricas e cerebrovasculares, cataratas, disfunção erétil, e doença hepática gordurosa não alcoólica.[6]

■ *Diabetes Mellitus* e a COVID-19

Desde dezembro de 2019, passou a circular no mundo um novo coronavírus-2 (SRA-CoV-2). Este vírus pode provocar uma síndrome respiratória aguda grave, a doença do coronavírus 2019 (COVID-19). A COVID-19 é uma doença infectocontagiosa que atualmente acomete mais de 100 países e territórios nos cinco continentes. Seus impactos ainda são inestimáveis, mas afetam a saúde e a economia da população mundial.[6,7]

Alguns estudos têm sugerido que pacientes diabéticos com COVID-19 progridem mais rapidamente para as complicações graves, tais como pneumonia, síndrome respiratória aguda grave, falência de órgãos, e mesmo a morte.[8-10] A normalização da glicemia em diabéticos com COVID-19 em estado grave, tem sido associada à diminuição da mortalidade e morbidade em pacientes internados.[9]

Em Wuhan, na China, os pacientes que desenvolveram a síndrome respiratória aguda grave apresentaram como característica uma "tempestade de citocinas pró-inflamatórias".[11] Em comparação aos casos moderados, os casos graves exibiram concentrações elevadas de proteína C reativa (PCR), ferritina, IL-6 (interleucina-6) e TNF-α (fator de necrose tumoral alfa).[11,12]

O envelhecimento por si só está associado a um declínio progressivo e uma desregulação do sistema imune, que produz uma resposta inflamatória sistêmica, de baixo grau, crônica, denominada *inflammaging*.[13] O *inflammaging* é influenciado por alterações na composição corporal, tais como diminuição da massa muscular magra e aumento da adiposidade.[14] O fator nuclear kappa B (NF-κB) medeia a inflamação aguda, bem como crônica, e é proposto como um dos principais reguladores do envelhecimento. Através da sua atividade transcricional, a família do NF-κB induz a expressão de citocinas e genes associados à apoptose e à senescência.[15]

Indivíduos idosos com excesso de peso e DM2 tendem a apresentar uma inflamação sistêmica crônica, com aumento da ativação do NF-κB, e aumento da concentração de IL-6, um ambiente propício para o rápido desenvolvimento desta "tempestade de citocinas".[16] A morbidade e a mortalidade da COVID-19 é mais elevada nos idosos mais velhos. Em geral, na Ásia, na Europa e nos Estados Unidos, 80% das mortes associadas à COVID-19 foram observadas entre idosos com 65 anos, com a maior percentagem de estados mais graves entre pessoas com 80 anos.[17-19]

■ Produtos de glicação avançada e *Diabetes Mellitus*

A hiperglicemia e o aumento do estresse oxidativo são apontados como elementos importantes na gênese de alterações celulares que caracterizam as complicações micro e macrovasculares do DM.[20,21] Como pivô deste processo, há a formação dos produtos de glicação avançada (AGE – do inglês, *advanced glycated endproducts*). Carboximetili-sina (CML), um dos principais AGE encontrados *in vivo*, encontra-se aumentado na cir-culação sanguínea e nos tecidos de portadores de DM[22] e se correlaciona positivamente com a idade.[23]

Os efeitos dos AGE nas células são, principalmente, mediados por sua interação com o receptor para AGE (RAGE – do inglês *receptor for AGE*).[24] Sua expressão é modulada através da retroalimentação positiva frente a ligação com seu ligante, o que gera, em seus processos de tradução de sinal, um ciclo vicioso que culminará na sua própria ex-pressão. E dessa forma, exerce papal essencial nas alterações metabólicas que estão associadas ao seu principal ligante, o AGE. Quando os AGE interagem com o receptor RAGE, há aumento da formação de espécies reativas de oxigênio (EROs) que favorecem a translocação do NF-κB.[25] Este está associado a transcrição de genes que codificam citocinas inflamatórias, com propagação da resposta inflamatória crônica e vasoconstri-tora.[26] Estes eventos pocem contribuir para as patologias associadas ao envelhecimento.

Os AGE foram primeiramente identificados nos alimentos através da reação de es-curecimento entre proteínas e açúcares, a chamada reação de Maillard.[27] Os AGE tam-bém são formados continuamente no organismo, e seu acúmulo pode contribuir para a progressão acelerada do envelhecimento.[28] Proteínas glicadas formam agregados que são insolúveis e resistentes à degradação, podendo se acumular em diferentes tecidos, como o colágeno, o cristalino, as células neuronais, a parede vascular e a pele.[29]

A carga de AGE é dependente, em grande parte, da idade cronológica, do estilo de vida e da saúde metabólica de um indivíduo.[30] Ainda, o tabaco e a ingestão crônica de alimen-tos contendo altas concentrações de AGE, e seus precursores, aumentam o acúmulo de AGE de fontes exógenas no organismo.[31] Nos alimentos, os AGE encontram-se em con-centração mais elevada nos alimentos de origem animal e podem ser produzidos quando expostos a temperaturas mais altas por um curto período, como grelhar, assar e fritar.[31]

Apesar do papel dos AGE de origem alimentar ainda não estar bem elucidado frente ao impacto na saúde humana, diversos estudos, em modelos animais e humanos têm evidenciado que o consumo restrito de AGE vincula-se à diminuição de sua concentração na corrente sanguínea, redução da resistência insulínica e vias inflamatórias e expansão da longevidade.[31] Em contrapartida, o consumo exacerbado de AGE está associado com a incidência de eventos cardiovasculares de maior risco como o infarto do miocárdio, o acidente vascular cerebral e a amputação de membros em pacientes com DM2, além da perda da eficiência cognitiva e da memória em idosos.[32,33]

■ *Diabetes Mellitus* e demências

Há evidências de que indivíduos com DM2 têm diminuição da cognição e da função cerebral.[34] Estudos de neuroimagem estruturais e funcionais têm evidenciado alterações nos cérebros de pacientes diabéticos.[35]

A demência geralmente é precedida por estágios de disfunção cognitiva e alterações de memória, especificamente da memória episódica.[36] Pacientes com DM que apre-sentam comprometimento cognitivo leve (CCL) podem progredir rapidamente para as demências. A idade, a etnia, a escolaridade, a presença de depressão, as complicações micro e macrovascular e o tempo da doença são fatores de risco para o aumento da demência associada à DM.[34]

O quadro demencial normalmente tem um início lento e gradual, com a atrofia hipocampal sendo manifestada após vários anos de início dos sintomas clínicos. A histopatologia da doença caracterizada por depósitos extraneuronais de β-peptídeo amiloide fibrilar (Aβ) e neuritos distróficos, denominados placas senis; deposição intraneuronal da proteína tau hiperfosforilada, denominada emaranhado neurofibrilar, e perda de sinapses e neurônios.[37]

Os emaranhados neurofibrilares, gerados a partir da proteína tau, podem estar associados aos microtúbulos quando sofrem uma hiperfosforilação, gerando uma perda de função neuronal. As placas de proteína β-amiloide parecem predispor a formação destes emaranhados, e ambas, por seus efeitos tóxicos, são responsáveis pela morte neuronal. Os emaranhados parecem ser um bom indicador do declínio cognitivo durante a progressão da doença de Alzheimer.[38]

DM2 tem sido consistentemente associado ao aumento do risco de declínio cognitivo, comprometimento cognitivo leve e demência, tanto demência vascular como doença de Alzheimer. Na vigência do diabetes, há alterações microvasculares, na neuroplasticidade, no estresse oxidativo e aumento da formação de AGE que podem contribuir para os efeitos na cognição. A hiperglicemia, por si só, está relacionada à diminuição da cognição em pacientes diabéticos.[34]

O aumento do estresse oxidativo pode estar associado com o declínio cognitivo, a partir da produção excessiva de EROs e nitrogênio (RNS) que levam ao acúmulo, agregação e deposição de peptídeos β amiloides (βA).[39,40] A formação de βA não é muito esclarecida, no entanto sabe-se que a micróglia e macrófagos contribuem para essa formação.

Existe uma forte correlação entre hiperglicemia pós-prandial e aumento do risco de demência. Além disso, entre os pacientes idosos com DM1, aqueles com valores mais elevados de hemoglobina glicada, aumentaram o risco de desenvolver demência, enquanto aqueles com valores de hemoglobina glicada menores, refletindo um melhor controle glicêmico, tiveram risco reduzido. A manutenção do controle glicêmico em pacientes idosos com DM é fundamental para o envelhecimento saudável do cérebro.[41]

A hipoglicemia pode afetar agudamente a cognição. Os autores demonstram uma relação entre a frequência de hipoglicemias severas e a incidência de demência em pacientes diabéticos. A hipoglicemia pode levar à morte celular neuronal, o que pode ser particularmente preocupante em pacientes mais velhos com uma plasticidade neuronal limitada.[42]

■ Tratamento do *Diabetes Mellitus*

O diagnóstico do DM acarreta, muitas vezes, em um choque emocional para a pessoa que não está preparada para conviver com as limitações decorrentes da condição crônica. A vivência do DM quebra a harmonia orgânica e, muitas vezes, transcende a pessoa do doente, interferindo na vida familiar e comunitária, afetando seu universo de relações. Para o paciente mudar os hábitos de vida que já estão consolidados e assumir uma rotina que envolve disciplina rigorosa do planejamento alimentar, da incorporação ou incremento de atividade física, e uso permanente e contínuo de medicamentos, impõe a necessidade de entrar em contato com sentimentos, desejos, crenças e atitudes. A modificação do estilo de vida não se instala magicamente, mas no decorrer de um percurso que envolve repensar o projeto de vida e reavaliar suas expectativas de futuro.[43,44]

Os idosos com DM2 encararam o diagnóstico da doença com naturalidade e apresentam pouca rede de apoio para lidar com o tratamento da doença. Da mesma forma, relataram dificuldade de entrar em contato com seus sentimentos e emoções, bem como, abordaram temas ligados à solidão, abandono e baixa autoestima. Todos esses fatores podem dificultar ainda mais a relação do idoso com o diabetes e a adesão ao tratamento.[45]

No que diz respeito à saúde mental, indivíduos com DM2 têm maiores chances de apresentar sintomas depressivos, aumentando assim outros riscos subsequentes a exemplo da hiperglicemia, a resistência insulínica e complicações micro e macrovasculares. Além disso, a ansiedade é capaz de alterar o eixo hipotalâmico hipofisário adrenal e ativar o sistema nervoso simpático, responsável pela síntese de hormônios contra reguladores, como glucagon, adrenalina, noradrenalina, cortisol e hormônio do crescimento, possibilitando o aumento dos níveis de glicose no sangue por vias catabólicas. Sendo assim, tais comorbidades têm reações bidirecionais que agravam uma à outra.[46]

O tratamento do DM implica na tomada de uma série de medidas para a manutenção do controle glicêmico, que envolve dieta, combate ao excesso de peso e obesidade, evitar o tabagismo, atividade física regular e o uso de medicamentos antidiabéticos orais, isolados ou combinados.[47]

Um dos principais fatores modificáveis que influenciam o envelhecimento saudável do paciente diabético é a nutrição. Estudos sobre padrões dietéticos que levam em conta quantidades e combinações de alimentos, grupos alimentares e nutrientes, têm demonstrado efeitos importantes no melhor controle glicêmico dos pacientes diabéticos.[48]

Os padrões alimentares saudáveis têm se associado a uma mortalidade mais baixa, mesmo em indivíduos mais velhos com diabetes. A dieta mediterrânea se associa a um menor risco de desenvolver DM2, além de ser melhor para o tratamento.[49] Este padrão alimentar enfatiza os alimentos à base de plantas (vegetais, feijão, frutos secos e sementes, frutas e grãos inteiros intactos); peixe e frutos do mar; azeite como principal fonte de gordura alimentar; produtos lácteos com baixo teor de gordura (principalmente iogurte e queijo) em quantidades baixas a moderadas; tipicamente menos de 4 ovos/semana; carne vermelha em baixa frequência e quantidades, e açúcares concentrados raramente.

As recomendações dietéticas da OMS e da Organização para a Alimentação e Agricultura (FAO) para o tratamento e prevenção do DM2, incluem limitar a ingestão de ácidos gordos saturados a menos de 10% da ingestão total de energia (e menos de 7% para grupos de alto risco); e alcançar uma ingestão adequada de fibras alimentares (ingestão diária mínima de 20 g) através do consumo regular de cereais integrais, leguminosas, frutas e vegetais. A Organização Mundial da Saúde recomenda fortemente a redução da ingestão diária de açúcares livres para menos de 10% da ingestão total de energia e sugere que uma redução adicional para 5% pode ter benefícios adicionais para a saúde.[50]

Segundo a Associação Americana de Diabetes (ADA), os objetivos da terapia nutricional são:

1. Promover e apoiar padrões alimentares saudáveis, enfatizando uma variedade de alimentos ricos em nutrientes em porções de tamanho apropriado, a fim de melhorar a saúde geral
2. Abordar as necessidades nutricionais individuais com base em preferências pessoais e culturais, promover o ensino em saúde, acesso a escolhas alimentares saudáveis, vontade e capacidade de fazer mudanças comportamentais, bem como barreiras à mudança.
3. Manter o prazer de comer, fornecendo mensagens positivas sobre as escolhas alimentares, limitando algumas escolhas alimentares somente com comprovação científica.
4. Fornecer ao indivíduo ferramentas práticas para o planeamento das refeições do dia a dia.[51]

Além disso, a Associação Americana de Diabetes (ADA, 2019) enfatiza que a terapia nutricional é fundamental no plano global de gestão do DM, e no último relatório "*Nutrition Therapy for Adults with Diabetes or Prediabetes*", incluiu uma variedade de padrões alimentares aceitáveis para a gestão do diabetes. A dieta deve concentrar-se nos fatores chave que são comuns entre os padrões: minimizar a adição de açúcares e grãos refinados e escolher alimentos integrais ao invés de alimentos altamente processados.[51]

■ Conclusão

O *diabetes mellitus* é uma doença crônica que tem um impacto importante na saúde pública mundial. A manutenção do controle glicêmico é fundamental para diminuir a formação de proteínas modificadas por glicoxidação, e consequentemente, diminuir as complicações do *diabetes mellitus*. Além disso, o controle glicêmico mantém o cérebro mais saudável e diminui o risco de gravidade pela infecção da COVID-19. Padrões alimentares saudáveis, prática regular de atividade física, manutenção da saúde mental, evitar o tabagismo, uso dos antidiabéticos e rede de apoio são fundamentais para que o paciente diabético consiga ter longevidade com qualidade e um bom manejo da sua doença.

■ Tópicos relevantes abordados no capítulo

- O *diabetes mellitus* é uma doença crônica que tem alta prevalência entre os idosos.
- Pacientes diabéticos com COVID-19 que apresentam um controle glicêmico inadequado progridem mais rapidamente para as complicações graves por promover um ambiente propício para o rápido desenvolvimento da "tempestade de citocinas pró-infamatórias".
- A hiperglicemia e o aumento do estresse oxidativo são apontados como elementos importantes na gênese das complicações do diabetes. Como pivô deste processo há a formação dos produtos de glicação avançada (AGE – do inglês, *advanced glycated endproducts*).
- A manutenção do controle glicêmico em pacientes idosos com DM é fundamental para o envelhecimento saudável do cérebro.

- O tratamento do DM implica na tomada de uma série de medidas para a manutenção do controle glicêmico, que envolve dieta, combate ao excesso de peso e obesidade, evitar o tabagismo, atividade física regular e uso regular de medicamentos antidiabéticos.

Referências bibliográficas

1. Tavares DMS, Pelizaro PB, Pegorari MS, Paiva MM, Marchiori GF. Prevalência de morbidades autorreferidas e fatores associados entre idosos comunitários de Uberaba, Minas Gerais, Brasil. Ciênc. Saúde Coletiva. 2019; 24: 3305-3313.
2. Silva AB, Engroff P, Sgnaolir V, Schere L, Gomer, I. Prevalência de diabetes mellitus e adesão medicamentosa em idosos da Estratégia Saúde da Família de Porto Alegre/RS. Cad. Saúde Coletiva. 2016; 24: 308-316.
3. Brasil. Ministério da Saúde. Secretaria de Vigilância em Saúde. Departamento de Análise em Saúde e Vigilância de Doenças não Transmissíveis. Vigitel Brasil 2018: vigilância de fatores de risco e proteção para doenças crônicas por inquérito telefônico: estimativas sobre frequência e distribuição sociodemográfica de fatores de risco e proteção para doenças crônicas nas capitais dos 26 estados brasileiros e no Distrito Federal em 2018/Ministério da Saúde, Secretaria de Vigilância em Saúde, Departamento de Análise em Saúde e Vigilância de Doenças não Transmissíveis. – Brasília: Ministério da Saúde, 2019.
4. Moraes HAB, Mengue SS, Molina MCB, Case NV. Fatores associados ao controle glicêmico em amostra de indivíduos com diabetes mellitus do Estudo Longitudinal de Saúde do Adulto, Brasil, 2008 a 2010. Epidemiol. Serv. Saúde. 2020; 29: 1-14.
5. World Health Organization (WHO). Global report on diabetes. 2016.
6. World Health Organization (WHO). HEARTS – D Diagnosis and management of Type 2 diabetes. Geneva, 2020.
7. Ministério da Saúde. Portaria MS/GM n.188, de 3 de fevereiro de 2020. Declara Emergência em Saúde Pública de importância Nacional em decorrência da Infecção Humana pelo novo Coronavírus (2019-nCoV). Brasília: Ministérios da Saúde; 2020.
8. Bloomgarden ZT. Diabetes and COVID-19. J Diabetes. 2020; 12: 347-348.
9. Wu J, Zhang J, Sun X, Wang L, Xu Y et al. Influence of diabetes mellitus on the severity and fatality of SARS-CoV-2 (COVID-19) infection. Diabetes Obes Metab. 2020; 22: 1907-1914.
10. Aggarwal G, Lippi G, Lavie CJ, Henry BM, Sanchis-Gomar F. diabetes mellitus association with coronavirus disease 2019 (COVID-19) severity and mortality: A pooled analysis. J Diabetes. 2020; 12:851-855.
11. Huang C, Wang Y, Li X, Ren L, Zhao J, Hu Y et al. Clinical features of patients infected with 2019 novel coronavirus in Wuhan, China. Lancet. 2020; 15: 497-506.
12. Chen G, Wu D, Guo W, Cao Y, Huang D et al. Clinical and immunological features of severe and moderate coronavirus disease 2019. J Clin Invest. 2020; 130: 2620-2629.
13. Franceschi C. Inflammaging as a major characteristic of old people: can it be prevented or cured? Nutr Rev. 2007; 65: 173-6.
14. Franceschi C, Bonafè M, Valensin S, Olivieri F, De Luca M, Ottaviani E, De Benedictis G. Inflamm-aging. An evolutionary perspective on immunosenescence. Ann N Y Acad Sci. 2020; 908: 244-54.
15. Tilstra JS, Clauson CL, Niedernhofer LJ, Robbins PD. NF-κB in Aging and Disease. Aging Dis. 2011; 2:449-65.
16. Mauvais-Jarvis F. Aging, Male Sex, Obesity, and Metabolic Inflammation Create the Perfect Storm for COVID-19. Diabetes. 2020. 69:1857-1863.
17. Onder G, Rezza G, Brusaferro S. Case-Fatality Rate and Characteristics of Patients Dying in Relation to COVID-19 in Italy. JAMA. 2020; 323:1775-1776.
18. COVID-19 National Emergency Response Center, Epidemiology and Case Management Team, Korea Centers for Disease Control and Prevention. Coronavirus Disease-19: The First 7,755 Cases in the Republic of Korea. Osong Public Health Res Perspect. 2020; 11:85-90.

19. Richardson S, Hirsch JS, Narasimhan M, Crawford JM, McGinn T, Davidson KW et al. Presenting Characteristics, Comorbidities, and Outcomes Among 5700 Patients Hospitalized With COVID-19 in the New York City Area. JAMA. 2020; 323:2098.
20. Brownlee M. Biochemistry and molecular cell biology of diabetic complications. Nature. 2001; 414:813-20.
21. Basta G. Receptor for advanced glycation endproducts and atherosclerosis: From basic mechanisms to clinical implications. Atherosclerosis. 2008; 196(1):9-21.
22. Baumann M, Richart T, Sollinger D, Pelisek J, Roos M et al. Association between carotid diameter and the advanced glycation endproduct Nepsilon-carboxymethyllysine (CML). Cardiovasc Diabetol. 2009; 8:45.
23. Reddy S, Bichler J, Wells-Knecht KJ, Thorpe SR, Baynes JW. N epsilon-(carboxymethyl)lysine is a dominant advanced glycation end product (AGE) antigen in tissue proteins. Biochemistry. 1995; 34:10872-8.
24. Neeper M, Schmidt AM, Brett J, Yan SD, Wang F et al. Cloning and expression of a cell surface receptor for advanced glycosylation end products of proteins. J Biol Chem. 1992; 267:14998-5004.
25. Yeh CH, Sturgis L, Haidacher J, Zhang XN, Sherwood SJ, Bjercke RJ et al. Requirement for p38 and p44/p42 mitogen-activated protein kinases in RAGE-mediated nuclear factor-kappaB transcriptional activation and cytokine secretion. Diabetes. 2001; 50:1495-504.
26. Barlovic DP, Soro-Paavonen A, Jandeleit-Dahm KA. RAGE biology, atherosclerosis and diabetes. Clin Sci (Lond). 2011; 121:43-55.
27. Maillard LC. Action of amino acids on sugars. Formation of melanoidins in a methodical way. Compt Rend. 1912; 154:66–68.
28. Semba, RD, Nicklett, EJ, Ferrucci, L. Does accumulation of advanced glycation endproducts contribute to the aging phenotype?.Journals of Gerontology Series A: Biomedical Sciences and Medical Sciences. 2010; 65: 963-975.
29. Guilbaud A, Niquet-Leridon C, Boulanger E, Tessier FJ. How Can Diet Affect the Accumulation of Advanced Glycation End-Products in the Human Body? Foods. 2016; 6:84.
30. Monnier VM, Cerami A. Nonenzymatic browning in vivo: possible process for aging of long-lived proteins. Science. 1981; 211:491-3.
31. Uribarri J, Woodruff S, Goodman S, Cai W, Chen X, Pyzik R et al. Advanced glycation end products in foods and a practical guide to their reduction in the diet. J Am Diet Assoc. 2010; 110:911-16.
32. Hanssen NM, Beulens JW, van Dieren S, Scheijen JL, van der A DL, et al. Plasma advanced glycation end products are associated with incident cardiovascular events in individuals with type 2 diabetes: a case-cohort study with a median follow-up of 10 years (EPIC-NL). Diabetes. 2015; 64:257-65.
33. West RK, Moshier E, Lubitz I, Schmeidler J, Godbold J, Cai W et al. Dietary advanced glycation end products are associated with decline in memory in young elderly. Mech Ageing Dev. 2014; 140:10-2.
34. Meneilly GS, Tessier DM. Diabetes, Dementia and Hypoglycemia. Can J Diabetes. 2016; 40:73-6.
35. Biessels GJ, Reijmer YD. Brain changes underlying cognitive dysfunction in diabetes: what can we learn from MRI? Diabetes. 2014; 63:2244-52.
36. Huijbers W, Mormino EC, Wigman SE, Ward AM, Vannini P, McLaren DG et al. Amyloid deposition is linked to aberrant entorhinal activity among cognitively normal older adults. J Neurosci. 2014; 34:5200-10.
37. Butterfield DA, Johnson LA. APOE in Alzheimer's disease and neurodegeneration. Neurobiol Dis. 2020; 139:104847.
38. Franco, GRR, Viegas JRC. A Contribuição de Estudos do Canabidiol e Análogos Sintéticos no Desenho de Novos Candidatos a Fármacos contra Transtornos Neuropsiquiátricos e Doenças Neurodegenerativas. Rev. Virtual Quim., 2017; 9:1773-1798.
39. Nishimaki K, Asada T, Ohsawa I, Nakajima E, Ikejima C, Yokota T, Kamimura N, Ohta S. Effects of Molecular Hydrogen Assessed by an Animal Model and a Randomized Clinical Study on Mild Cognitive Impairment. Curr Alzheimer Res. 2018; 15:482-492.
40. Tadokoro K, Morihara R, Ohta Y, Hishikawa N, Kawano S, Sasaki R et al. Clinical Benefits of Antioxidative Supplement Twendee X for Mild Cognitive Impairment: A Multicenter, Randomized, Double-Blind, and Placebo-Controlled Prospective Interventional Study. J Alzheimers Dis. 2019;71(3):1063-1069.

41. Lacy ME, Gilsanz P, Karter AJ, Quesenberry CP, Pletcher MJ, Whitmer RA. Long-term Glycemic Control and Dementia Risk in Type 1 Diabetes. Diabetes Care. 2018 Nov;41(11):2339-2345.
42. Yaffe K, Falvey CM, Hamilton N, Harris TB, Simonsick EM, Strotmeyer ES, Shorr RI, Metti A, Schwartz AV; Health ABC Study. Association between hypoglycemia and dementia in a biracial cohort of older adults with diabetes mellitus. JAMA Intern Med. 2013 Jul 22;173(14):1300-6.
43. Péres DS, Santos MA, Zanetti ML, Ferronato AA. Dificuldades dos pacientes diabéticos para o controle da doença: Sentimentos e comportamentos. Revista Latino Americana de Enfermagem. 2007; 15(6): 1105-1112.
44. Baade RTW, Bueno E. Coconstrução da autonomia do cuidado da pessoa com diabetes. Interface, 2016; 20(59).
45. Silva, D. F. (2019). Aspectos psicológicos do idoso diabético em tratamento ambulatorial. (Dissertação de Mestrado) – São Paulo, SP: Universidade São Judas Tadeu.
46. Raupp IT, Marins MP, Labrea VN, Wink ED, Londero APR, Tomaz MA, Libermann LL, Boff AA. diabetes mellitus Tipo 2 e saúde mental:uma abordagem multidisciplinar. Brazilian Journal of Health Review. 2021; 4(1), 90-104.
47. Sociedade Brasileira de Diabetes (BR). 2020. Diretrizes da Sociedade Brasileira de Diabetes 2019-2020. São Paulo: Editora Clannad.
48. Schoufour JD, Voortman, T,Franco OH, Kiefte-De Jong JC. Dietary Patterns and Healthy Aging. In: Food for the Aging Population. Woodhead Publishing Series in Food Science, Technology and Nutrition 2017; 223-254.
49. Esposito K, Chiodini P, Maiorino MI, Bellastella G, Panagiotakos D, Giugliano. Which diet for prevention of type 2 diabetes? A meta-analysis of prospective studies. Endocrine 2014; 47:107–116.
50. World Health Organization (WHO). World report on ageing and health. Geneva, 2015.
51. Evert AB, Dennison M, Gardner CD, Garvey WT, Lau KHK, MacLeod J, Mitri J, Pereira RF, Rawlings K, Robinson S, Saslow L, Uelmen S, Urbanski PB, Yancy WS Jr. Nutrition Therapy for Adults With Diabetes or Prediabetes: A Consensus Report. Diabetes Care. 2019; 42(5):731-754.

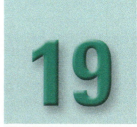

Osteoporose e Osteossarcopenia

Fânia Cristina dos Santos

Luca de Manzano Zarattini Gomez

Rafael Tobias Athias

■ Introdução

O envelhecimento bem sucedido depende da habilidade de manter a capacidade funcional dos múltiplos sistemas, como o osteomuscular. Este serve tanto para deambulação quanto como local de armazenamento metabólico. Com o envelhecimento, principalmente ao redor a sexta década de vida, há uma redução da densidade mineral óssea de cerca de 1% a 1,5% ao ano, redução na massa muscular de cerca de 1% ao ano e da força muscular de cerca de 2,5% a 3% ao ano, o que predispõem o idoso ao risco de desenvolver a osteoporose e também, a sarcopenia.

Mas recentemente, diversos estudos têm se debruçado sobre a interrelação entre músculo e osso, apontando para o fato que a osteoporose, uma doença do metabolismo ósseo, e a sarcopenia, uma desordem muscular, acabam por compartilhar mecanismos fisiopatológicos e fatores de risco, tais como inatividade física, tabagismo, etilismo, desnutrição e características genéticas. Num estudo belga, participantes com sarcopenia apresentaram um risco 4 vezes maior para o desenvolvimento de osteoporose. Ademais, há evidências de que a concomitância de osteoporose e de sarcopenia está associada a maior morbimortalidade e incapacidade funcional, quando comparadas a essas condições analisadas individualmente.

Assim, existe a importância de se falar sobre as duas temáticas no envelhecimento: Osteoporose e sarcopenia, e porque não falar destas afecções em associação. O conceito de osteossarcopenia, condição caracterizada por baixa densidade mineral óssea (osteopenia/osteoporose) e por comprometimento muscular (massa, força e/ou desempenho (sarcopenia), tem sido proposta até como uma nova síndrome geriátrica, dado o seu impacto sobre queda, fratura e hospitalização e qualidade de vida.

■ Osteoporose

Existe um consenso claro sobre o *screening* e investigação dessa patologia. O diagnóstico da osteoporose é realizado pela mensuração da densidade mineral óssea (DMO) utilizando a densitometria óssea. E, segundo a Organização Mundial da Saúde (OMS), define-se osteoporose quando t-score é ≥ 2,5 desvios-padrão na densitometria óssea da coluna, do quadril e/ou do antebraço. Mas ainda, o diagnóstico pode ser também clínico ("osteoporose clínica") quando ocorre fratura após um trauma de baixa energia, o que chamamos de "fratura por fragilidade". E a osteopenia é definida frente a um *t-score* entre −1 e 2,5 desvios-padrão.

Se torna interessante saber sobre as indicações para a realização da densitometria óssea, e essas estão sumarizadas na Tabela 19.1.

Atualmente, consideramos ser muito importante a determinação do "risco de fratura" de um indivíduo, e não apenas a avaliação da sua densidade mineral óssea. Ou seja, é importante obter dados da observação clínica e dados de exames complementares. Uma ferramenta que também auxilia a avaliação do risco de fratura é o FRAX, orientado pelo *National Osteoporosis Guideline Group* (NOGG). O FRAX com a estratégia NOGG, validados para a população brasileira, está disponível na página da internet da Associação da Saúde Óssea e Osteometabolismo (ABRASSO, www.abrasso.org.br). Aqui no nosso meio, o FRAX com a estratégia NOGG, através de uma calculadora de risco a geração de um gráfico demonstrando os riscos de fratura, permite definir estratégias de manejo, ou seja, baseado em limiares variáveis dependentes da idade, pode-se orientar mudanças de estilo de vida para pacientes de baixo risco e tratamento farmacológico para aqueles identificados como alto risco. E nessa ferramenta, pode-se ou não colocar os dados densitométricos, mas naqueles sob risco intermediário de fraturar deveriam ser submetidos a avaliação da DMO para melhores avaliações de riscos.

Tabela 19.1. Indicações para a realização da densitometria óssea

Mulheres ≥ 65 anos
Homens ≥ 70 anos
Indivíduos a partir de 50 anos com fatores de risco clínicos para fratura, como: • Baixo peso corporal.   • História de fratura.   • História familiar de OP.   • Tabagismo.   • Etilismo.
Uso prolongado de determinados medicamentos, como glicocorticoides e anticonvulsivantes.

Capítulo 19 Osteoporose e Osteossarcopenia

Além de se identificar os riscos de fraturas a longo prazo, reforça-se nas diretrizes internacionais a necessidade da identificação dos indivíduos com elevado risco de fratura logo no primeiro e segundo ano após o rastreio, o que chamamos de "risco iminente de fratura" (Tabela 19.2), que poderiam se beneficiar de medicamentos mais potentes e com efeitos mais rápidos.

Osteossarcopenia

Do ponto de vista fisiopatológico, diversos fatores podem justificar ou se somar, para o surgimento da osteossarcopenia. Alguns polimorfismos genéticos já foram associados com atrofia muscular e perda óssea como o glicina-N-acetiltransferase (GLYAT) e fator 2C potenciado específico de miócitos (MEF2C).

Características genéticas também determinam o pico muscular e massa óssea nas primeiras décadas de vida, fator que possam ser responsáveis por retardar o desenvolvimento de sarcopenia e osteoporose.

Adicionalmente, a inatividade física resulta em falta de estímulo no sistema musculoesquelético, levando a atrofia. O metabolismo de ambos tecidos é similar no sentido que a disponibilidade de aminoácidos determina o *turnover* proteico no músculo e contribui para matriz óssea por síntese de colágeno. Com o envelhecimento, há uma perda de sensibilidade do sistema musculoesquelético em utilizar proteína oriunda da dieta e vitamina D, podendo ser um fator de risco sobreposto resultando em catabolismo conjunto. Diversos estudos e modelos animais também demonstram que níveis reduzidos de diversos hormônios, incluindo hormônio do crescimento e fator de crescimento tipo insulina I estão associados a diminuição no remodelamento ósseo e *turnover* proteico muscular.

Existem também evidências de outros fatores locais e sistêmicos envolvidos. Células-tronco mesenquimais presentes no tecido conjuntivo (músculo, osso e gordura) estão implicadas na osteossarcopenia. Miocinas como miostatina, folistatina e irisina têm efeitos diretos no remodelamento ósseo. A miostatina induz osteoclastogênese, enquanto as outras inibem reabsorção óssea. Osteocinas como a osteocalcina e conexina apresentam efeitos anabólico e catabólico no tecido muscular, respectivamente. O envelhecimento também está ligado a um acúmulo de gordura intramuscular e infiltração na medula óssea. Esta secreta adipocinas conhecidas por induzir apoptose de miócitos e osteócitos, processo conhecido como lipotoxicidade.

Tabela 19.2. Estratificando o risco de fraturas a curto prazo

Baixo risco	Alto risco	Muito alto risco
Todos os fatores: • Idade: pós-menopausa. • Sem fraturas prévias. • T-Score < –1,0	Qualquer fator: • Fratura prévia. • T-Score < ou = a –2,5 • T-Score –1 a 2,5 e alto risco de fratura no FRAX.	Um ou mais fatores: • Fratura nos últimos 12 meses. • Múltiplas fraturas. • Fraturas durante o tratamento. • Fraturas em uso de medicamentos que alteram o metabolismo ósseo. • T-Score < –3,0 • Muito alto risco de fraturas no FRAX.

Quanto ao diagnóstico da sarcopenia, existem discrepâncias conceitual e diagnóstica consideráveis na literatura. Tal condição tem sido definida como uma desordem muscular generalizada e progressiva, caracterizada por redução da quantidade e/ou qualidade do tecido muscular, que está associada a aumento do risco de desfechos adversos incluindo queda, fratura, incapacidade física e mortalidade. O mais recente consenso do *European Working Group on Sarcopenia in Older People* (EWGSOP2) recomenda a triagem de casos suspeitos de sarcopenia utilizando o questionário SARC-F, de 5 pontos. E, posteriormente a triagem, é imprescindível a realização de testes físicos para avaliar a força muscular (força de preensão palmar e o teste de senta-levanta), que quando reduzida indica a sarcopenia provável. E também realizar a performance funcional (velocidade de marcha, SPPB, *timed up and go test*, teste da caminhada de 400 metros), que quando comprometida indica A maior gravidade do quadro. Para a confirmação diagnóstica de sarcopenia é necessário a realização de exames complementares que evidenciem redução da massa muscular ou prejuízo da qualidade do músculo, sendo os mais utilizados, na prática clínica, a densitometria para a avaliação da composição corporal (absormetria por raio-X com dupla energia) e a bioimpedância elétrica, e ainda em contexto de pesquisas e centros especializados a ressonância nuclear magnética/tomografia computadorizada do músculo da coxa e a tomografia do músculo psoas ou da 3ª vértebra lombar (Figura 19.1).

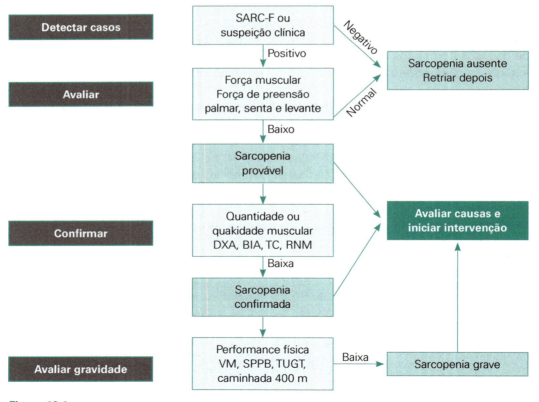

Figura 19.1
Algoritmo diagnóstico de Sarcopenia, segundo o consenso EWGSOP2.

Não existem instrumentos específicos para o diagnóstico da osteossarcopenia. Mas, Kirk e colegas propuseram um algoritmo diagnóstico, através da integração de ferramentas já disponíveis, para a avaliação da presença de osteossarcopenia (Figura 19.2). O foco da investigação complementar proposta é a determinação da quantidade e qualidade do tecido muscular e da DMO. Por permitir estimar, tanto a densidade mineral óssea, quanto a massa magra corporal e massa magra apendicular, a densitometria apresenta vantagens consideráveis, e é o método mais utilizado em cenários clínicos e de pesquisa.

Adicionalmente, é recomendado realizar uma avaliação clínica mais detalhada, a fim de se determinar as causas e as implicações da osteossarcopenia, assim, permitindo intervenções individualizadas. São consideradas causas primárias aquelas relacionadas somente a senescência. E por outro lado, comorbidade descompensada, desnutrição, inatividade ou uso de medicações, por exemplo, são consideradas causas secundárias (Tabela 19.3).

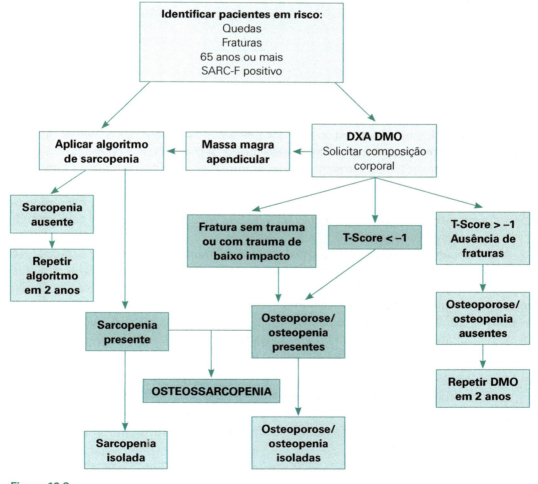

Figura 19.2
Algoritmo diagnóstico para a osteossarcopenia.

Tabela 19.3. Causas secundárias de osteossarcopenia

Relacionadas a doenças	Relacionadas a atividade	Relacionadas a nutrição, hábitos e medicação
• **Doenças endócrinas:** Diabetes tipo II, hipogonadismo, menopausa precoce, doença tireoidiana, hipercalciúria, doença de Paget, excesso de cortisol • **Doenças inflamatórias:** Artrite reumatoide • **Doença neoplásica:** Câncer em órgão sólido e hematológico • **Falência orgânica:** Insuficiência cardíaca, hepática, renal ou respiratória	• **Estado acamado:** – Hospitalização. – Sedentarismo. – *Status* socioeconômico.	• **Nutrição e hábitos:** alcoolismo, caquexia, baixo peso, baixa ingestão protéica, baixa ingestão de vitaminas lipossolúveis, condições malabsortivas, tabagismo. • **Medicações:** glicocorticoides, quimioterápicos, heparina, anticonvulsivantes, inibidores de aromatase, agonistas do hormônio liberador de gonadotrofina (GnRH), excesso de tiroxina.

Fonte: adaptada de Kirk, 2020.

■ Manejos na osteoporose e osteossarcopenia

Quanto aos manejos terapêuticos, enfatiza-se ser a osteoporose e a osteossarcopenia potencialmente tratáveis e, também, preveníveis. A maioria das intervenções nessas condições são descritas de forma separada, porém, devido à forte interligação entre as duas, acredita-se que uma abordagem conjunta deveria ser visada.

As prevenções se dão pela identificação e tratamento dos fatores de risco modificáveis associados. Mudanças no estilo de vida são medidas importantes para garantir saúde da unidade osso-músculo.

A prevenção de queda constitui uma abordagem muito importante na osteoporose do idoso. A queda é o principal fator de risco associado a fratura em idosos, sendo esta definida por um deslocamento não intencional do corpo para um nível inferior à posição inicial, com incapacidade de correção em tempo hábil, provocada por circunstâncias multifatoriais, resultando ou não em danos. Assim, evitando-se as quedas, evitam-se o declínio funcional e o aumento de morbimortalidade. Há diversas intervenções que podem ser realizadas na estratégia de sua prevenção, como:

- *Exercício*: deve ser estimulado em todos os idosos que não realizam atividade física e deve ser encorajado continuar naquelas que já praticam. Deve ser montado um programa individual levando em consideração o perfil de comorbidades e aptidão física do idoso combinando diversas categorias de exercícios focados em aumento de força muscular e equilíbrio.
- *Desprescrição:* Deve-se atentar para uso de medicações que potencialmente estão associados à queda, como uso de medicações psicotrópicas (benzodiazepínicos, antidepressivos e antipsicóticos).

Capítulo 19 Osteoporose e Osteossarcopenia

219

- *Adequação ambiental:* adequar os banheiros com uso de barra de apoio, tapetes anti-derrapantes e a retirada de tapetes dos ambientes da sala ou corredor, além de iluminação adequada, principalmente no período noturno, o que já resultou num declínio de 26% no risco de queda, no período de 3 anos.

Acredita-se que mudanças no estilo de vida, as quais visam otimizar o pico de massa óssea e a manutenção da massa e força musculares podem prevenir a sarcopenia. Levando em consideração da teoria mecanostática, a atividade física resistida tem efeito positivo na força e nas massas muscular e óssea, sugerindo ser a prática mais efetiva para melhora de performance física e manutenção de homeostase em pacientes idosos. Diversos estudos indicam que realizar treino muscular pelo menos 3 vezes na semana por pelo menos 20 minutos está associada à melhora da mobilidade, redução no risco de queda e risco de fraturas, além de atraso no surgimento de limitações funcionais.

Já se notou, em pacientes com osteossarcopenia e sarcopenia, a presença de níveis significativamente reduzidos de folato, e há diversas hipóteses para tal associação de causalidade. O folato teria um papel direto nos miócitos, visto que o mesmo é essencial para prevenção de danos no DNA, redução do estresse oxidativo e inibição da apoptose celular. E ainda referente ao folato, outra associação seria relacionada aos seus níveis reduzidos na depressão, a qual se associaria à perda de massa muscular e de força. São hipóteses e não recomendação para tratamento como folato.

Deve-se garantir os aportes adequados de cálcio, proteína e vitamina D na dieta do idoso acometido, e ainda se deve controlar as alterações endocrinológicas quando presentes. Garantir uma ingestão adequada de proteína é outra intervenção que já demonstrou potencial terapêutico. Estudos realizados no EUA demonstram que 5% a 12% dos homens e até 24% das mulheres apresentaram ingestão inadequada de proteína. A ingestão de proteína na dieta tem efeitos sobre as proteínas regulatórias e fatores de crescimento que levam ao aumento de absorção de cálcio na dieta, supressão do paratormônio e aumento na produção de IGF-1. Para aumentar a resposta anabólica à proteína em idosos, sugere-se a ingestão de 1 a 1,2 g/kg de peso corporal por dia, após exercícios. A ingestão de proteína em conjunto com atividade física demonstrou ser superior em aumentar a síntese de proteína muscular e melhora na composição corporal por promover perda de gordura, aumentou ou manutenção de massa magra e preservação da massa óssea, em comparação a atividade física isolada. Pacientes com ingestão inadequada de proteína na dieta devem ser avaliados para introdução de suplementação proteica, apesar de não haver evidencias consistentes na massa muscular ou força. Lembrar que se deve avaliar sempre a ingestão calórica basal do paciente para garantir o uso ótimo da proteína fornecida.

A manutenção de níveis adequados de vitamina D está associado a manutenção da homeostasia do osso e músculo. Sua deficiência associa-se a piores desfechos clínicos como a síndrome da fragilidade, fratura de quadril e mortalidade por todas as causas. A suplementação oral diária de 700 a 800 UI/dia está associado a melhora da força muscular e óssea, sendo associado à melhora em funcionalidade, redução no risco de queda, fratura de quadril e mortalidade. A *European Society for Clinical and Economic Aspects of Osteoporsis and Osteoarthritis* recomenda a ingestão de 800UI/dia juntamente com ingestão de cálcio de 1.000 mg/dia.

A ingestão de cálcio deve ser estimulada em todos os pacientes portadores de osteossarcopenia, principalmente por fontes de alimentos enriquecidos de cálcio. Na incapacidade de ingestão alimentar, deve-se avaliar suplementação de cálcio para atingir a meta de 1.000 a 1.200 mg/dia em mulheres e 800 a 1.000 mg/dia em homens.

O tratamento farmacológico da osteoporose se divide em 2 grupos: os antirreabsortivos (bisfosfonatos, SERMS e denosumab) e os anabólicos (teriparatida e rosozumabe, este último também um antirreabsortivo). No momento temos diversos agentes disponíveis para o tratamento farmacológico da osteoporose, porém, não há medicação que visa tratar simultaneamente ambas as condições clínicas.

Estão em andamento estudos relacionados a terapêuticas simultâneas direcionadas à osteoporose e sarcopenia. E essas estariam direcionadas aos hormônios implicados nos processos fisiopatológicos de ambas, como irisina e miostatina. Há alguns ensaios com bons resultados em camundongos, porém, ainda sem especificações sobre os efeitos de utilização dessas medicações, a longo prazo, e seus possíveis efeitos colaterais.

■ Considerações finais

Sabe-se que a osteoporose está muito associada a fratura, além de associações com maiores taxas de morbimortalidade e custo social. Assim, seria necessária a identificação daqueles em risco para o desenvolvimento da osteoporose, seguindo-se intervenções precoces. A osteossarcopenia é uma entidade sindrômica nova e com necessidade de exploração fisiopatológica e refinamento de critérios diagnósticos. Esta associa-se, também, a riscos no envelhecimento, como piores performances físicas, maiores riscos de queda e outros, e da mesma forma, dever-se-ia estar atento a sua presença e suas intervenções.

Bibliografia

Camacho PM, Petak SM, Binkley N, et al. American Association of Clinical Endocrinologists/American College of Endocrinology clinical practice guidelines for the diagnosis and treatment of postmenopausal osteoporosis-2020 update. Endocr Pract. 2020;26(1):1-46.

Cruz-Jentoft AJ, Bahat G, Bauer J, Boirie Y, Bruyère O, Cederholm T, Cooper C, Landi F, Rolland Y, Sayer AA, Schneider SM, Sieber CC, Topinkova E, Vandewoude M, Visser M, Zamboni M; Writing Group for the European Working Group on Sarcopenia in Older People 2 (EWGSOP2), and the Extended Group for EWGSOP2. Sarcopenia: revised European consensus on definition and diagnosis. Age Ageing. 2018 Oct 12.

Eastell R, Rosen CJ, Black DM, Cheung AM, Murad MH, Shoback D. Pharmacological Management of Osteoporosis in Postmenopausal Women: An Endocrine Society* Clinical Practice Guideline. J Clin Endocrinol Metab. 2019 May 1;104(5):1595-1622. doi: 10.1210/jc.2019-00221. PMID: 30907953.

Hirschfeld HP, Kinsella R, Duque G. Osteosarcopenia: where bone, muscle, and fat collide. Osteoporos Int 2017;28:2781-90.

Huo YR, Suriyaarachchi P, Gomez F, Curcio CL, Boersma D, Gunawardene P, Demontiero O, Duque G. Comprehensive nutritional status in sarco-osteoporotic older fallers. J Nutr Health Aging. 2015 Apr;19(4):474-80. doi: 10.1007/s12603-014-0543-z. PMID: 25809813.

Kanis JA, Harvey NC, McCloskey E, et al. Algorithm for the management of patients at low, high and very high risk of osteoporotic fractures [published correction appears in Osteoporos Int. 2020 Apr;31(4):797-798]. Osteoporos Int. 2020;31(1):1-12. doi:10.1007/s00198-019-05176-3.

Kirk B, Zanker J, Duque G. Osteosarcopenia: epidemiology, diagnosis, and treatment-facts and numbers. J Cachexia Sarcopenia Muscle. 2020 Jun;11(3):609-618. doi: 10.1002/jcsm.12567. Epub 2020 Mar 22. PMID: 32202056; PMCID: PMC7296259.

Locquet M, Beaudart C, Bruye`reOet al. Bone health assessment in older people with or without muscle health impairment. Osteoporosis Int 2018;29:1057-67.

Malmstrom TK, Morley JE. SARC-F: a simple questionnaire to rapidly diagnose sarcopenia. J Am Med Dir Assoc. 2013 Aug;14(8):531-2. doi:10.1016/j.jamda.2013.05.018. Epub 2013 Jun 25. PMID: 23810110.

Michael A Clynes, Celia L Gregson, Olivier Bruyère, Cyrus Cooper, Elaine M Dennison, Osteosarcopenia: where osteoporosis and sarcopenia col ide, Rheumatology, Volume 60, Issue 2, February 2021, Pages 529–537, https://doi.org/10.1093/rheumatology/keaa755.

Sepúlveda-Loyola W, Phu S, Bani Hassan E, Brennan-Olsen SL, Zanker J, Vogrin S, Conzade R, Kirk B, Al Saedi A, Probst V, Duque G. The Joint Occurrence of Osteoporosis and Sarcopenia (Osteosarcopenia): Definitions and Characteristics. J Am Med Dir Assoc. 2020 Feb;21(2):220-225. doi: 10.1016/j.jamda.2019.09.005. Epub 2019 Oct 25. PMID: 31669290.

Shoback D, Rosen CJ, Black DM, Cheung AM, Murad MH, Eastell R. Pharmacological Management of Osteoporosis in Postmenopausal Women: An Endocrine Society Guideline Update. J Clin Endocrinol Metab. 2020 Mar 1;105(3):dgaa048. doi:10.1210/clinem/dgaa048. PMID: 32068863.

Sjöblom S, Suuronen J, Rikkonen T, Honkanen R, Kröger H, Sirola J. Relationship between postmenopausal osteoporosis and the components of clinica sarcopenia. Maturitas. 2013;75:175-80.

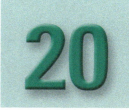

Queixas Dispépticas

José Pedro Areosa Ferreira

Cristiane Medeiros

■ Introdução

A palavra dispepsia apresenta origem grega *dys* e *pepsis* e significa literalmente má digestão.

Ao se considerar essa terminologia a correlação entre os eventos de sintomas e o ato da ingestão alimentar deve ser considerada.[1] Essa relação nem sempre é evidente e isso levou a necessidade de se estabelecer critérios clínicos para o estabelecimento do diagnóstico.[2]

Independentemente da faixa etária considerada, os sintomas da síndrome dispéptica são os mesmos e podem corresponder a manifestações de doenças orgânicas ou funcionais na dependência do estabelecimento de repercussões teciduais ou bioquímicas ou ainda na dinâmica do funcionamento dos órgãos avaliados.[3] Nesse aspecto considera-se as doenças de topografia gastroduodenal. Caso se identifique uma condição etiológica para os sintomas apresentados, estabelece-se o diagnóstico dessa condição, na situação contrária, ou seja, em que não há um substrato morfológico ou bioquímico trata-se de distúrbio funcional.[4]

Considerando-se essas características a dispepsia ou síndrome dispéptica é denominada orgânica ou funcional atualmente (Figura 20.1).

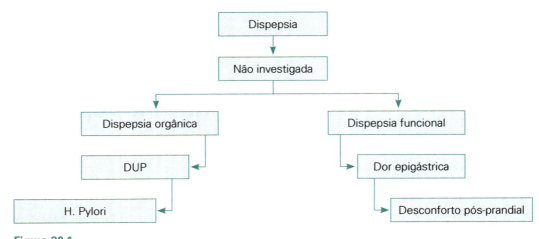

Figura 20.1
Características da dispepsia.

■ Aspectos históricos

Desde as primeiras descrições dos distúrbios digestórios hoje caracterizados como dispépticos que se busca o entendimento de suas origens e fatores desencadeadores. Inicialmente considerou-se que a presença de desconforto ou dor observadas em topografia gastroduodenal poderiam dever-se a condições não digestórias.

Doenças cardiovasculares, pleuropulmonares, metabólicas/endócrinas, infecciosas, osteomusculares ou do tecido conjuntivo assim como o efeito secundário de diversos fármacos, podem desencadear sintomas que podem confundir ou fazer diagnóstico diferencial com doenças próprias do sistema digestório sejam orgânicas ou funcionais. (Tabela 20.1).

Tabela 20.1. Situações clínicas que se apresentam com sintomas semelhantes a doenças digestórias (dispepsia não digestória)

Situação clínica	Exemplo
Cardiovascular	Angina pectoris/infarto do miocárdio
	Dissecção aórtica
	Pericardites
Pleuropulmonares	Broncopneumonias
	Pleuris
Metabólicas/endócrinas	*Diabetes mellitos* descompensado
Infecciosas	Herpes zoster
Osteomusculares	Escolioses e lordoses
	Doenças do tecido conjuntivo
Secundária a fármacos	Sulfato ferroso
	Antiarrítmicos
	Anti-hipertensivos
	Anti-inflamatórios

Capítulo 20 Queixas Dispépticas

225

A partir de um melhor entendimento da etiopatogenia desses distúrbios, estabeleceu-se os domínios em cada uma das entidades clínicas, ou seja, descreveu-se a dispepsia como não digestória ou digestória sendo essa orgânica ou funcional (Tabela 20.2).

Os critérios clínicos utilizados para a dispepsia funcional partiram das reuniões realizadas na fundação Roma desde 1988. Seguiram-se quatro consensos que foram utilizados ao longo desses mais de 30 anos e que receberam a sua nomenclatura de acordo com a cronologia dos encontros para o estabelecimento das definições. Assim já ocorreram os consensos Roma I (1994), Roma II (1999-2000), Roma III (2006) e Roma IV (2016).

A incidência e prevalência da dispepsia depende dos critérios diagnósticos utilizados. As diferenças entre os estudos são muito elevadas e considerando-se os casos de dispepsia não investigada a variação ocorre de 15% a 30% podendo chegar 45% em algumas regiões do mundo. É mais frequente em mulheres, tabagistas, usuários de anti-inflamatórios não hormonais e portadores da infecção pelo *Helicobacter pylori*.

■ Conceito (etiologia)

De acordo com o consenso Roma IV a dispepsia é definida como a sensação de plenitude pós prandial, saciedade precoce e empachamento e/ou dor tipo queimação ou peso localizadas na região epigástrica, com a frequência de 3 vezes por semana ou pelo menos 1 vez no caso da dor, sendo recorrentes nos últimos 3 meses e ocorrem há 6 meses. Nos casos em que não se observa um fator etiológico orgânico que explique os sintomas, o quadro é definido com dispepsia funcional.

Com base nesses dados se definem duas síndromes, a do desconforto pós-prandial e a da dor epigástrica.

Além disso, podem ocorrer sobreposições de sintomas com diversas situações clínicas como a doença do refluxo gastroesofágico, a síndrome do intestino irritável e as intolerâncias alimentares diversas, como ao glúten e lactose.

Tabela 20.2. Distúrbios (domínios) associados aos sintomas típicos de dispepsia

	Doença orgânica	Doença de motilidade	Distúrbio funcional
Alteração primária	Morfologia	Funcionamento	Sensação de doença
Critério	Patologia	Motilidade alterada	Sintomas
Avaliação	• Histologia • Patologia macroscópica • Endoscopia • Radiologia	Sensibilidade Visceral	Critérios de sintomas psicossocial
Exemplos	• DUP* • Esofagite • Neoplasias	• Distúrbios de motilidade esofagiana • Gastroparesia • Inércia colônica	Dispepsia funcional SII**

*Doença Ulcerosa Péptica.
**Síndrome do Intestino Irritável.

■ Epidemiologia

O pico de incidência da dispepsia funcional ocorre entre a 4 e 5 décadas de vida.

Considerando-se os sintomas príncipes antes da realização de exames complementares, ou seja, a dispepsia não investigada, a incidência descrita é em torno de 21%. A dispepsia funcional é mais comum no sexo feminino.

■ Aspectos relacionados ao paciente na faixa etária geriátrica

No aspecto do envelhecimento é importante ressaltar que estudos demonstram um crescimento na população geriátrica nos últimos 20 anos, constatando-se números com aumentos de 12% a 16% na faixa de 65 anos até valores de aumentos de até 125% nas faixas etárias acima dos 85 anos, enquanto nas faixas etárias mais jovens o aumento foi de 34,3% aproximadamente.[5]

Nos consensos norte-americanos e europeus considera-se que os pacientes com idades acima de 60 anos são os que apresentam maior probabilidade de desenvolverem doenças orgânicas e por isso devem ser investigados primariamente com a endoscopia digestiva alta.[6]

Na presença de sinais de alarme tais como disfagia, emagrecimento, hemorragia digestiva de exteriorização oral ou anal, ou a presença de qualquer alteração ao exame físico ou anemia por deficiência de ferro, indica-se a investigação imediata independentemente da faixa etária.[7]

Etiopatogenia e fisiopatologia

Durante o processo do envelhecimento observa-se uma perda progressiva em fatores protetores da mucosa gastroduodenal contra as agressões sofridas continuamente pela secreção ácida e por agentes exógenos. Isso se deve primariamente à hipoxia que ocorre devido a diminuição no fluxo sanguíneo submucoso. Nesse processo destacam-se os sistemas metabólicos que estão listados na Tabela 20.3.

Dentre as diversas situações clínicas de origem orgânica que podem acometer o paciente geriátrico de forma isolada ou concomitantemente, iremos destacar a seguir.

A polifarmácia no paciente geriátrico

É comum a necessidade do uso de diversos fármacos pelo paciente geriátrico: anti-hipertensivos, hipoglicemiantes, diuréticos, sais ferrosos e vitaminas entre outros, são usados em tratamento contínuo por indivíduos nessa faixa etária. De seu uso se esta-

Tabela 20.3. Sistemas metabólicos associados ao envelhecimento

Função exacerbada (UPREGULATION)
Fosfatase Multifuncional
Homólogo de fosfatase e Tensina (PTEN)
Pró-apoptóticos
Proteína anteapoptose (SUVIVIN)
Importim-α
Fator de crescimento endotelial (VEGF)
Fator de crescimento neural

belece queixas de desconforto epigástrico com dor e/ou plenitude e saciedade precoce. Durante a investigação com endoscopia digestiva alta não se observa lesões ou efeitos diretos sobre a topografia gastroduodenal.

AAS e AINES

Indicado para uso contínuo na prevenção de eventos cardiovasculares ou cerebrovasculares o AAS em doses baixas de 75 a 150 mg/dia pode desencadear lesões sobre a mucosa gastroduodenal. Especialmente naqueles pacientes que já tem antecedente de doença ulcerosa péptica ou estão contaminados pelo *Helicobacter pylori*. Ao exame endoscópico pode-se evidenciar lesões ulceradas ou gastrites erosivas graves.

Infecção pelo *Helicobacter pylori*

A contaminação pelo *Helicobacter pylori* ocorre mais comumente durante os estágios mais precoces da vida, por isso a taxa de infecção na população geriátrica é maior.[8] A bactéria está associada ao desequilíbrio entre fatores de defesa da mucosa e aos fatores agressivos e de lesão, consequentemente está envolvida tanto na etiologia da úlcera péptica, câncer gástrico, gastrites e dispepsia, sendo que nesse caso há evidências de melhora clínica quando da erradicação da bactéria.[9] Esse efeito benéfico da erradicação é observado mais na dispepsia da dor epigástrica do que na do desconforto pós prandial.[10]

Câncer

Mesmo que não se apresentem sinais de alarme, a busca ativa por neoplasias, principalmente gástrica deverá ser realizada em todos os pacientes sintomáticos com 60 anos ou mais.[11]

Gastrite atrófica

A gastrite atrófica autoimune e a secundária a infecção pelo *Helicobacter pylori* podem corresponder a um estágio intermediário evolutivo que progredirá histologicamente para metaplasia intestinal gástrica, displasia e finalmente o câncer. Por esse motivo, a busca ativa desse processo patológico através da endoscopia digestiva alta e da realização de biópsias pelo protocolo OLGA (*Operative Link Gastritis Assesment*) deve ser realizado.[12]

Doença celíaca

A doença celíaca não é incomum no paciente geriátrico e estudos sobre a frequência desse distúrbio mostram que 1 em cada 5 pacientes tem idade superior a 60 anos.[13-16]

■ Anatomia patológica

A dispepsia funcional prediz que nenhuma alteração bioquímica ou morfológica deve ser observada na justificativa dos sintomas apresentados pelos pacientes. A despeito disso, alguns achados clínicos e histológicos têm se correlacionado com desenvolvimento dos quadros clínicos apresentados. O mais frequente deles é o da duodenite erosiva com infiltrado eosinofílico na apresentação da dispepsia do desconforto pós-prandial.[17,18] Nota-se, também, estados de atopia como asma brônquica, eczemas, rinite e conjuntivite alérgicas também estão associados.[19,20]

A disbiose, secundária ao envelhecimento do sistema imune que se caracteriza pela perda na atividade das respostas TH1 e TH2 também leva ao desequilíbrio na sensibilidade gastroduodenal aos estímulos gerando uma exacerbação nas respostas tanto à distensão quanto à secreção cloridropéptica.

■ Diagnóstico

Clínico

É com base nas manifestações clínicas príncipes apresentados pelos pacientes (Tabela 20.4).

Exames complementares

Os exames complementares dependem do órgão ou padrão metabólico a ser estudado. Na Tabela 20.5 estão listados os principais exames complementares realizados em portadores de dispepsia.

■ Tratamento

O tratamento da dispepsia no paciente geriátrico é igual ao indicado em qualquer faixa etária.

Na dispepsia da epigastralgia utilizam-se agentes hipossecretores como os inibidores de bomba de prótons, essas drogas devem ser administradas em sua dose padrão e por um período de 4 a 8 semanas (Tabela 20.6).[21]

Tabela 20.4. Formas clínicas e sinais e sintomas (dispepsia funcional)

Tipo de dispepsia funcional	Manifestação clínica
Epigastralgia	Dor epigástrica tipo queimação ou peso, não irradiada, podendo ser desencadeada ou aliviada pela ingestão alimentar.
Desconforto pós-prandial	Saciedade precoce, empachamento, plenitude pós prandial.

Tabela 20.5. Exames complementares que podem ser solicitados para a avaliação de pacientes com dispepsia

Endoscopia digestiva alta com biópsias gástricas e duodenais
Pesquisa do *Helicobacter pylori*
USG de abdome
Hemograma, glicemia, TSH, creatinina
Teste de tolerância à lactose
Anticorpos para doença celíaca
Coprologia funcional
Protoparasitológico de fezes
Cintilografias de esvaziamento

Capítulo 20 Queixas Dispépticas

Tabela 20.6. Tratamento farmacológico da dispepsia no idoso

Síndrome	Fármaco
Dor epigástrica	IBP's em dose padrão Omeprazol 20 mg, Pantoprazol 0 mg, Lansoprazol 30 mg, Dexlansoprazol 30 mg, Esomeprazol 20 mg, Rabeprazol 20 mg[25]
Desconforto pós-prandial	Metoclopramida, Domperidona: 10 mg/2x/dia Antidepressivos: Amitriptilina 10 mg ao dia

Na dispepsia do desconforto pós-prandial, principalmente quando as manifestações são de saciedade precoce ou de plenitude, os agentes pró-cinéticos são utilizados. As ressalvas consistem nos cuidados relacionados a metoclopramida, no que diz respeito ao potencial estabelecimento de síndromes extrapiramidais e a domperidona que está associada ao alargamento do intervalo QT.[22-24]

Em ambas as síndromes, pode-se considerar o uso de antidepressivos tricíclicos com baixas doses.

■ Conclusões

A dispepsia é síndrome clínica frequente que acomete indivíduos de qualquer faixa etária. No paciente geriátrico há maior probabilidade de se observar causas orgânicas, ou seja, doenças que acometem o estômago e o duodeno. Diante dessa situação é indispensável a investigação através de exames complementares apropriados, sendo a endoscopia digestiva alta a mais frequentemente solicitada. Deve-se considerar o uso de medicamentos, a infecção pelo *Helicobacter pylori* e situações pré-neoplásicas ou mesmo neoplásicas nesses indivíduos. Finalmente o tratamento deve ser voltado para a doença de base causadora dos sintomas ou naqueles que se considere como portadores de dispepsia funcional o uso de agentes hipossecretores e/ou procinéticos.

■ Tópicos relevantes abordados no capítulo

- No idoso a dispepsia orgânica é mais frequente que a funcional.
- A dispepsia funcional é classificada em dois tipos: A síndrome do desconforto pós prandial e a da epigastralgia.
- A taxa de infecção pelo *Helicobacter pylori* tende a ser maior na faixa etária geriátrica.
- A polifarmácia, geralmente observada no idoso, pode estar associada ao desenvolvimento de sintomas.
- A endoscopia digestiva alta é o exame complementar mais utilizado nos pacientes com queixas dispépticas.
- Os inibidores da bomba de prótons são utilizados tanto no tratamento da dispepsia da epigastralgia quanto na do desconforto pós prandial. Os agentes procinéticos e antidepressivos são utilizados em situações clínicas específicas.

Referências bibliográficas

1. Aziz I, Palsson OS, Törnblom H, Sperber AD, Whitehead WE, Simrén M. Epidemiology, clinical characteristics, and associations for symptom-based Rome IV functional dyspepsia in adults in the USA, Canada, and the UK: a cross-sectional population-based study. Lancet Gastroenterol Hepatol. 2018;3(4):252–62.
2. Drossman DA. Functional gastrointestinal disorders: history, pathophysiology, clinical features, and Rome IV. Gastroenterology. 2016;150(6):1262-1279.e2.
3. Stanghellini V, Chan FK, Hasler WL, Malagelada JR, Suzuki H, Tack J et al. Gastroduodenal disorders. Gastroenterology. 2016;150(6):1380-92.
4. Ford AC, Marwaha A, Sood R, Moayyedi P. Global prevalence of, and risk factors for, uninvestigated dyspepsia: a meta-analysis.Gut. 2015;64(7):1049–57.
5. Crane SJ, Talley NJ. Chronic gastrointestinal symptoms in the elderly. Clin Geriatr Med. 2007;23(4):721-34 v.
6. Kim SE, Kim N, Lee JY, Park KS, Shin JE, Nam K et al. Prevalence and risk factors of functional dyspepsia in health check-up population: a nation wide multicenter prospective study. J Neurogastroenterol Motil. 2018;24(4):603-13.
7. Ronkainen J, Aro P, Agreus L, Andreasson A, Walker MM, Talley NJ. Age and male gender are associated with a decline in functional gastrointestinal symptoms: prospective 10 year follow-up of the Kalixanda study. Gastroenterology. 2018;154(6):S558-S.
8. Moayyedi P, Lacy BE, Andrews CN, Enns RA, Howden CW, Vakil N. ACG and CAG clinical guideline: management of dyspepsia. Am J Gastroenterol. 2017;112(7):988-1013 Important guidelines for use in investigation and treatment.
9. Malfertheiner P, Megraud F, O'Morain CA, Gisbert JP, Kuipers EJ, Axon AT et al. Management of Helicobacter pylori infection-the Maastricht V/Florence Consensus Report. Gut. 2017;66(1):6-30 Important guidelines for use in investigation and treatment.
10. Chen SL, Gwee KA, Lee JS, Miwa H, Suzuki H, Guo P et al. Systematic review with meta-analysis: prompt endoscopy as the initial management strategy for uninvestigated dyspepsia in Asia. Aliment Pharmacol Ther. 2015;41(3):239-52.
11. Tarnawski A, Pai R, Deng X, Ahluwalia A, Khomenko T, Tanigawa T et al. Aging gastropathy-novel mechanisms: hypoxia, up-regulation of multifunctional phosphatase PTEN, and proapoptotic factors. Gastroenterology. 2007;133(6):1938-47. An interesting review on the aging stomach.
12. Tarnawski AS, Ahluwalia A. Increased susceptibility of aging gastric mucosa to injury and delayed healing: clinical implications. World J Gastroenterol. 2018;24(42):4721-7.
13. Silvester JA, Graff LA, Rigaux L, Bernstein CN, Leffler DA, Kelly CP et al. Symptoms of functional intestinal disorders are common in patients with celiac disease following transition to a gluten-free diet. Dig Dis Sci. 2017;62(9):2449-54.
14. Kalkan C, Soykan I. Differences between older and young patients with autoimmune gastritis. Geriatr Gerontol Int. 2017;17(7):1090-5.
15. Neumann WL, Coss E, Rugge M, Genta RM. Autoimmune atrophic gastritis—pathogenesis, pathology and management. Nat Rev Gastroenterol Hepatol. 2013;10(9):529-41.
16. Walker MM, Talley NJ. The role of duodenal inflammation in functional dyspepsia. J Clin Gastroenterol. 2017;51(1):12-8. Recent insights into pathophysiology of dyspepsia.
17. Zhong L, Shanahan ER, Raj A, Koloski NA, Fletcher L, Morrison M et al. Dyspepsia and the microbiome: time to focus on the small intestine. Gut. 2017;66(6):1168-9.
18. Liebregts T, Adam B, Bredack C, Gururatsakul M, Pilkington KR, Brierley SM et al. Small bowel homing Tcells are associated with symptoms and delayed gastric emptying in functional dyspepsia. Am J Gastroenterol. 2011;106(6):1089-98.
19. Jones MP, Walker MM, Ford AC, Talley NJ. The overlap of atopy and functional gastrointestinal disorders among 23,471 patients in primary care. Aliment Pharmacol Ther. 2014;40(4):382-91.
20. Zein JG, Erzurum SC. Asthma is different in women. Curr Allergy Asthma Rep. 2015;15(6):28.
21. Masuy I, Van Oudenhove L, Tack J. Review article: treatment options for functional dyspepsia. Aliment Pharmacol Ther. 2019;49(9):1134-72. A good treatment review.

22. Pinto-Sanchez MI, Yuan Y, Bercik P, Moayyedi P. Proton pump inhibitors for functional dyspepsia. Cochrane Database Syst Rev. 2017;3:CD011194.
23. Talley NJ, Locke GR, Saito YA, Almazar AE, Bouras EP, Howden CW et al. Effect of amitriptyline and escitalopram on functional dyspepsia: a multicenter, Randomized Controlled Study. Gastroenterology. 2015;149(2):340–9 e2.
24. Pittayanon R, Yuan Y, Bollegala NP, Khanna R, Leontiadis GI, Moayyedi P. Prokinetics for functional dyspepsia. Cochrane Database Syst Rev 2018;10:CD009431.
25. Tomita T, Oshima T, Miwa H. New approaches to diagnosis and treatment of functional dyspepsia. Curr Gastroenterol Rep. 2018;20(12):55.

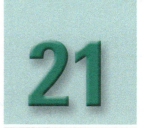

Disbiose Intestinal

Priscila Longo Larcher

Camila de Melo Accardo

■ Introdução

Desde que os microrganismos foram reconhecidos por Louis Pasteur na metade do século XIX, esforços são feitos para compreender as relações estabelecidas entre os seres microscópicos e todos os outros seres vivos, incluindo os humanos.

No início dessa caracterização chegou-se a postular que todos os microrganismos causavam doenças infecciosas, porém, com o passar do tempo e advento da ciência, das técnicas microscópicas e de cultivo além de conhecimentos em fisiologia, genética e ecologia, os microrganismos foram reconhecidos como seres ubíquos, que estão universalmente presentes em todos os locais incluindo o corpo.

Atualmente, o organismo humano pode ser caracterizado como um complexo ecológico ou um "superorganismo" (Figura 21.1), resultado da coevolução com seres microscópicos e da interação entre os genes, as células, os tecidos e os sistemas humanos, com os genes e produtos metabólicos dos microrganismos que co-habitam diferentes sítios anatômicos, formando a microbiota.

O corpo humano é o resultado de uma história evolutiva de integração do seu genoma e da convivência com milhões de microrganismos ao longo de milhares de anos. As mudanças sociais também contribuíram para a história evolutiva do superorganismo já que a cerca de dez mil anos, as sociedades pas-

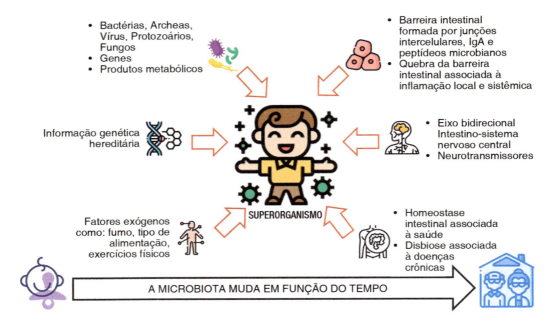

Figura 21.1
O superorganismo humano, resultado da interação com os microrganismos que o colonizam.

saram de caçadoras-coletoras, para agrárias e domesticadoras de animais, diminuindo a diversidade do microbioma e, algumas espécies como *Salmonella* spp. e *Helicobacter pylori* passaram a ser consideradas parasitas. Outra grande mudança está relacionada à intensa urbanização na transição do século XX com maior acesso à saneamento básico, uso de antibióticos, consumo de alimentos ultraprocessados com diminuição dos gêneros bacterianos *Prevotella*, *Catenibacterium*, *Succinivibrio* e *Treponema* na microbiota e aumento expressivo de doenças crônicas.[1]

É importante considerar que a microbiota, seus genes e produtos metabólicos contribuíram para o surgimento e amadurecimento do sistema imunológico, uma rede complexa de sinais e células que resultaram da intergração dos sistemas. Além disso a microbiota também constitui parte integrante de processos fisiológicos fundamentais como produção de vitaminas, neurotransmissores, digestão, homeostase energética, integridade da barreira intetinal e angiogênese do corpo humano.

Nesse contexto, a mais de um século, e desprovido dos conhecimentos atuais, Ilya Ilyich Metchnikoff (1845–1916) pesquisador que ganhou o prêmio Nobel de Fisiologia por seus estudos com células imunológicas, propôs que essa composição de microrganismos poderia ser modificada para melhorar a saúde humana já que alterações em sua composição, chamadas conjuntamente de disbiose estão relacionadas a condições patológicas e crônicas como obesidade, resistência a insulina, síndrome metabólica, diabetes tipo II, distúrbios de humor, ansiedade além de diversas doenças inflamatórias intestinais.[2]

■ O intestino humano e sua microbiota

O intestino humano possui superfície interna de aproximadamente 200 metros quadrados equivalendo a 100 vezes a superfície da pele. É considerado um órgão complexo com várias funções e que abriga 30 a 400 trilhões de microorganismos incluindo bactérias, archeas, fungos, protozoários e vírus.

Além de absorver nutrientes e fatores dietéticos, o epitélio intestinal atua como barreira física e bioquímica para a difusão de patógenos, toxinas e alérgenos para a mucosa. Esse sistema de barreira depende da interação de componentes como muco, Imunoglobulinas A (IgA), peptídeos antimicrobianos e *tight junctions* (junções estritas intercelulares) (Figura 21.2).

O desenvolvimento do tecido linfoide associado à mucosa intestinal (GALT) também depende da interação com a microbiota e, quando bem desenvolvido, permite que o indivíduo seja mais resistente a patologias. A microbiota intestinal também exerce influência na sinalização intercelular neuroendócrina e na comunicação entre o sistema nervoso entérico (SNE) e o Sistema Nervoso Central (SNC) no conjunto conhecido como eixo cérebro-intestino.[1]

Os microrganismos que compõem a microbiota humana variam em número e espécies e a maior variedade e quantidade encontra-se no trato gastrointestinal, principalmente no cólon. Até algum tempo atrás, acreditava-se que o número de células microbianas superava em dez vezes o número de células humanas. Atualmente essa relação está estimada em 1,3 vezes quando se considera apenas as células bacterianas.[3]

As espécies presentes num sítio competem por espaços e recursos além de possuírem relações simbióticas onde algumas se beneficiam de moléculas secretadas pelo metabolismo de outras. Assim, se uma das espécies dessa relação mutualística for removida outras espécies podem ter sua abundância reduzida.

Um conceito ecológico mais abrangente para se referir aos trilhões de diferentes microrganismos que convivem com o organismo humano é o do microbioma que indica relações dos biossistemas e considera além dos microrganismos, seus genes e produtos que interagem com as células do hospedeiro.

No complexo sistema do microbioma é importante também definir os organismos chaves que são espécies cujo impacto na comunidade ou ecossistema é desproporcionalmente grande quando comparados à sua abundância relativa.

No intestino por exemplo, espécies como *Bacteroides fragilis* e *B. stercosis* são consideradas espécies chaves pois são encontradas em abundância moderada, mas possuem grande influência na individualidade da microbiota. Assim, é importante considerar que os microrganismos de um determinado sítio contribuem para o complexo sistema daquela região que, em sua totalidade excede a simples soma de suas partes devido às influências que uns exercem sobre os outros, num metabolismo intrínseco, dinâmico e sujeito a variações.[4]

Os primeiros estudos sobre os componentes da microbiota baseavam-se na cultura dos microrganismos o que subestimava a composição do microbioma já que nem todas as espécies tinham suas necessidades de crescimento atendidas e nem todas eram identificadas. Com o advento das técnicas de identificação independentes de cultura como a reação em cadeia da polimerase (PCR) e o sequenciamento de genes específicos como o *16SrRNA*, a abundância relativa dos microrganismos coletados passou a ser estimada mesmo que esses ainda não tivessem sido identificados por métodos convencionais de cultivo.

Parte V Doenças Crônicas

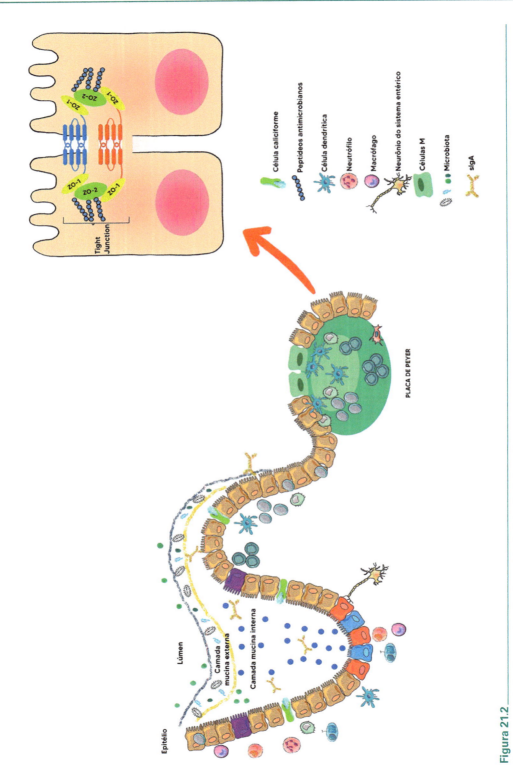

Figura 21.2
Fatores associados à manutenção do ambiente intestinal de eubiose.

Capítulo 21 Disbiose Intestinal

Atualmente, os estudos de metaboloma contam com análises dos metabólitos das relações intrínsecas entre os microrganismos e o hospedeiro e o grande desafio é entender a dinâmica ecológica num sítio e inferir as interações entre as espécies, já que a correlação de abundância entre elas não implica, necessariamente, em interação.

Independente do tipo de método utilizado para o estudo da microbiota intestinal o que se sabe é que ela exerce grande influência sobre a fisiologia e saúde humana e, perturbações na microbiota normal, chamadas de disbiose, exercem papel importante em diversas patologias inflamatórias.

Essa relação simbiótica entre microbiota e hospedeiro é fundamental para a homeostase e está pautada em funções metabólicas, tróficas e protetoras. A função metabólica microbiana é caracterizada pela produção de vitaminas B12 e K, co-fatores, aminas bio-ativas e polímeros, desconjugação proteica com produção de aminas e fenóis, biotransformação de xenobióticos, na ação dos fitoestrogênios e, principalmente, pelo processo de fermentação de substratos não digeríveis da dieta. O processo de fermentação de carboidratos representa a maior fonte energética para a proliferação bacteriana e produção de ácidos graxos de cadeia curta (AGCC), que estabelecem a recuperação de energia da dieta e favorecem a absorção de íons no cólon.

A função trófica é representada pela atividade dos AGCC na mucosa intestinal, estimulando as células epiteliais e sua diferenciação no intestino delgado e grosso, auxiliando na prevenção de certos estados patológicos como colite ulcerativa e carcinogênese do cólon. Já a atividade protetora está associada à microbiota comensal que compete pelos locais de adesão na borda em escova das células epiteliais da mucosa intestinal, impedindo a adesão e consequente penetração de microrganismos patogênicos na mucosa intestinal. Nesse sentido, a diversidade genética das comunidades microbianas determina as enzimas e vias bioquímicas disponíveis e a atividade/energia metabólica e os produtos nutricionais disponíveis para essa relação com o hospedeiro.[5]

O microbioma intestinal é uma comunidade taxonomicamente complexa e ecologicamente dinâmica composta por mais de mil espécies bacterianas que influenciam o desenvolvimento, maturação e regulação do sistema imunológico. Quatro Filos bacterianos são os grupos dominantes desse microbioma:

- *Firmicutes:* bactérias gram-positivas e micoplasmas (inclui os gêneros *Lactobacillus* e *Clostridium*).
- *Bacteroidetes:* bactérias gram-negativas (inclui os gêneros *Bacteroides* e *Prevotella*).
- *Actinobacteria:* bactérias gram-positivas (inclui a família Bifidobacteriaceae).
- *Proteobacteria:* bactérias gram-negativas (inclui os gêneros *Escherichia* e *Salmonella*).

Aproximadamente 90% da microbiota corresponde a bactérias dos Filos Firmicutes e Bacteroidetes e estima-se que o número de espécies bacterianas individuais no trato digestório varia de 15.000 a mais de 35.000 espécies, sendo enormemente diversificado de uma pessoa para outra, além de ser extremamente dinâmico e influenciado por fatores exógenos e endógenos (Figura 21.1).

Bactérias abundantes e comuns da microbiota podem ser classificadas como protetivas (anti-inflamatórias) (p. ex., *Prevotella*) ou inflamatórias (exemplo *Bacteroides*), enquanto outros gêneros também abundantes como *Ruminococcus* ainda não têm classificação definida (Figura 21.3).

Figura 21.3

Avaliação da relação entre composição do microbioma intestinal e saúde em uma população holandesa.[10]

Capítulo 21 Disbiose Intestinal

A influência de nutrientes sobre o microbioma são mais estudadas e descritas para os macronutrientes. Nesse sentido, as fibras dietéticas promovem o crescimento de bactérias associadas à saúde e suprimem espécies potencialmente patogênicas. Já para os micronutrientes as evidências são menos claras, mas já foi mostrado que polifenóis (derivados do chá e do vinho tinto) e vitamina D podem modular positivamente a composição microbiana intestinal. Além disso, tanto a quantidade, quanto o tipo de gordura e proteínas modulam a relação Firmicutes: Bacteroidetes no intestino e as dietas baseadas em planta parecem ser benéficas por promover maior diversidade e distribuição microbiana intestinal com menor produção de N-óxido trimetilamina (TMAO), associado a doenças cardiovasculares e ateroescleróticas.[6]

Além das bactérias, os fungos estão presentes no micobioma intestinal (microbioma fúngico) e os gêneros mais comuns são: *Candida*, *Saccharomyces*, *Aspergillus*, *Cryptococcus*, *Malassezia*, *Cladosporium*, *Galactomyces*, *Pentatrochomonas* e *Trichosporon*. Junto com os fungos as Archaeas correspondem a cerca de 1% da microbiota intestinal. O viroma também integra essa comunidade complexa e inclui as partículas virais e sua coleção de ácidos nucléicos que estão envolvidos na troca horizontal de genes, contribuindo para as respostas rápidas às mudanças ambientais e à evolução bacteriana.

O Projeto Microbioma Humana (*NIH Human Microbiome Project*) vem sendo realizado ao longo das últimas décadas com ocidentais e tem descrito que a diversidade e abundância do microbioma são característicos de cada hábitat, variando amplamente mesmo entre indivíduos saudáveis, com forte especialização em nichos intra e inter os indivíduos e depende de diversos fatores como idade, tipo de alimentação, uso de medicamentos, localização geográfica, contato com o ambiente externo e com outras pessoas.[7]

A aquisição e manutenção microbiana num organismo humano depende de diversos fatores intrínsecos e extrínsecos. Ela tem início durante a gestação a partir dos microrganismos da cavidade oral, da microbiota vaginal e intestinal da mãe e é evidenciada pela presença de bactérias aeróbias e anaeróbias na placenta e especificamente pela presença de gêneros bacterianos como *Enterococcus*, *Escherichia*, *Leuconostoc*, *Lactococcus* e *Streptococcus* no mecônio de recém-nascidos. A via de parto (vaginal ou cesáreo), o tipo de amamentação, fórmula ou leite materno que conta com microbiota própria e que se modifica ao longo do tempo, além de fatores imunológicos somados à ingestão de medicamentos e à própria genética do indivíduo modulam a colonização inicial pela microbiota (Figura 21.1). De modo geral, nas duas primeiras semanas de vida a microbiota intestinal é caracterizada pela presença de *Escherichia coli* e *Streptococcus*, sendo bastante influenciada pelo tipo de amamentação. Com a introdução dos alimentos sólidos na criança, a microbiota é composta por *Escherichia coli*, *Streptococcus* e *Clostridium* em grande quantidade. Por volta dos três anos de idade tem-se um ecossistema complexo com uma microbiota diversa semelhante à da vida adulta que permanece estável por anos, até que alterações no sistema imunológico, fatores genéticos do hospedeiro e fatores externos, ocasionalmente, desequilibrem sua composição.

Com o envelhecimento, diversas modificações e declínios em sistemas e estruturas são observados. De modo geral no intestino há diminuição da motilidade e da altura das vilosidades, das placas de Peyer e da abosorção de vitamina D, ácido fólico, vitamina B12, cálcio, cobre, zinco, ácidos graxos e colesterol. Além disso, a composição da microbiota intestinal também se altera. Além disso, observa-se diminuição na diversidade e na abundância de Proteobacteria, Bifidobacterias e bactérias produtoras de ácido lático com aumento de Firmicutes e grupos bacterianos associados à fragilidade do idoso (como por exemplo *Coprobacillus* e *Eggerthella*).

Tais mudanças estão associadas a diversos aspectos entre os quais alterações na barreira intestinal (Figura 21.2) e ao estado inflamatório de baixo grau conhecido como "inflammaging" observado em doenças neurodegenerativas como Alzheimer e Parkinson que estão fortemente associados à distúrbios na composição da microbiota.[8]

■ Conceito (etiologia)

Seres humanos considerados saudáveis possuem microbiota estável e estão num estado de eubiose, caracterizada pela rápida eliminação de agentes patogênicos pela microbiota comensal presente no intestino, composta em sua maioria por bactérias anaeróbicas. Já a disbiose pode ser definida como alteração da composição do microbioma, com ganho ou perda de espécies/gêneros bacterianos, geralmente associada à perda da diversidade da microbiota.

A modificação da composição do microbioma aumenta a inflamação local e sistêmica e favorece o estabelecimento de doenças crônicas. O prejuizo da homeostase do microbioma ocorre pela perda de bactérias associadas à saúde e/ou crescimento excessivo de bactérias potencialmente patogênicas com perda da diversidade bacteriana geral (Figura 21.4).

A disbiose intestinal pode causar a perda dos efeitos imunológicos adequados que regulam a mucosa local, ocasionando um número significativo de patologias inflamatórias. O desequilíbrio da microbiota acarreta a quebra inadequada de peptídeos, favorecendo a reabsorção de toxinas do lúmen intestinal e a permeabilidade aumentada da barreira intestinal, com níveis aumentados de citocinas inflamatórias expressas pelos íleos e pelos linfócitos periféricos favorecendo o surgimento de patologias inflamatórias.[2,4]

Nesse contexto, grupos bacterianos específicos, associados à saúde podem ser chamados, coletivamente, de potencialmente benéficos, como aqueles dos gêneros *Bifidobacterium*, *Lactobacillus*, *Akkermansia*, *Faecalibacterium*, *Eubacterium*, *Roseburia* e *Blautia*. Por outro lado, os microrganismos potencialmente prejudicias são aqueles que aparecem aumentados em condições de disbiose como *Clostridium*, *Enterobacter*, *Enterococcus*, entre outros.

É importante considerar que há uma relação bidirecional entre a microbiota intestinal e o SNC através do nervo vago, via eixo hipotálamo-pituitária-adrenal (HPA), citocinas produzidas pelo sistema imunológico, metabolismo do triptofano e neurotransmissores, e produção de AGCC. Assim, a microbiota influencia diretamente mecanismos neuronais envolvidos no comportamento de ansiedade, controle motor, desenvolvimento cerebral, interação social, funcionamento cognitivo e gestão do estresse.[1]

Capítulo 21 Disbiose Intestinal 241

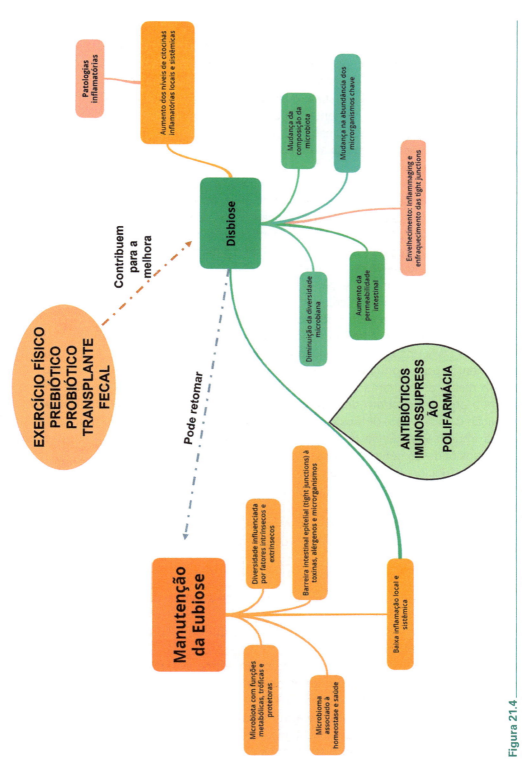

Figura 21.4
Relação de fatores associados à eubiose e à perda da homeostase resultando em disbiose inestinal.

■ Fisiopatologia

O trato gastrointestinal humano abriga e estabelece relações intrínsecas com milhares de microrganismos que desempenham papel vital em processos biológicos como digestão de nutrientes, resistência a patógenos e maturação do sistema imune (Figura 21.2).

Nesse sentido, a barreira intestinal possui papel fundamental para a homeostase e as *tight junctions* são extremamente importantes. Essas junções são compostas por diferentes moléculas como claudinas e ocludinas e regulam a permeabilidade intercelular à água, íons e macromoléculas além de formar uma barreira física para as moléculas inflamatórias do lúmen.

Quando há prejuízo de sua estrutura e integridade, moléculas inflamatórias como endotoxinas (lipopolissacarídeos bacterianos) podem atingir diferentes tecidos e desempenhar papel na patogênese de doenças não intestinais como hepáticas, renal, diabetes e obesidade pela ativação de células imunológicas e inflamação crônica em diferentes tecidos.[2]

Entre os fatores que contribuem para a disbiose estão o consumo excessivo de alimentos crus, uso excessivo de laxante e exposição com frequência a toxinas ambientais. Outros fatores importantes que também contribuem para o desequilíbrio do microbioma são a utilização de antibióticos, anti-inflamatórios hormonais e não hormonais, idade avançada (maior exposição a fatores externos), pH intestinal, a disponibilidade de material fermentável e o estado imunológico do hospedeiro. É importante considerar que mais de 35% dos idosos se enquadram em polifarmácia, e que o uso contínuo de medicamentos pode contribuir para a disbiose intestinal (Figura 21.4).

Além disso, as barreiras intestinais ficam comprometidas com o envelhecimento devido ao enfraquecimento das *tight junctions* e alterações da atividade imune com diminuição de alfa e beta defensinas, peptídeos citotóxicos e da camada mucosa. Além disso, a imunosenescência local pode ser observada pela menor produção de IgA, menor densidade de células M maduras, maior tolerância à antígenos devido à menor densidade e funcionalidade de células dendríticas comprometendo a apresentação de antígenos para linfócitos com maior produção de citocinas inflamatórias como IL-1b, IL-6, TNF-α).[8,9]

Em casos de disbiose essa barreira intestinal pode ser um alvo para regulação por meio de fatores dietéticos que previnem ou reduzem os distúrbios inflamatórios.

■ Diagnóstico

O diagnóstico da disbiose é primariamente clínico sendo avaliados sinais e sintomas característicos de desordens gastrointestinais como cólicas, diarreia, esteatorreia, distensão abdominal, gases e constipação constantes que correspondem ao quadro clínico da síndrome disabsortiva.

Além disso, sintomas que se manifestam em outros sistemas do corpo humano, e que possuem estreita ligação com a microbiota intestinal têm sido cada vez mais considerados importantes no diagnóstico de vários estados patológicos como depressão, letargia, mudanças de humor, fadiga e artrite reumatoide.

Desse modo, deve haver uma investigação criteriosa a respeito do tipo de alimentação do indivíduo, além de serem destacados outors fatores de risco (sedentarismo, o

Capítulo 21 Disbiose Intestinal

uso constante e desregulado de antibióticos e suplementos nutricionais) e analisados criteriosamente todos os sinais e sintomas presentes para se realizar o diagnóstico.

■ Tratamento

Já que o trato gastrointestinal estabelece relações intrínsecas com inúmeros microrganismos que desempenham importante papel em diversos processos biológicos, a disbiose desse ecossitema está associada à quadros inflamatórios crônicos. Essa disbiose pode estara associada, entre outros fatores à maus hábitos alimentares e de higiene, fatores genéticos, envelhecimento e utilização de medicamentos.

Todos esses aspectos devem ser considerados e individualizados no tratamento dos casos de disbiose intestinal e podem ser incluídos no tratamento exercícios físicos acompanhados por profissional especializado, além da manipulação dietética e da utilização de suplementos.

A suplementação de aminoácidos essenciais como a glutamina (GLN), auxilia na funcionalidade das barreiras da mucosa intestinal, no adequado desenvolvimento de tecido muscular intestinal e auxilia na potencialização dos efeitos dos probióticos no tratamento da disbiose intestinal. Uma dieta enriquecida com GLN pode aumentar as atividades de transporte de borda em escova, além de melhorar o desempenho dos enterócitos reduzindo sintomas de doenças associadas à disbiose intestinal, como a síndrome do intestino irritável, doenças hepáticas e doença de Crohn.

Outra suplementação possível é realizada com os probióticos que são definidos como bactérias vivas ou leveduras que, quando administradas em quantidades adequadas, beneficiam a saúde. Os probióticos bacterianos integram os gêneros *Lactobacillus*, *Bifidobacterium* e *Lactococcus*, enquanto as leveduras mais utilizadas são do gênero *Saccharomyces*. Os probióticos estão presentes em alimentos como iogurtes e estão disponíveis na forma de suplementos dietéticos e proporcionam efeitos benéficos na dor abdominal global, escores de inchaço e flatulência (Figura 21.4).

Os mecanismos de ação dos probióticos consistem, principalmente, em competição por nutrientes e sítios de acesso a outros microrganismos, produção de metabólitos antimicrobianos, mudanças nas condições ambientais e modulação da resposta imune do hospedeiro contribuindo para a modulação do conteúdo da microbiota intestinal, manutenção da integridade da barreira intestinal e, prevenção da translocação bacteriana.

Um outro mecanismo importante para promover a eubiose intestinal é a ingestão de substratos não digeríveis (prebióticos), que são capazes de alterar a composição e a atividade metabólica dos microrganismos residentes. Esses compostos consistem de ingredientes fermentáveis que possibilitam mudanças na composição e na atividade da microbiota gastrointestinal contribuindo para o bem-estar e saúde do hospedeiro e estão presentes em fibras de grãos integrais, frutas e verduras.

A maioria desses benefícios está associada ao aumento da expressão ou à mudança na composição de AGCC, ao aumento do peso fecal, à redução do pH do cólon luminal, à diminuição dos produtos finais nitrogenados e enzimas redutoras e à modulação do sistema imune. Os prebióticos no intestino tem se mostrado benéficos por promoverem o aumento de bifidobactérias e lactobacilos e/ou inibição de várias bactérias patogênicas como *Clostridium* sp. e *Escherichia coli* além de aumento na secreção de IgA.

Prebióticos que servem como substrato para bactérias sacarolíticas incluem inulina, FOS, GOS, lactulose e galactose. Ainda são considerados prebióticos oligofrutose, galacto-oligossacarídeos, polidextrose, lactitol, inulina e frutano. Estudos em modelos animais e ensaios clinicos tem mostrado que a ingestão de prebióticos pode alterar a composição e abundância de componentes da microbiota intestinal com aumento proporcional de Actinobacteria (principalmente *Bifidobacterium* e *Lactobacillus*), além de *Atopobium*, *Faecalibacterium*, *Akkermansia*, *Bifidobacterium*, *Dehalobacterium*, *Prevotella*, *Suterella* e *Tannerella* com diminuição de Bacteroides, Clostridia e Fusobacteria além de *Alistipes*, *Allobaculum*, *Coprobacillus*, *Coprococcus* e *Eubacterium*.

Quando prebióticos e preobióticos estão na mesma formulação os produtos são chamados de simbióticos e, mais atualmente os pós-bióticos produtos metabólicos (como o butirato que é um AGCC) podem ser usados para modular a disbiose intestinal.[1]

Além disso, níveis adequados de ácido fólico (vitamina B9) e vitamina B6 auxiliam na resposta imune intestinal já que são essenciais para a sobrevivência das células T e manutenção subsequente da homeostase imunológica intestinal. Sendo assim, uma ingestão insuficiente de vitamina B9 pode estar associada à disbiose e, dietas ricas em vitaminas e probióticos tem se mostrado como alternativa eficaz para pacientes que possuem doenças neurológicas.

O aporte deste tipo de manutenção alimentar aumenta a barreira intestinal natural, estimula a secreção de IgA, a síntese de vitaminas e o aprimoramento do trânsito intestinal aliviando sintomas da disbiose intestinal e podem ser administrados em indivíduos saudáveis e doentes, tendo efeitos de natureza preventiva e curativa. No entanto, apesar de serem uma forma de tratamento segura para a maioria dos indivíduos, pode haver casos de infecção oportunista devido à interferência com a microbiota comensal, particularmente em adultos criticamente doentes e neonatos.

Como o microbioma intestinal representa um ecossistema dinâmico que pode ser moldado por vários fatores, inclusive pelo uso de antibióticos, em casos extremos como nas infecções oportunistas causadas por *Clostridioides difficile* (anteriormente classificado como *Clostridium difficile)* que tem como terapia padrão a vancomicina, a antibioticoterapia com administração de metronidazol ou vancomicina pode ser utilizada. Além disso, o transplante de microbiota fecal apresenta-se como uma alternativa. A técnica é realizada por meio da infusão de fezes de um indivíduo doador no trato gastrointestinal de um paciente, a fim de restaurar a diversidade da microbiota intestinal. As fezes doadas (geralmente de doador próximo) podem ser frescas ou congeladas e o transplante pode ser realizado por via sonda naso-jejunal ou no ceco pela colonoscopia, sendo considerado um procedimento seguro com resultados bastante enorajadores.

■ Conclusão

Desde a era industrial, tem se observado aumento de doenças crônicas que estão associadas à atividade inflamatória do sistema imune assim como à modificação da composição da microbiota intestinal, reflexo direto da dieta, nutrição e estilo de vida no microbioma. O escossitema intestinal é resultado da atividade de regulação qualitativa da microbiota, das interações dos microrganismos que nele coexistem além do papel dos substratos digestivos, epitélio da mucosa intestinal e sistema imunológico da área. Mudanças na composição da microbiota intestinal causam a disbiose que está associada à diversas patologias. O diagnóstico da condição é puramente clínico e se faz necessário uma análise criteriosa dos sintomas e fatores desencadeadores da doença. As terapias utilizadas para essa patologia, incluem a manipulação da microbiota passando pela utilização de suplementos prebióticos e probióticos, o uso de antibióticos de forma racional até atingir o transplante da microbiota fecal.

■ Tópicos relevantes abordados no capítulo

- A barreira intestinal.
- Microbiota Intestinal.
- Manutenção da eubiose intestinal.
- Disbiose Intestinal.

■ Descrição de termos e significação de palavras mais importantes

- *Abundância:* refere-se à quantidade de determinado(s) microrganismo(s) num sítio específico.
- *Eubiose:* estado de equilíbrio mutualístico homeostático entre o hospedeiro e seu microbioma.
- *Trófico:* relativo à nutrição.
- *Microbiota:* população de microrganismos (bactérias, vírus, *archaeas*, protozoários e fungos) de um determinado sítio anatômico.
- *Microbioma:* combinação do material genético dos microrganismos de um ambiente específico.
- *Disbiose:* desequilíbrio na composição e função da microbiota.

Referências bibliográficas

1. Salvucci E. The human-microbiome superorganismo and its modulation to restore health. Int J Food Sci Nutr. 2019; 70(7):781-95. doi: 10.1080/09637486.2019.1580682.
2. Weiss GA, Hennet T. Mechanisms and consequences of intestinal dysbiosis. Cell Mol Life Sci. 2017; 74(16):2959-77. doi: 10.1007/s00018-017-2509-x.
3. Gilbert J, Blaser MJ, Caporaso JG, Jansson J, Lynch SV, Knight R. Current understanding of the human microbiome. Nat Med. 2018; 10; 24(4):392-400. doi:10.1038/nm.4517.
4. Li M, Zhang J, Wu B, Zhou Z, Xu Y. Identifying keystone species in the microbial community based on cross- sectional data. Curr Gene Ther. 2018;18(5):296-306. doi: 10.2174/1566523218666181008155734.
5. Young VB. The role of the microbiome in human health and disease: an introduction for Clinicians. BMJ. 2017; 356:j831. doi: https://doi.org/10.1136/bmj.j831.
6. Tomova A, Bukovsky I, Rembert E, Yonas W, Alwarith J, Barnard ND, Kahleova H. The effects of vegetarian and vegan diets on gut microbiota. Front. Nutr. 2019; https://doi.org/10.3389/fnut.2019.00047.
7. The Integrative HMP (iHMP) Research Network Consortium. The Integrative Human Microbiome Project. Nature. 2019; 569: 641–648. https://doi.org/10.1038/s41586-019-1238-8.
8. Vemuri R, Gundamaraju R, Shastri MD et al. Gut Microbial Changes, Interactions, and Their Implications on Human Lifecycle: An Ageing Perspective. Biomed Res Int. 2018; 2018:4178607. doi:10.1155/2018/4178607.
9. Kim S, Jazwinski SM. The Gut Microbiota and Healthy Aging: A Mini-Review. Gerontology. 2018;64(6):513-20. doi: 10.1159/000490615.
10. Gacesa R, Kurilshikov A, Vich Vila A. The Dutch Microbiome Project defines factors that shape the healthy. doi: https://doi.org/10.1101/2020.11.27.401125.

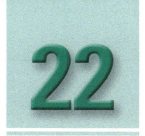

Demências

João Senger

■ Introdução

O envelhecimento ocorre em uma série de pequenos degraus, primeiro causando danos celulares e após afetando tecidos e órgãos. Sendo também verdadeiro para o cérebro. Intervenções nutricionais têm sido repetidamente sugeridas como tendo potencial ação em prevenir e retardar o declínio cognitivo, assim a nutrição tem fator de proteção ou de risco para o desenvolvimento de demências. Assim como, tem papel importante no curso de pacientes já portadores da enfermidade, onde em cada fase tem suas necessidades nutricionais e vias de administração. Iremos abordar neste capítulo inicialmente os fatores protetores da dieta (principalmente antioxidantes e micronutrientes), e posteriormente, as recomendações para cada fase da enfermidade.[1]

■ Epidemiologia

O aumento na expectativa de vida da população mundial tem ocasionado uma atenção diferenciada em relação às causas e consequências dos comprometimentos cognitivos e dos processos demenciais. No Brasil e em outros países em desenvolvimento que o envelhecimento da população está ocorrendo de modo acelerado; a projeção é de que a população de idosos será o dobro daqui a 20 anos. De acordo com a OMS, estima-se que existam 35,6 milhões de pessoas com Doença de Alzheimer (DA)

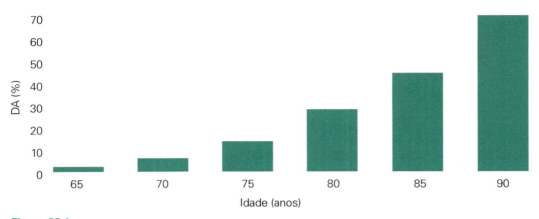

Figura 22.1.
Prevalência cumulativa da DA. Fonte: adaptada de Evans et al., 1989; Hebert et al., 1995.

no mundo, sendo que o número tende a dobrar até o ano de 2030 e triplicar até 2050. No Brasil, a possibilidade é de que existam cerca de 1,2 milhões de pessoas com DA. Ressalta-se que a maior parte das pessoas com a doença ainda não recebeu o diagnóstico médico e o tratamento necessário. Estimativas apontam que em 2025 o Brasil terá cerca de 27 milhões de idosos, cuja a prevalência aumenta com a idade (Figura 22.1).[2]

Fisiopatologia

A nutrição é uma das principais mudanças no estilo de vida nas estratégias de combate à demência. O cérebro é um órgão que requer uma quantidade desproporcional de energia em comparação com sua massa. Em indivíduos normais, essa energia vem exclusivamente da glicose. A glicose fornece toda a energia necessária para o funcionamento normal do cérebro. Isso inclui a manutenção celular, bem como a produção de neurotransmissores.[3] Os lipídios da dieta são componentes chaves das membranas neurais. Gorduras especiais, como gangliosídeos e esfingolipídeos são responsáveis pela condutividade normal do impulso neural e, como tal, importantes para a cognição. Vários estudos mostram que a ingestão de aminoácidos pode ser um fator significativo na incidência e no prognóstico da demência. Em um estudo que monitorou a ingestão de colina em 2.497 indivíduos ao longo de 22 anos, concluiu-se que os pacientes com maior ingestão de colina tiveram uma incidência menor de demência e o comprometimento cognitivo foi mais brando.[4] Um estudo de revisão explorando a relação entre as gorduras saturadas e trans e a demência descobriu que as pessoas que ingeriram mais ácidos graxos saturados e gorduras trans apresentaram maior declínio cognitivo do que os controles. O mecanismo exato não foi discernido; no entanto, os autores suspeitaram que os ácidos graxos saturados e as gorduras trans aumentaram o nível de LDL, levando à aterosclerose acelerada e, portanto, promovendo o aparecimento de demência vascular.[5] Promovendo os eventos isquêmicos da demência vascular, pois a redução do fluxo sanguíneo e os microinfartos podem causar hipóxia cerebral de longa duração. Os ácidos graxos saturados também aumentam a resistência à insulina, o que leva ao diabetes mellitus tipo II. O diabetes mellitus em si é um fator de risco para demência.[6]

Nutrição como fator protetor

Os micronutrientes são substâncias essenciais à vida que não podem ser sintetizadas pelo corpo humano. Frequentemente são necessários em quantidades mínimas e são adquiridos por meio da dieta ou de suplementos vitamínicos. Os micronutrientes geralmente atuam como coenzimas ou são uma parte importante em algumas estruturas enzimáticas. Os micronutrientes mais comuns incluídos nas estruturas das enzimas são cobre, selênio, manganês e zinco. Vitaminas antioxidantes são a vitamina C, carotenóides, flavonóides (resveratrol contido no vinho tinto é importante antioxidante) e a mais importante vitamina E. Eles são um componente importante do sistema antioxidante e combatem o estresse oxidativo. Uma série de estudos ligou diferentes micronutrientes ao prognóstico de demência e envelhecimento.[7] Estudos mostram que pessoas com baixo nível sérico de vitamina D tiveram cognição inferior aos controles. Os indivíduos eram pessoas com deficiência significativa de vitamina D (< 25 nmol/L), enquanto os controles tinham níveis suficientes de vitamina D (≥ 75 nmol/L). Os autores calcularam que o risco relativo ajustado para declínio no Mini-Exame do Estado Mental (MMSE) foi de 1,60 (IC 95%, 1,19 a 2,00) em pacientes com baixos níveis de vitamina D. Eles estimaram uma queda de 0,3 pontos na escala MMSE para cada ano que as pessoas tinham deficiência de vitamina D. Acredita-se que a vitamina D reduza produção de β-amilóide no cérebro.[8]

A dieta ocidental é definida como o consumo regular de carne assada, salsichas, hambúrgueres, bife, batatas fritas, batatas fritas e bebidas açucaradas, em vez de vegetais frescos, frutas e peixes. É relatado que as pessoas em dietas ocidentais tinham uma média de 45,7 mm^3 a 52,6 mm^3 menor de volume do hipocampo, em comparação com pessoas em uma dieta saudável.[9] Essa dieta saudável envolvendo frutas, vegetais e peixes, com menor consumo de laticínios, carne vermelha e açúcares, é o que chamamos de dieta mediterrânea. Essa dieta é baseada em verduras, frutas e vegetais, grãos inteiros, legumes, sementes e nozes, e esta associada a diversos benefícios, como aumento da expectativa de vida, menores taxas de câncer e algumas doenças cardiovasculares. A característica mais distintiva da dieta mediterrânea é que ela apresenta ingestão mínima de carne vermelha e laticínios, com a maior parte da gordura proveniente do azeite de oliva. Os fenóis do azeite de oliva aumentam a cognição e diminuem o dano oxidativo no cérebro.[10] Geralmente esses alimentos são ricos em vitaminas como folatos e vitaminas B, sem substâncias como açúcares refinados, colesterol e gorduras trans. Há evidências que sugerem que a dieta mediterrânea pode ser benéfica para muitas condições, incluindo aquelas de declínio mental. Pessoas com dieta mediterrânea tendem a ter menos doenças crônicas, menores taxas de declínio cognitivo, menor incidência de doença de Alzheimer e melhor cognição.[11] Além da dieta mediterrânea, as dietas *Dietary Approach to Systolic Hypertension* (DASH) também diminuem o declínio cognitivo. Uma dieta experimental, MIND, é uma dieta que combina essas duas dietas e produz resultados promissores. A dieta MIND requer ingestão adicional de frutas silvestres e vegetais de folhas verdes, mas não especifica o consumo de frutas. Semelhante à dieta mediterrânea, é relatado que diminui o declínio cognitivo com a idade.[12]

O declínio cognitivo é muito maior naqueles que comem principalmente açúcar, gordura saturada/gordura trans e não há fibras e vitaminas suficientes na dieta. As dietas do

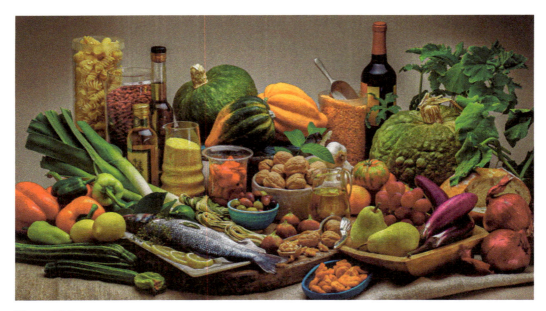

Figura 22.2

Mediterrâneo, DASH e MIND, ricas em frutas, vegetais, fibras, polifenilas e ácido graxo ômega 3, parecem estar associadas a menor incidência de demência e menor declínio cognitivo na demência e na velhice. Na Figura 22.2 encontram-se alimentos que compões os referidos padrões alimentares.[13]

■ Nutrição nas fases da demência

Fase inicial

Uma pessoa com demência inicial, geralmente tendo um Escore Clínico de Demência (CDR) de 1, é caracterizada por anormalidades nos testes cognitivos e passou a sentir dificuldades na condução de suas atividades diárias, às vezes na alimentação. A expressão fenotípica de uma pessoa com demência inicial costuma ser extremamente heterogênea sob as perspectivas biológica, clínica e social. Curiosamente, alguns problemas comuns encontrados em pessoas com demência inicial podem desempenhar um papel relevante na alteração dos padrões nutricionais. Por exemplo, mudanças na discriminação/identificação olfativa e de paladar e preferências alimentares, déficits de atenção, déficits de função executiva, capacidade de tomada de decisão prejudicada e expressões comportamentais (por exemplo, apatia, depressão) podem representam manifestações precoces na demência, alterando a capacidade do indivíduo de adquirir adequadamente a quantidade e a qualidade dos nutrientes necessários.[14,15]

Se a ingestão de micro e macronutrientes não forem substancialmente diferentes nos estágios iniciais do processo de demência, pode-se presumir que as recomendações gerais disponíveis para idosos se aplicam diretamente a este grupo de pacientes.

Capítulo 22 Demências

Na verdade, as consequências clínicas de uma doença em estágio inicial podem ainda não produzir evidências de mudanças nutricionais importantes. Considerando que as pessoas idosas frequentemente apresentam multimorbidade, pode ser importante ponderar a importaância da demência inicial na complexidade clínica global do indivíduo.[16] Em outras palavras, enquanto o quadro de demência não afetou o estado nutricional do indivíduo, podem ser aplicadas as recomendações tradicionais disponíveis para a promoção do envelhecimento saudável em pessoas idosas.

Fase moderada

Novamente, neste estágio da doença neurodegenerativa pode ser uma simples comorbidade em um sujeito com disfunções não relacionadas ao domínio cognitivo. O ponto crítico é detectar a necessidade nutricional, algo que muitas vezes é negligenciado no atendimento clínico regular.[17] Nesse contexto, devemos considerar como a desnutrição é resultado de um mecanismo multidimensional. Mudanças sociais (por exemplo, pobreza, viver sozinho, comer sozinho), modificações fisiológicas (por exemplo, deficiência sensorial, saúde bucal precária, distúrbios gastrointestinais, falta de apetite) e problemas psicológicos (por exemplo, depressão, baixa motivação) podem se combinar de forma heterogênea, causando anormalidades no processo alimentar e consequente modificação da qualidade e quantidade dos alimentos.[18]

A complexidade da nutrição no contexto da demência é exemplificada em um documento recente da *Alzheimer's Disease International*, onde a conexão entre a saúde bucal precária e o comprometimento cognitivo é mostrada[19]. Em particular, muitos fatores relacionados à nutrição começam a surgir na dase moderada das demências (por exemplo, capacidade de mastigação, infecções, adaptações quantitativas e qualitativas da dieta) são indicados como possíveis determinantes do declínio cognitivo. Se o cenário se tornar claramente difícil de manejar porque múltiplos fatores (inclusive sociais) estão envolvidos, surgem muitas oportunidades para prevenir/reverter o ciclo vicioso da desnutrição. Isso significa que, como também afirma a Organização Mundial da Saúde (OMS) no Relatório Mundial sobre Envelhecimento e Saúde, "o manejo da desnutrição na velhice precisa ser multidimensional".[20] Nesta fase aumentam déficits de atenção, déficits de funções executivas e capacidade de tomada de decisão prejudicada podem estar presentes e devem ser direcionados por intervenções específicas quando necessário. Por exemplo, déficits de atenção podem causar dificuldades para fazer compras, preparar refeições e/ou comer regularmente.[14]

Importante, as intervenções para tratar a desnutrição (ou melhor, preveni-la em idosos com demência, muitas vezes se baseiam no apoio social, aumentando ainda mais a dimensão multifacetada do processo de nutrição). Nesse contexto, a avaliação do idoso com o estado nutricional deve passar a fazer parte integrante da avaliação clínica.[21]

Fase severa

Com avançar da doença, inicia quadro de recusa alimentar e disfagia, sendo que muitas vezes devemos lembrar o paciente de engolir, pois ele não lembra o que fazer com o bolo alimentar na boca. Devemos iniciar com dieta pastosa ou líquida com uso de espessante. Avaliar necessidade de suplementação oral hiperprotéica e/ou hipercalórica. Oferta de alimentos que possam estimular o paciente: de seu agrado e no seu ritmo. Administrado por um cuidador com muita paciência, pois frequentemente eles se distraem, perdendo o foco na alimentação.[22]

Comer é a última AVD (Atividade de Vida Diária) que piora nos quadros demenciais, abaixo aspectos que podem acelerar esta piora:

- Saúde bucal: endentação, candidíase oral, periodontite em peças remanescentes, odinofagia e recusa alimentar.
- Momento da refeição pode ser prejudicado pela perambulação, pela pressa do cuidador.
- Presença de engasgos frequentes: solicitar avaliação do fonoaudiólogo.
- Sondas para alimentação: controvérsias.
- Complicações mais comuns da disfagia na demência avançada:
    - Má nutrição.
    - Pneumonia aspirativa.[23]

■ Estratégias para melhorar a ingestão alimentar

Princípios básicos: alterar sabores, quantidades, consistências e disponibilidades dos alimentos:

1. Use sabores fortes.
2. Quente ou frio (não morno).
3. Molhos.
4. Sucos enriquecidos (p. ex., com sorvete, temperos).
5. Doçuras (p. ex., mini chocolates).
6. Procure diversificar as quantidades de alimentos.
7. Experimente *finger foods* (p. ex., sandwiches, asa de frango etc).
8. Use grande quantidade dos alimentos preferidos (p. ex., sorvetes).
9. Adapte a consistência dos alimentos ao gosto individual.
10. Tente suplementos líquidos (devem ser dados 1:30 h a 2 h antes da próxima refeição, não deve ser dado junto com as refeições, pois pode promover saciedade precoce).
11. Tente alimentos pastosos (p. ex., pudins, *milkshakes*).
12. Tente misturar alimentos (p. ex., misturar cereais com ovos ou pudins).
13. Disponibilize os alimentos ao paciente.
14. Estender refeições, pois paciente demenciado necessita mais tempo para ingerir, mastigar e engolir os alimentos.
15. Permita os pacientes alcançarem seus suplementos (p. ex., líquidos e guloseimas) ao lado da cama.
16. Modifique fatores ambientais.
17. Priorize a refeição do meio-dia, quando paciente demonstra máxima função cognitiva.
18. Para os que estão resistentes e combativos nas refeições, tente segurar suas mãos ou toques tranquilizadores nos braços, ou tente conversas alegres ou cantar suavemente.[24]

Nesta fase iniciam as discussões sobre uso ou não de sonda para alimentação, que é muito controversa na literatura, havendo muito fatores envolvidos, clínicos, culturais,

Capítulo 22 Demências

emocionais, cabendo aos profissionais da saúde orientar a família, da vantagem ou não do seu uso. Abaixo deixamos um texto com critérios para alimentação e hidratação artificiais:

Quando teria indicação:

- Dificuldade em engolir alimentos ou recusa alimentar, suficientemente severa para que o paciente não consiga manter quantidade suficiente de líquidos e calorias que mantenha a vida.
- Perda de peso não intencional, progressiva, > 10% nos últimos 6 meses.
- Albumina sérica < 2,5 g/dL.[25]

Podemos ainda dizer em relação à alimentação artificial:

- Nutrição parenteral e enteral não melhora sobrevida em pacientes severamente enfermos.
- Sonda de alimentação X alimentação oral não acompanha aumento na sobrevida.
- Entretanto, alimentação por sonda não encurta a sobrevida.[26]

Quando alimentação e hidratação artificial não são razoáveis ou possíveis por mais tempo, familiares e cuidadores devem receber suporte e educados para outros meios de providenciar conforto e interação social. È importante que entendam, o decréscimo de ingestão oral, ser natural uma parte não dolorosa do processo de morrer. As evidências a respeito da ineficiência de prover artificialmente a nutrição e hidratação em estágios avançados da demência são discutíveis.

Uma alternativa preferencial para alimentação, no caso de não optar pelo uso de sonda, é a alimentação pelas mãos. Embora ela não previna má nutrição e desidratação, a alimentação pelas mãos permite manter um cuidado mais íntimo e com conforto ao paciente.[27] Manter o conforto e qualidade de vida são os objetivos do cuidado nutricional para o paciente terminal. Restrições alimentares e cuidados agressivos de nutrição tem um impacto negativo na qualidade de vida e raramente são apropriados.

Referências bibliográficas

1. Cesari M, Azzolino D, Arosio B, Canevelli M. Nutritional interventions for early dementia; J Nutr Healt Aging, 2021.
2. Gaion JPBF. Doença de Alzheimer: saiba mais sobre a principal causa de demência no mundo, InformaSUS-UFSCar, setembro 2020.
3. Mergenthaler P, Lindauer U, Dienel GA, Meisel A. Sugar for the brain: the role of glucose in physiological and pathological brain function Trends Neurosci. 2013 Oct;36(10):587-97.
4. Ylilauri MP, Voutilainen S, Lönnroos E, Virtanen HE, Tuomainen T, Salonen JT et al. Associations of dietary choline intake with risk of incident dementia and with cognitive performance: the Kuopio Ischaemic Heart Disease Risk Factor Study. Am J Clin Nutr. 2019;0:1-8.
5. Barnard ND, Bunner AE, Agarwal U. Saturated and trans fats and dementia: a systematic review. Neurobiol. Aging. 2014;35:65-73.
6. Pinnila FG. Brain foods: the effects of nutrients on brain function. Nat Rev Neurosci. 2008 Jul;9(7):568-78.
7. Morris MC. Nutritional determinants of cognitive aging and dementia. Proceedings of the Nutrition Society. 2012; 71:1-13.
8. Llewellyn DJ, Lang LA, Langa KM, Terrera GM, Phillips CL et al. Vitamin D and Risk of Cognitive Decline in Elderly Persons. Arch Intern Med. 2010 Jul 12; 170(13):1135-41.

9. Jacka FN, Cherbuin N, Anstey KJ, Sachdev P, Butterworth P. Western diet is associated with a smaller hippocampus: a longitudinal investigation. BMC Med. 2015;13:215.
10. Farr SA, Price TO, Dominguez LJ, Motisi A, Saiano F, Niehoff ML, Morley JE, Banks WA, Ercal N, Barbagallo M. Extra virgin olive oil improves learning and memory in SAMP8 mice. J Alzheimers Dis. 2012;28(1):81-92.
11. Vinciguerra F, Graziano M, Hagnas M, Frittitta L, Tumminia A. Influence of the Mediterranean and Ketogenic Diets on Cognitive Status and Decline: A Narrative Review. Nutrients. 2020;12:1-22.
12. Nagai K, Koshiba H, Shibata S, Matsui T, Kozaki K. Correlation between the serum eicosapentanoic acid-to-arachidonic acid ratio and the severity of cerebral white matter hyperintensities in older adults with memory disorder. Geriatr Gerontol Int. 2015;15(1):48-52.
13. González-Reyes RE, Aliev G, Ávila-Rodrigues M, Barreto GE. Alterations in Glucose Metabolism on Cognition: A Possible Link Between Diabetes and Dementia. Current Pharmaceutical Design. 2016;22:812-8.
14. Volkert D, Chourdakis M, Faxen-Irving G et al. ESPEN guidelines on nutrition in dementia. Clin Nutr. 2015;34:1052-73.
15. Doorduijn AS, de van der Schueren MAE, van de Rest O et al. Olfactory and gustatory functioning and food preferences of patients with Alzheimer's disease and mild cognitive impairment compared to controls: the NUDAD project. J Neurol. 2020;267:144-52.
16. Abad-Díez J, Calderón-Larrañaga A, Poncel-Falcó A et al. Age and gender differences in the prevalence and patterns of multimorbidity in the older population. BMC Geriatr. 2014;14:75.
17. Vandewoude MFJ, van Wijngaarden JP, De Maesschalck L, Luiking YC, Van Gossum A. The prevalence and health burden of malnutrition in Belgian older people in the community or residing in nursing homes: results of the NutriAction II study. Aging Clin Exp Res. 2019;31:175-83.
18. Nieuwenhuizen W, Weenen H, Rigby P, Hetherington M. Older adults and patients in need of nutritional support: review of current treatment options and factors influencing nutritional intake. Clin Nutr (Edinburgh, Scotland). 2010;29:160-9.
19. Nutrition and dementia: A review of available research. London, United Kingdom: Alzheimer's Disease International, 2014.
20. World report on ageing and health. Geneva, Switzerland: World Health Organization, 2015.
21. Edington J, Barnes R, Bryan F et al. A prospective randomised controlled trial of nutritional supplementation in malnourished elderly in the community: clinical and health economic outcomes. Clin Nutr. 2004;23:195-204.
22. Volider L. End-of-live for people with dementia in residencial care settings, Scholl of aging study, ResearchGate. 2005.
23. White G, O' Rourke F, Chan D, Cordato D. Geriatrics. 2008;63(5):15-20.
24. Cammer A, Morgan D and Whiting SJ. Nutrition Care for Residents with Dementia in Long-Term Care Homes: Umbrella Review of Care Aide and Registered Dietitian Services. International Journal of Aging Research. 2019;2(2):32.
25. Amella EJ. Nurs Clin N Am. 2004;39:607-23.
26. Friedrich-Alexander CCS. Universität Erlangen-Nürnberg, Institute for Biomedicine of Aging and Klinikum Nürnberg Nord. 2010.
27. Li IMD, Feeding Tubes in Patients with Severe Dementia Am Fam Physician. 2002;65:1605-10.

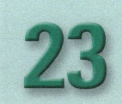

Inflamação Crônica de Baixo Grau no Envelhecimento

Sandra Maria Lima Ribeiro

Marcelo Macedo Rogero

Shirley Stefanny Muñoz-Fernandez

Tania de Araujo Viel

Miguel Humberto Garay Malpartida

■ Introdução

Durante o curso da vida, o organismo precisa constantemente lidar com diferentes tipos de estressores, sejam ambientais (p. ex., poluição atmosférica e sonora e radiações), biológicos (p. ex., microrganismos) ou psicológicos. A coexistência com esses estressores, demanda constante adaptação, remodelação, ou capacidade de regeneração, e envolve diversas respostas corporais, como os sistemas neuroendócrino, imune e antioxidante, processos de apoptose e fagocitose, e mecanismos comportamentais.[1-3]

Em consequência desses constantes estressores, o curso da vida a caminho do envelhecimento pode indicar um acúmulo de danos, o que aumenta o risco de perda da resiliência.[1] Essa afirmação é coerente com o conceito da síndrome da fragilidade,[1] que se baseou em um ciclo vicioso, e que pode direcionar a trajetória de uma pessoa tanto para um envelhecimento bem-sucedido (ou resiliente), como para a perda da resiliência, abrindo caminhos para processos patológicos ou condições crônicas.[2]

Nesse contexto, a necessidade de remodelação do sistema imune assume um papel fundamental.[3,4] A fragilidade é definida como uma "síndrome biológica onde as reservas funcionais e a resistência a estressores está diminuída, resultando em vulnerabilidade a desfechos negativos"; inserido nesse conceito, o sistema imune é permanentemente desafiado por estímulos antigênicos durante a vida, e esse desafio cumulativo pode culminar em menor resistência, ou maior vulnerabilidade.[5]

Esses fenótipos relacionados ao envelhecimento (saudável ou patológico) têm demonstrado associação com um estado de inflamação sistêmica de baixo grau (ISBG), que por sua vez se associa a várias disfunções: em moléculas e organelas celulares, em células tronco ou progenitoras, em diferentes sistemas corporais, no metabolismo energético, e na senescência celular.[2,5] Franceschi et al., em 2000,[5] denominou esse quadro de ISBG de *inflammaging* (combinação dos termos em inglês *inflammation* + *aging*).

O presente capítulo pretende apresentar hipóteses atuais para o desenvolvimento do *inflammaging* e descrever alguns componentes relacionados à dieta na modulação desse processo inflamatório.

Fatores associados ao *inflammaging*
Envelhecimento, senescência celular e padrões moleculares de danos

Entende-se como senescência a parada ou desaceleração do ciclo celular, que leva a importantes consequências tanto estruturais quanto funcionais na célula.[6] Trata-se de um estado bastante complexo relacionado à interrupção da capacidade de replicação, resistência à apoptose, frequente aumento de síntese proteínas, mudanças metabólicas como o aumento da glicólise, redução da oxidação de ácidos graxos, aumento da geração de espécies reativas de oxigênio (EROs), e consequente aquisição de um fenótipo secretório associado à senescência (*senescence-associated secretory phenotype*, SASP). Embora esse fenótipo seja heterogêneo e dependente do tipo de indutor, pode-se de uma forma geral descrevê-lo como níveis elevados de citocinas inflamatórias, moduladores imunes, fatores de crescimento, e proteases. Envolve ainda microRNAs, fragmentos de DNA, quimiocinas e outros fatores bioativos.[7,8]

Os aspectos relacionados à senescência parecem reduzir, em toda a "maquinaria celular", a capacidade de reconhecer, metabolizar ou eliminar padrões derivados de todo o funcionamento celular.[9] Esses padrões podem ser células apoptóticas, organelas e moléculas antigênicas, metabólitos, destroços celulares, e espécies reativas,[10] e genericamente são denominados de padrões moleculares associados a danos (*damage-associated molecular patterns* – DAMPs). As células do sistema imune reconhecem os DAMPs por meio de receptores específicos de padrões (*pattern recognizion patterns* – PRRs), desencadeando a ativação do inflamassoma[11] e consequente secreção de citocinas (p. ex., Il-1α Il-1β, IL-6, IL-8, e IL-18) (12) (ver Box 23.1 e Figura 23.1). Portanto, a senescência celular e a geração de DAMPs são processos interrelacionados. Franceschi et al.[12] denomina a formação desses DAMPs de sinais "*self signals*" que, pelo acúmulo e não eliminação pelas as células, é também denominado de *garbaging* (de *garbage*, do inglês, que significa lixo)

Box 23.1

Inflamasoma é composto por complexos proteicos que se expressam em granulócitos, constituídos por várias proteínas, como por exemplo, a caspase-1, receptores do tipo NOD, entre outras. O inflamasoma é formado após o reconhecimento de sinais inflamatórios por proteínas do tipo NPLR (por exemplo, os self, quasi-self, e non-self signals). A ativação do inflamasoma leva à ativação de fatores nucleares e consequentemente aumento de citocinas inflamatórias.[12]

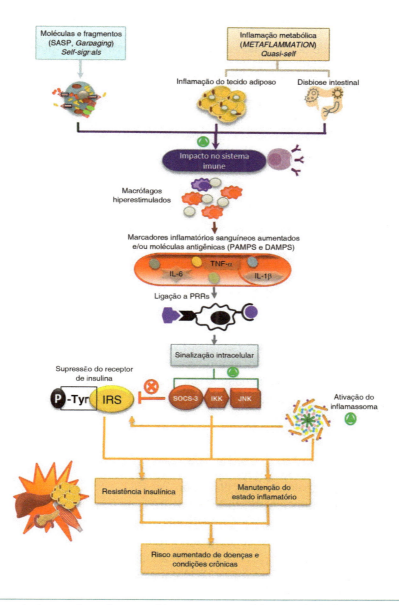

Figura 23.1
O envelhecimento leva a alterações em vários processos celulares e sistêmicos, gerando moléculas com atividade imunoestimuladoras. Algumas das principais dessas moléculas são: marcadores de células senescentes (SASP), dejetos celulares que não foram devidamente metabolizados por organelas celulares (*garbaging*), citocinas e quimiocinas derivadas do tecido adiposo inflamado, e fragmentos bacterianos vindos do intestino (principalmente o LPS). Essas moléculas provavelmente contribuem com a hiperestimulação de macrófagos, e se ligam, em células imunes e em outros tecidos, a receptores de padrão (principalmente do tipo *toll-like*). Essas ligações desencadeiam respostas intracelulares que culminam em ativação do inflamassoma e de fatores nucleares relacionados à síntese de novas citocinas inflamatórias. Além disso, essa sinalização causa a fosforilação do resíduo de serina no substrato do receptor de insulina 1 (IRS-1). Todos esses processos alimentam a inflamação sistêmica, levam à resistência insulínica, e, portanto, aumentam o risco de desenvolvimento de doenças e condições crônicas.

O intestino

O intestino é considerado um ecossistema bastante complexo, que integra microrganismos (a microbiota intestinal, MI), uma camada de muco, células epiteliais e suas modificações, e células do sistema imune próprio do intestino (*gut-associated lymphoid tissue*, GALT). A MI consiste em uma diversa comunidade de microrganismos, que inclui arqueias, alguns eucarióticos e principalmente, bactérias.[13]

A camada de muco desempenha um papel de defesa física, impedindo que os microrganismos interajam diretamente com o epitélio intestinal. O muco também serve de substrato energético para diversas famílias de bactérias.[14]

Estudos sobre a classificação taxonômica da MI têm indicado a presença de cerca de dez filos bacterianos; todavia a grande maioria (cerca de 90%) se concentra em dois deles, os Bacteroidetes (que abrange gêneros de bactérias Gram-negativas como as *Bacteroides, Prevotella*), e os Firmicutes (gêneros Gram-positivos, como *Clostridium, Faecalibacterium, Lactobacillus, Ruminococcus* e *Roseburia*). Outros filos em menor proporção como *Actinobacteria, Proteobacteria, Verrucomicrobia* e *Fusobacteria* são também presentes. Apesar da maior proporcionalidade de *Bacteroidetes* e *Firmicutes*, os demais filos também demonstram importância à saúde humana.[13,15,16]

As células epiteliais intestinais (CEI) são representadas por enterócitos, células de Paneth (produtoras de peptídeos antibacterianos), e células Goblet (ou caliciformes, que secretam muco); essas células encontram-se ainda intercaladas com células enteroendócrinas (produtoras de hormônios gastrintestinais).[17]

Para as CEI exercerem adequadamente a sua função de barreira, é fundamental que estejam fortemente unidas célula a célula, o que é regulado por complexos juncionais intracelulares, que consistem em proteínas de junções estreitas (*tight junctions*), junções aderentes, junções comunicantes e desmossomos.[18] O GALT é imprescindível no reconhecimento de patógenos e outros invasores, e portanto na resposta imune.[19]

O GALT e inclui principalmente, as placas de Peyer e as criptas (aglomerados de células do sistema imune, principalmente linfócitos T e B), e folículos linfoides isolados.[19,20] As placas de Peyer contêm, na sua superfície, células epiteliais especializadas, conhecidas como células M. As células M se localizam intercaladas com as CEI, e formam "bolsos" que permitem, por exemplo, a captação de antígenos para posterior internalização na placa, fagocitose pelas células dendríticas para posterior apresentação para as os linfócitos-T e ativação dos linfócitos-B. Ainda, na cúpula subepitelial estão presentes as células dendríticas, diversas populações de linfócitos T CD4+ de memória, linfócitos B, IgA, IgM e IgG.[19,20]

No ecossistema intestinal ocorrem trocas benéficas entre os microrganismos residentes e o hospedeiro; de um lado as bactérias encontram um ambiente favorável para residirem e extraírem as substâncias necessárias para sua manutenção. Em troca, elas auxiliam o organismo na proteção contra invasores, produzindo nutrientes e metabólitos. Estes, além de permitirem a manutenção da camada de muco (função trófica), colaboram na função imune, e contribuem com o fornecimento de nutrientes essenciais para a saúde (função nutricional).[19,20]

Com relação à produção de metabólitos pela MI, destacam-se aqueles produzidos a partir da fermentação de carboidratos não digeríveis.[21] Os produtos dessa fermentação são principalmente os Ácidos Graxos de Cadeia Curta (AGCC), sendo eles o acetato, o butirato e o propionato. No cólon, os AGCC favorecem a homeostase da mucosa intestinal, principalmente, por meio de efeitos diretos nas CEI e nas células imunológicas da lâmina própria. Em particular, o butirato aumenta a função de barreira, regulando a expressão das proteínas responsáveis pela ligação estreita entre os enterócitos (*tight junctions*), e por aumentar a expressão gênica para produção do muco.[22]

Além de exercerem efeitos locais no cólon, os AGCC alcançam a circulação sanguínea e participam de vias imunes, endócrinas e nervosas. Por exemplo, no cérebro, os AGCC afetam a morfologia e a função das células da micróglia, reforçam a integridade da barreira hematoencefálica, modulam a neurotransmissão, influenciam os níveis de fatores neurotróficos e contribuem para a biossíntese da serotonina. Os receptores para AGCC também são expressos no tecido adiposo branco, fígado e músculo esquelético, indicando uma ação direta sobre o metabolismo energético humano.[23] Ainda, pela via endócrina, os AGCC induzem a secreção de hormônios intestinais, como o peptídeo semelhante ao glucagon-1 (GLP-1) e o peptídeo YY (PYY). Ademais, o acetato, o propionato e o butirato podem diminuir diretamente a secreção de quimiocinas e citocinas pró-inflamatórias derivadas do tecido adiposo branco, modulando a inflamação sistêmica.[23]

Vários fatores relacionados ao envelhecimento podem modificar a microbiota intestinal, favorecendo o crescimento de bactérias patogênicas, paralelo à redução de algumas bactérias benéficas e comensais (p. ex., *Firmicutes, Bacteroide* e *Bifidobacterium*), o que recebe o nome de disbiose intestinal. Devido a esse desbalanços bacterianos, com consequente redução das bactérias produtoras de AGCC, ocorre uma ativação anormal do GALT, modificando, os padrões de tolerância, ou seja, há uma resposta inflamatória aumentada.[24-26]

Mudanças no ecossistema intestinal alteram desfavoravelmente a função de barreira intestinal, permitindo a passagem de fragmentos bacterianos (p. ex., o lipopolissacarídeo- LPS) para a corrente sanguínea.[27] Esses fragmentos, quando na circulação sistêmica, desencadeiam a chamada endotoxemia metabólica. Franceschi et al.[12] denominam esses fragmentos de "*quasi-self-signals*" (**Figura 23.1**).

Tecido adiposo e lipídeos da dieta

O envelhecimento leva a um aumento e redistribuição da gordura corporal, especialmente na região abdominal, na forma de tecido adiposo visceral.[28] O conteúdo lipídico aumentado nesse tecido leva à infiltração de macrófagos do tipo M1 e de linfócitos-T. Essas células imunes, assim como os próprios adipócitos, liberam citocinas e quimiocinas (p. ex., MCP-1, IL-1β, IL-6 e TNF-α), o que consolida um perfil inflamatório.[29,30] Somando-se a esses processos, a vasculatura existente nesse tecido não consegue suportar a expansão do tecido, e por isso reduz seu consumo de oxigênio, a ativa o fator induzível por hipóxia 1 (HIF-1), que tem como alvo genes inflamatórios. O potencial inflamatório do tecido adiposo também é incluído, na denominação de Franceschi et al.,[12] de *quasi-self signals*.

Além disso, sistemicamente o aumento da gordura corporal significa uma alta exposição das células a ácidos graxos saturados, o que indiretamente leva à ativação da sinalização dos TLRs. Além disso, a ingestão excessiva de lipídeos, especialmente os ácidos graxos saturados, modificam a microbiota intestinal, contribuindo para a endotoxemia metabólica.[31]

A contribuição do intestino, do tecido adiposo, e da dieta à ISBG remete ao conceito de inflamação metabólica (*metaflammation*). Esse tipo de inflamação é uma desordem metabólica caracterizada por estresse oxidativo e aumento da concentração plasmática de citocinas inflamatórias, principalmente por conta do excesso de nutrientes (especialmente ácidos graxos saturados), e tem a obesidade como um dos seus principais fatores de risco. Tem sido bem estabelecida a relação entre a inflamação metabólica e a patogênese da resistência à insulina, principalmente pela estimulação de vias de sinalização inflamatória nas células, com a ativação de fatores nucleares de transcrição, a saber o kappa-beta (Nf-kB) e a proteína ativadora 1 (AP-1), mediados pelo TLR-4.[52-54] Portanto a ISBG e a inflamação metabólica compartilham dos mesmos mecanismos moleculares.[25,26,32]

Desencadeamento de respostas inflamatórias sistêmicas a partir da senescência, do intestino, e do tecido adiposo

A consequência da presença dos *self*, *quasi-self*, e de microrganismos estranhos à microbiota (*non-self signals*) na circulação sistêmica, é a ligação desses elementos a receptores de padrão, principalmente do tipo *toll-like* (TLR), em diferentes tecidos. Essa ligação desencadeia cascatas de sinalização inflamatórias que finalmente estimulam respostas imunes inatas com a geração de citocinas pró-inflamatórias, quimiocinas, eicosanoides e EROs;[29,31] a produção dessas citocinas inflamatórias constitui um ciclo de retroalimentação, uma vez que essas moléculas estimulam a ligação com TLRs, nas próprias células, em células vizinhas e sistemicamente.[31] Por exemplo, reduz a função endotelial e contribui para a aterosclerose;[28] favorece o desenvolvimento de esteatose hepática e resistência insulínica;[33] no pâncreas, leva a disfunções nas células β;[34] no músculo esquelético, aumenta o risco de desenvolvimento de sarcopenia;[35] e no cérebro, aumenta a neuroinflamação[36] (**Figura 23.1**).

Imunosenescência

Imunosenescência é um estado de declínio funcional do sistema imune, envolvendo tanto o braço inato quanto adaptativo; é relacionada ao envelhecimento da medula óssea e à involução do timo.[37-39] Embora seja um processo extremamente complexo, cabe aqui um breve relato. No braço inato, os neutrófilos apresentam uma capacidade reduzida à quimiotaxia, à atividade fagocítica, e à destruição intracelular de patógenos. Essas células também apresentam produção alterada de EROs. Os macrófagos, por sua vez, tornam-se hiper-reativos devido à presença de citocinas inflamatórias na circulação.[40] É reduzida a quantidade de células dendríticas,[41] e as existentes têm a capacidade de fagocitar e de sintetizar citocinas reduzida.[42] As quantidades de células do tipo natural killer

(NK) também são reduzidas, e as existentes se proliferam menos,[43] e diminuem sua citotoxicidade e síntese de citocinas/quimiocinas. De uma forma geral, portanto, todas essas mudanças resultam em uma resposta inata a patógenos reduzida.[37]

No que diz respeito à imunidade adaptativa, há um declínio na linfopoiese e consequentemente, redução na diferenciação e proliferação de células T e B. As células B, seus precursores, e as suas células plasmáticas produtoras de anticorpos são reduzidas em quantidade.[44,45] Consequentemente essas reduções levam ao preenchimento do "espeço imunológico" por células de memória com uma baixa diversidade de receptores; há também uma redução na diversidade e na mudança de classe das células T. Desta forma, a quantidade de células T do tipo CD4+ "*naive*" diminui e altera, portanto, a relação CD4+/CD8+.[38,39] É importante lembrar que a relação CD4+/CD8+ um importante marcador de resposta a antígenos; portanto, idosos podem apresentar dificuldades em lidar com novos antígenos, além da responder com mais dificuldades a vacinações.[46]

Uma outra constatação curiosa relacionada à imunosenescência é a produção aumentada de subtipos celulares reguladores, tanto mieloides quanto linfoides. Tipicamente, essas células inibem a função de células imunes efetoras, que são induzidas por condições inflamatórias ou patológicas. Portanto, esses subtipos celulares são fundamentais nos processos de resolução de inflamação. Entretanto, na ISBG, os subtipos reguladores são induzidos em uma rede compensatória imunossupressora, envolvendo diversos subgrupos desses subtipos celulares. Esse fenótipo regulatório tem levado alguns autores a definir a imunosenescência como um processo diferentes da típica senescência celular, consistindo de uma remodelação compensatória à ISBG.[11,47]

Sumarizando, o *inflammaging* possivelmente tem sua origem na formação de elementos imunoestimuladores que podem ser formados por mecanismos deficientes nas próprias células (*self-signals*), no intestino ou no tecido adiposo (*quase-self signals*), ou a partir de microrganismos ou outras moléculas antigênicas (*non-self*). Esses elementos demandam respostas imunes. Por sua vez, o sistema imune envelhecido parece lidar de forma diferenciada com esses elementos, o que é demonstrado pela hiperestimulação dos macrófagos e uma produção elevada e constante de células reguladoras. Aliado a isso, as células da imunidade inata não respondem adequadamente a novos antígenos. Tudo isso pode aumentar a vulnerabilidade imune, e consequentemente a vulnerabilidade a riscos nutricionais e capacidade funcional.

■ Relações entre *inflammaging*, estado nutricional e funcionalidade

O processo de envelhecimento aumenta o risco nutricional, e com isso aumenta também o risco de infecções, de alterações na composição corporal, o que consequentemente abre a possibilidade de se iniciar o ciclo vicioso proposto por Fried e Watson.[1] Cederholm[48] destaca a existência de uma sobreposição entre fragilidade, sarcopenia, e má-nutrição, que têm em comum um perfil inflamatório (agudo ou crônico) e deficiências nutricionais. Esses comprometimentos aumentam o risco de desenvolver doenças crônicas e incapacitantes. De forma importante, essas condições são reversíveis se apropriadamente identificadas e tratadas.

Desta forma, pessoas idosas devem ser avaliadas periodicamente, preferencialmente a partir de ferramentas de baixo custo e práticas. Ainda há poucos estudos conclusivos sobre os melhores marcadores bioquímicos para determinação do *inflammaging*. Por sua vez, considerando o continuum do desenvolvimento da ISBG, e o possível paralelismo com o ciclo vicioso da fragilidade, a avaliação do fenótipo da fragilidade proposto por Fried et al.,[1] ou mesmo avaliação de condições prévias como a recentemente proposta capacidade intrínseca (WHO, 2017), se mostram fundamentais no acompanhamento da trajetória de idosos.

■ Dieta, nutrientes e fitoquímicos na perspectiva de modular ou atenuar o *inflammaging*

Tendo em mente os conceitos relacionados ao *inflammaging*, a nutrição certamente desempenha um papel fundamental. Nessa perspectiva, intervenções nutricionais devem ser capazes de (i) controlar a adiposidade excessiva sem levar a risco nutricional; (ii) melhorar o ambiente intestinal, controlando ou prevenindo disbiose; (iii) modular a formação de produtos relacionados ao SASP e ao *garbaging*.

Características gerais da dieta e modulação do *inflammaging*

A partir do ponto de vista de padrões alimentares, sem dúvida o padrão mais estudado e conhecido é o do Mediterrâneo (PMD). Muitos estudos sugerem que esse padrão dietético é considerado fator de proteção para o desenvolvimento de doenças e condições crônicas,[49] por conter compostos bioativos, alimentos ou grupos alimentares capazes de modular a ISBG. Tradicionalmente, o PMD é rico em vegetais, leguminosas, frutas frescas e frutas secas, e cerais preferencialmente não refinados; é ainda moderada ou elevada em peixes e azeite de oliva; moderada em fermentados do leite, especialmente queijo e iogurte; baixa em carnes vermelhas; moderada em álcool, particularmente na forma de vinho tinto. Em termos de nutrientes, o PMD é caracterizado por uma taxa alta entre ácidos graxos monoinsaturados e saturados, elevada em fibras e vários fitoquímicos. A combinação de todos esses elementos permite considerar o PMD como importante modulador de processos inflamatórios.[50]

Para além do PMD, estudos sobre a análise de padrões dietéticos de diferentes regiões do mundo têm comprovado benefícios no consumo de alguns grupos alimentares. Norde et al.,[51] em uma revisão sistemática da literatura, identificou que padrões definidos como saudáveis (essencialmente caracterizados por elevada ingestão de frutas frescas) foram inversamente associados com a inflamação sistêmica. Por sua vez, padrões alimentares caracterizados por alto consumo de carnes vermelhas e baixo em vegetais (nomeado padrão ocidental), foi positivamente associada com um maior estado inflamatório. Portanto, estudos com padrões alimentares mostram uma tendência de grupos alimentares específicos, com seus componentes, na modulação da resposta inflamatória. A seguir detalharemos alguns desses componentes do PMD, no sentido de descrever seus potenciais anti-inflamatórios.

Ácidos graxos

Os ácidos graxos saturados (AGS) são fortemente associados ao aumento da inflamação. Por exemplo, o ácido palmítico causa estresse do retículo endoplasmático e consequente ativação de fatores nucleares relacionados à inflamação; ainda, o ácido palmítico é capaz de ativar sítios específicos de vias inflamatórias que têm como consequência a redução da sinalização insulínica.[52] Fontes de AGS incluem alimentos de origem animal (carne, leite e derivados), alguns óleos vegetais (óleo de palma, de coco e manteiga de cacau), e vários alimentos processados industrialmente (cookies, bolos, donuts e tortas).

Em oposição aos efeitos pró inflamatórios dos AGS, os ácidos polinsaturados do tipo ômega-3 como o ácido eicosapentaenóico (EPA) e ácido docosaexaenoico (DHA), demonstram efeitos-anti-inflamatórios. EPA e DHA modulam a inflamação a partir da ligação com a chamada proteína G. A ligação a essa proteína e ao seu receptor acoplado reduz a ativação de proteínas que fazem parte da cascata de inflamação, e consequentemente à redução de genes inflamatórios e consequente expressão de citocinas inflamatórias, como TNF-α e IL-6. Além disso, tem-se demonstrado que o DHA pode inibir o recrutamento de proteínas que em última instância ativam receptores de padrão como TLR4 e TLR2.[53] Fontes de EPA e DHA incluem peixes gordurosos (atum, salmão, sardinha e arenque).

O ácido oleico, o mais abundante ácido graxo monoinsaturado (AGMI), é capaz de reduzir a expressão de moléculas de adesão extra e intracelulares no endotélio, reduzindo consequentemente o recrutamento de células imunes em lesões ateroscleróticas e consequente inflamação. No músculo esquelético e em hepatócitos, os AGMI protegem contra o estresse do retículo endoplasmático causado pelos AGS, favorecendo a incorporação destes nas moléculas de triacilglicerol, e favorecendo a beta-oxidação.[54] Fontes alimentares de AGMI incluem frutas oleaginosas, azeite de oliva, alguns óleos vegetais, e abacate.

Carboidratos

A ingestão de carboidratos pode ser pensada de duas diferentes formas, no que diz respeito à ISBG: pelo seu índice glicêmico (IG) e pela sua acessibilidade à microbiota intestinal (carboidratos fermentáveis).

Com relação ao índice glicêmico, embora seja um tema ainda sujeito a debates, quanto maior o IG, mais desfavoráveis serão as respostas fisiológicas, metabólicas e imunes. Estudos têm relacionado o IG a incretinas secretadas por células enteroendócrinas, especificamente o peptídeo insulinotrófico induzido pela glicose (GIP), secretado pelas células K nas células proximais do intestino delgado, juntamente com o peptídeo similar ao glucagon-1 (GLP-1), secretado nas células L na região distal do intestino delgado e no intestino grosso. Por diferentes razões como a localização no trato gastrointestinal, o GIP é rapidamente liberado em resposta a alimentos de alto IG, enquanto a liberação do GLP-1 é principalmente estimulada por alimentos de baixo IG.[55] Por sua vez, a secreção do f GIP induz a uma maior liberação de insulina pelas células beta pancreáticas, mas é também capaz de direcionar mecanismos de fígado gorduroso, resistência insulínica, hipertrigliceridemia, e inflamação subclínica.[56] Há receptores para o GIP no tecido adiposo, nos monócitos, macrófago e outras células.[57] A ligação do GIP a seus receptores aumenta a expressão de citocinas inflamatórias como IL-6 e IL-1β.[58] Além disso a comunicação entre adipócitos e monócitos resulta na liberação de outras moléculas inflamatórias como CCL2. No fígado, essa ligação resulta em maior liberação de proteína C-reativa (PCR).[59]

Outra importante função dos carboidratos, e relacionada com a resposta imune, diz respeito aos carboidratos não-digeríveis, por serem acessíveis à fermentação pela microbiota intestinal. Como já discutido anteriormente neste texto, a fermentação de carboidratos e consequente formação de AGCC tem importante papel na modulação da inflamação.[60]

Fitoquímicos-polifenóis

Polifenóis são fitoquímicos presentes em frutas e vegetais. A denominação representa diversos compostos separados em classes de acordo com suas estruturas químicas, incluindo ácidos fenólicos, flavonóides estilbenos, cucuminóides e lignanas (Milenkovic et al., 2013).[61] Dentre estes, a curcumina, um polifenol natural hidrofóbico derivado do rizoma da Curcuma longa, modula vários alvos moleculares, incluindo NF-κB, e a expressão de genes induzidos por esse fator de transcrição nuclear (por exemplo, COX-2, iNOS, VCAM-1, ICAM-1, TNF-α, IL-1, IL-6, IL-8, IL-12, e interferon-γ). A curcumina aumenta os mecanismos de defesa antioxidante regulando positivamente a transcrição e a expressão de enzimas antioxidantes, e melhorando a função mitocondrial. A administração de curcumina reduz as concentrações de LPS no plasma e aumenta a concentração de uma proteína (IkB) capaz de inibir a sinalização inflamatória em linfócitos. Além disso, estudos in vitro mostraram que 5 uM de curcumina apresentaram propriedades senolíticas (ver Box 23.2) com a redução de alguns marcadores de senescência, a saber, p16, IL-6, IL-8, MMP3, e MMP13.[62]

O Resveratrol (3,4',5-tri-hidroxi-estilbeno) é uma fitoalexina composta por dois anéis fenólicos unidas por uma dupla ligação. Esse composto existe em duas isoformas: trans-resveratrol e cis-resveratrol, e a forma trans é a mais estável. O resveratrol está presente em uvas, frutas vermelhas, vinho tinto, e em várias frutas oleaginosas. O resveratrol atenua e expressão gênica da enzima cicloxigenase-2 (COX-2), da sintase de óxido nítrico (iNOS), e de algumas moléculas de adesão celular (ICAM-1, ELAM-1 e VCAM-1). Além disso, o resveratrol inibe a expressão de citocinas pró-inflamatórias a partir do LPS, e atenua a ativação dos fatores nucleares relacionado à inflamação (NF-κB e AP-1).[63] Timmers et al. (2011) demonstraram que a suplementação de resveratrol (150 mg/day) ativou a enzima AMPK, melhorando a sensibilidade à insulina, aumentou a expressão de moléculas que são alteradas com a senescência celular (SIRT1 e PGC-1α), além de ter melhorado a função mitocondrial em músculos de homens obesos.

Box 23.2

Substâncias senolíticos são compostos que induzem a apoptose de células senescentes e diminuem a liberação dos compostos relacionados ao SASP. Desta forma, esses compostos são capazes de reduzir a inflamação crônica e o estresse oxidativo. Consequentemente, reduzem o risco de doenças crônicas, síndromes geriátricas e a perda da resiliência.[8]

Vários outros compostos nutrientes e não nutrientes podem ser descritos como moduladores da inflamação e o presente texto não pretende esgotar o assunto. O planejamento de estratégias direcionadas à modulação do *inflammaging* é assunto desafiador e ainda demanda muitos estudos. Todavia, o papel da alimentação assume papel de destaque. Na Figura 23.2, ilustramos os principais conceitos abordados neste capítulo.

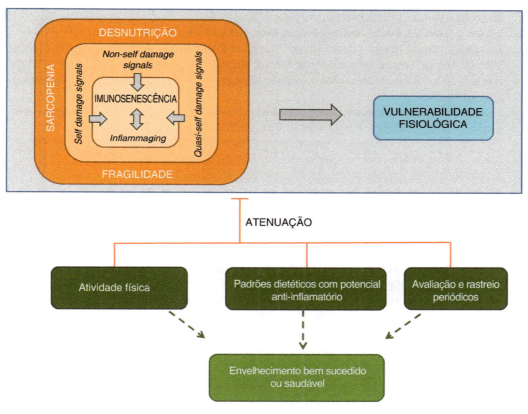

Figura 23.2
O *inflammaging* está relacionado a processos que geram sinais de danos (*self, quasi-self e non-self damage signals*). Por sua vez, a imunosenescência causa alterações nas respostas imunes tanto efetoras como regulatórias. Essas alterações aumentam o risco de desenvolvimento de condições interrelacionadas como desnutrição, sarcopenia e fragilidade, o que abre portas para a vulnerabilidade fisiológica. Por sua vez, a atividade física e os padrões dietéticos saudáveis (compostos por nutrientes e fitoquímicos com potencial anti-inflamatório) podem atenuar os processos relacionados ao *inflammaging*, colaborando com um envelhecimento bem-sucedido.

■ Considerações finais

A inflamação sistêmica de baixo grau associada ao envelhecimento (*inflammaging*) consiste na desregulação do sistema imune, causada por diferentes fatores, derivados de mecanismos deficientes em várias células, de alterações no ecossistema intestinal, e do acúmulo de tecido adiposo. Traz como consequência o risco aumentado de vulnerabilidade nutricional e funcional. Estratégias dietéticas voltadas para padrões alimentares anti-inflamatórios são promissores e, portanto, devem ser propagadas, juntamente com avaliação permanente e sistemática dos idosos.

Referências bibliográficas

1. Fried LP, Tangen CM, Walston J, Newman AB, Hirsch C, Gottdiener J, et al. Frailty in older adults: evidence for a phenotype. J Gerontol A Biol Sci Med Sci. 2001 Mar;56(3):M146-56.
2. Kirkland JL, Stout MB, Sierra F. Resilience in Aging Mice. J Gerontol A Biol Sci Med Sci. 2016;71(11):1407-14.
3. Franceschi C, Capri M, Monti D, Giunta S, Olivieri F, Sevini F, et al. Inflammaging and anti-inflammaging: a systemic perspective on aging and longevity emerged from studies in humans. Mech Ageing Dev. 2007 Jan;128(1):92-105.
4. Hazeldine J, Lord JM. Innate immunesenescence: underlying mechanisms and clinical relevance. Biogerontology. 2015 Apr;16(2):187-201.
5. Franceschi C, Bonafè M, Valensin S, Olivieri F, De Luca M, Ottaviani E, et al. Inflamm-aging. An evolutionary perspective on immunosenescence. Ann N Y Acad Sci. 2000 Jun 25;908(1):244-54.
6. López-Otín C, Blasco MA, Partridge L, Serrano M, Kroemer G. The hallmarks of aging. Cell. 2013 Jun 6;153(6):1194-217.
7. Campisi J. Aging, cellular senescence, and cancer. Annu Rev Physiol. 2013;75:685-705.
8. Kirkland JL, Tchkonia T. Cellular Senescence: A Translational Perspective. EBioMedicine. 2017 Jul;21:21-8.
9. Muñoz-Espín D, Serrano M. Cellular senescence: from physiology to pathology. Nat Rev Mol Cell Biol. 2014 Jul;15(7):482-96.
10. Fulop T, Larbi A, Dupuis G, Page A Le, Frost EH, Cohen AA, et al. Immunosenescence and inflamm-aging as two sides of the same coin: Friends or Foes? Front Immunol. 2018;8(JAN).
11. Salminen A. Activation of immunosuppressive network in the aging process. Ageing Res Rev. 2020;57:100998.
12. Franceschi C, Garagnani P, Parini P, Giuliani C, Santoro A. Inflammaging: a new immune-metabolic viewpoint for age-related diseases. Nat Rev Endocrinol. 2018;14(10):576-90.
13. Cani PD. Microbiota and metabolites in metabolic diseases. Nat Rev Endocrinol. 2019 Feb 2;15(2):69-70.
14. Biagi E, Nylund L, Candela M, Ostan R, Bucci L, Pini E, et al. Through Ageing, and Beyond: Gut Microbiota and Inflammatory Status in Seniors and Centenarians. Ahmed N, editor. PLoS One. 2010 May 17;5(5):e10667.
15. Martens EC, Neumann M, Desai MS. Interactions of commensal and pathogenic microorganisms with the intestinal mucosal barrier. Nat Rev Microbiol. 2018;16(8):457-70.
16. Hall AB, Tolonen AC, Xavier RJ. Human genetic variation and the gut microbiome in disease. Nat Rev Genet. 2017;18(11):690-9.
17. Maynard CL, Elson CO, Hatton RD, Weaver CT. Reciprocal interactions of the intestinal microbiota and immune system. Nature. 2012 Sep 13;489(7415):231-41.
18. Ulluwishewa D, Anderson RC, McNabb WC, Moughan PJ, Wells JM, Roy NC. Regulation of tight junction permeability by intestinal bacteria and dietary components. J Nutr. 2011 May;141(5):769-76.
19. Mörbe UM, Jørgensen PB, Fenton TM, von Burg N, Riis LB, Spencer J, et al. Human gut-associated lymphoid tissues (GALT); diversity, structure, and function. Mucosal Immunol. 2021 Jul 22;14(4):793-802.
20. Levy M, Blacher E, Elinav E. Microbiome, metabolites and host immunity. Curr Opin Microbiol. 2017;35:8-15.
21. van der Hee B, Wells JM. Microbial Regulation of Host Physiology by Short-chain Fatty Acids. Trends Microbiol. 2021 Aug;29(8):700-12.
22. Dalile B, Van Oudenhove L, Vervliet B, Verbeke K. The role of short-chain fatty acids in microbiota-gut-brain communication. Nat Rev Gastroenterol Hepatol. 2019;16(8):461-78.
23. Canfora EE, Jocken JW, Blaak EE. Short-chain fatty acids in control of body weight and insulin sensitivity. Nat Rev Endocrinol. 2015 Oct;11(10):577-91.
24. Amsterdam D, Ostrov BE. The Impact of the Microbiome on Immunosenescence. Immunol Invest. 2018 Nov 17;47(8):801-11.

25. Tiihonen K, Ouwehand AC, Fautonen N. Human intestinal microbiota and healthy ageing. Ageing Res Rev. 2010 Apr;9(2):107-16.

26. André, Laugerette, Féart. Metabolic Endotoxemia: A Potential Underlying Mechanism of the Relationship between Dietary Fat Intake and Risk for Cognitive Impairments in Humans? Nutrients. 2019 Aug 13;11(8):1887.

27. Kamada N, Chen GY, Inohara N, Núñez G. Control of pathogens and pathobionts by the gut microbiota. Nat Immunol. 2013 Jul 18;14(7):685-90.

28. Zorena K, Jachimowicz-Duda O, Ślęzak D, Robakowska M, Mrugacz M. Adipokines and Obesity. Potential Link to Metabolic Disorders and Chronic Complications. Int J Mol Sci. 2020 May 18;21(10):3570.

29. Daniele G, Guardado Mendoza R, Winnier D, Fiorentino T V., Pengou Z, Cornell J, et al. The inflammatory status score including IL-6, TNF-α, osteopontin, fractalkine, MCP-1 and adiponectin underlies whole-body insulin resistance and hyperglycemia in type 2 diabetes mellitus. Acta Diabetol. 2014 Feb;51(1):123-31.

30. Lee YS, Wollam J, Olefsky JM. An Integrated View of Immunometabolism. Cell. 2018 Jan;172(1-2):22-40.

31. Kim JJ, Sears DD. TLR4 and Insulin Resistance. Gastroenterol Res Pract. 2010;2010(4):543-8.

32. Amsterdam D, Ostrov BE. The Impact of the Microbiome on Immunosenescence. Immunol Invest. 2018 Nov;47(8):801-11.

33. Baffy G. Kupffer cells in non-alcoholic fatty liver disease: the emerging view. J Hepatol. 2009 Jul;51(1):212-23.

34. Eguchi K, Nagai R. Islet inflammation in type 2 diabetes and physiology. J Clin Invest. 2017 Jan 3;127(1):14-23.

35. Livshits G, Kalinkovich A. Inflammaging as a common ground for the development and maintenance of sarcopenia, obesity, cardiomyopathy and dysbiosis. Ageing Res Rev. 2019 Dec;56:100980.

36. Di Benedetto S, Müller L, Wenger E, Düzel S, Pawelec G. Contribution of neuroinflammation and immunity to brain aging and the mitigating effects of physical and cognitive interventions. Neurosci Biobehav Rev. 2017 Apr;75:114-28.

37. Hazeldine J, Lord JM. Innate immunesenescence: underlying mechanisms and clinical relevance. Biogerontology. 2015 Apr 10;16(2):187-201.

38. Shaw AC, Joshi S, Greenwood H, Panda A, Lord JM. Aging of the innate immune system. Curr Opin Immunol. 2010 Aug;22(4):507-13.

39. Müller L, Di Benedetto S, Pawelec G. The Immune System and Its Dysregulation with Aging. Subcell Biochem. 91:21-43.

40. Franceschi C, Bonafè M, Valensin S, Olivieri F, De Luca M, Ottaviani E, et al. Inflamm-aging. An evolutionary perspective on immunosenescence. Ann N Y Acad Sci. 2000 Jun;908(1):244-54.

41. Mildner A, Jung S. Development and function of dendritic cell subsets. Immunity. 2014 May 15;40(5):642-56.

42. Della Bella S, Bierti L, Presicce P, Arienti R, Valenti M, Saresella M, et al. Peripheral blood dendritic cells and monocytes are differently regulated in the elderly. Clin Immunol. 2007 Feb;122(2):220-8.

43. Bayard C, Lepetitcorps H, Roux A, Larsen M, Fastenackels S, Salle V, et al. Coordinated expansion of both memory T cells and NK cells in response to CMV infection in humans. Eur J Immunol. 2016 May;46(5):1168-79.

44. Frasca D, Landin AM, Riley RL, Blomberg BB. Mechanisms for decreased function of B cells in aged mice and humans. J Immunol. 2008 Mar 1;180(5):2741-6.

45. Caraux A, Klein B, Paiva B, Bret C, Schmitz A, Fuhler GM, et al. Circulating human B and plasma cells. Age-associated changes in counts and detailed characterization of circulating normal CD138- and CD138+ plasma cells. Haematologica. 2010 Jun;95(6):1016-20.

46. Salvioli S, Monti D, Lanzarini C, Conte M, Pirazzini C, Giulia Bacalini M, et al. Immune System, Cell Senescence, Aging and Longevity - Inflamm-Aging Reappraised. Curr Pharm Des. 2013 Jan 1;19(9):1675-9.

47. Salminen A, Kaarniranta K, Kauppinen A. Immunosenescence: the potential role of myeloid-derived suppressor cells (MDSC) in age-related immune deficiency. Cell Mol Life Sci. 2019 May;76(10):1901-18.

48. Cederholm T, Group on behalf of the GI on malnutrition (GLIM). The evolving malnutrition diagnosis [Internet]. International Conference on Frailty and Sarcopenia Research (ICFSR); 2020.

49. Bonaccio M, Di Castelnuovo A, Costanzo S, Gialluisi A, Persichillo M, Cerletti C, et al. Mediterranean diet and mortality in the elderly: a prospective cohort study and a meta-analysis. Br J Nutr. 2018 Oct 28;120(8):841-54.

50. Tuttolomondo A, Simonetta I, Daidone M, Mogavero A, Ortello A, Pinto A. Metabolic and Vascular Effect of the Mediterranean Diet. Int J Mol Sci. 2019 Sep 23;20(19).

51. Norde MM, Collese TS, Giovannucci E, Rogero MM. A posteriori dietary patterns and their association with systemic low-grade inflammation in adults: a systematic review and meta-analysis. Nutr Rev. 2020 May 17;
52. Calder PC, Ahluwalia N, Brouns F, Buetler T, Clement K, Cunningham K, et al. Dietary factors and low-grade inflammation in relation to overweight and obesity. Br J Nutr. 2011 Dec 2;106(S3):S5-78.
53. Hwang DH, Kim JA, Lee JY. Mechanisms for the activation of Toll-like receptor 2/4 by saturated fatty acids and inhibition by docosahexaenoic acid. Eur J Pharmacol. 2016;785:24-35.
54. Leamy AK, Egnatchik RA, Shiota M, Ivanova PT, Myers DS, Brown HA, et al. Enhanced synthesis of saturated phospholipids is associated with ER stress and lipotoxicity in palmitate treated hepatic cells. J Lipid Res. 2014;55(7):1478-88.
55. Holub I, Gostner A, Theis S, Nosek L, Kudlich T, Melcher R, et al. Novel findings on the metabolic effects of the low glycaemic carbohydrate isomaltulose (Palatinose). Br J Nutr. 2010 Jun;103(12):1730-7.
56. Nauck MA, Meier JJ. The incretin effect in healthy individuals and those with type 2 diabetes: physiology, pathophysiology, and response to therapeutic interventions. Lancet Diabetes Endocrinol. 2016 Jun;4(6):525-36.
57. Binger KJ, Gebhardt M, Heinig M, Rintisch C, Schroeder A, Neuhofer W, et al. High salt reduces the activation of IL-4– and IL-13–stimulated macrophages. J Clin Invest. 2015 Oct 20;125(11):4223-38.
58. Timper K, Grisouard J, Sauter NS, Herzog-Radimerski T, Dembinski K, Peterli R, et al. Glucose-dependent insulinotropic polypeptide induces cytokine expression, lipolysis, and insulin resistance in human adipocytes. Am J Physiol Metab. 2013 Jan 1;304(1):E1-13.
59. Gögebakan Ö, Osterhoff MA, Schüler R, Pivovarova O, Kruse M, Seltmann A-C, et al. GIP increases adipose tissue expression and blood levels of MCP-1 in humans and links high energy diets to inflammation: a randomised trial. Diabetologia. 2015 Aug;58(8):1759-68.
60. Qin J, Li Y, Cai Z, Li S, Zhu J, Zhang F, et al. A metagenome-wide association study of gut microbiota in type 2 diabetes. Nature. 2012 Oct 26;490(7418):55-60.
61. Milenkovic D, Jude B, Morand C. miRNA as molecular target of polyphenols underlying their biological effects. Free Radic Biol Med. 2013 Sep;64:40-51.
62. Russo GL, Spagnuolo C, Russo M, Tedesco I, Moccia S, Cervellera C. Mechanisms of aging and potential role of selected polyphenols in extending healthspan. Biochem Pharmacol. 2020;173:113719.
63. Pektas MB, Koca HB, Sadi G, Akar F. Dietary Fructose Activates Insulin Signaling and Inflammation in Adipose Tissue: Modulatory Role of Resveratrol. Biomed Res Int. 2016;2016:8014252.

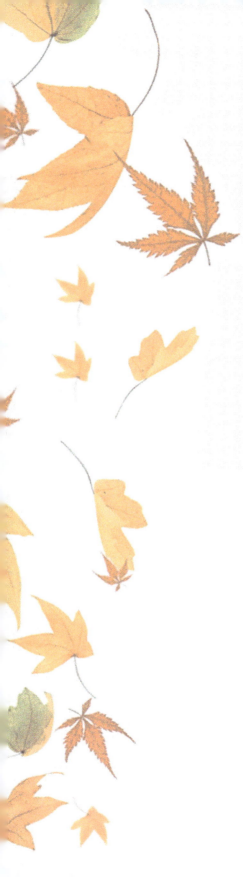

Parte VI

Níveis de Atenção à Saúde

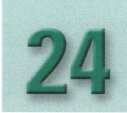

Atendimento Clínico em Ambulatório e Consultório

Clineu de Mello Almada Filho

André Henrique Rodrigues dos Santos

■ Introdução

A avaliação clínica de um indivíduo idoso no ambiente ambulatorial ou de consultório exige, do profissional que a realiza, o desenvolvimento de uma óptica conceitual sobre a heterogeneidade e individualidade do processo de envelhecimento humano. Sobretudo, compreender as necessidades e expectativas da pessoa para que se possa alcançar objetivos terapêuticos, preventivos ou curativos, a fim de proporcionar equilíbrio em seu estado de saúde.[1]

O processo de envelhecimento tem sido reconhecido como um fator de risco para a maioria das doenças crônicas, estimando-se que aproximadamente 85% dos idosos apresentem pelo menos uma dessas condições. Portanto, o estado de saúde dessas pessoas deve ser avaliado considerando-se as interações entre as reduções de reservas orgânicas verificadas durante a senescência, as implicações mórbidas dessas doenças associadas e de seus tratamentos, assim como do estilo de vida e das condições ambientais em que vivem.[2,3]

O estado nutricional é um dos principais determinantes para um envelhecimento com saúde e a atenção aos comportamentos alimentares, aos padrões dietéticos e ao estilo de vida são fundamentais para um bom gerenciamento clínico.[4,5]

O consumo alimentar apropriado em densidade energética para o indivíduo e equilibrado, na proporção entre macro e micronutrientes, pode prevenir ou retardar o desenvolvimento e complicações de doenças crônicas como hipertensão arterial, *diabetes mellitus*, doenças cardíacas e câncer; também, pode contribuir beneficamente em outras condições associadas ao envelhecimento, como osteomalácia, osteoporose, fraqueza muscular, fragilidade, quedas, lesões por pressão, fraturas de fêmur, hospitalizações e mortalidade. Por sua vez, a inadequação nutricional pode interferir negativamente, tanto na saúde quanto na capacidade do indivíduo em se manter funcionalmente independente, limitando sua qualidade de vida e aumentando seu risco de morrer.[4,5]

■ Implicações das alterações na composição corporal

A senescência encontra-se associada com alterações significativas na composição corporal, como a diminuição de seu conteúdo de água, de massa óssea e massa magra, enquanto há um aumento na massa total de gordura (incluindo o aumento nos estoques de gordura visceral). A perda de músculo esquelético, bem como o ganho na gordura visceral e corporal total permanecem com o avançar da idade. Consequentemente, os requerimentos nutricionais padronizados para adultos não devem ser generalizados para idosos.[4,5]

Habitualmente, os requerimentos energéticos (particularmente calóricos) encontram-se reduzidos no indivíduo idoso devido ao seu menor dispêndio, em função da diminuição de massa magra e da taxa metabólica basal, associadas a menores índices de atividade física observados com o envelhecimento; contudo, ainda que necessitem ingerir menos calorias para a manutenção de seu peso corporal, suas necessidades de nutrientes permanecem as mesmas e eventualmente encontram-se aumentadas.[4,5]

O índice de massa corpórea (IMC), uma medida antropométrica bastante empregada na prática clínica, não reflete essas alterações na composição corporal, assim como a perda de altura que ocorre com a idade. Além disso, seus parâmetros de normalidade devem ser mais elevados nas pessoas com 65 anos e mais, quando comparados aos dos adultos jovens.[4,5]

■ Alterações fisiológicas com impacto no estado nutricional

O envelhecimento humano é caracterizado pelo declínio gradual e progressivo das funções celulares e orgânicas que compromete o equilíbrio homeostático em situações de sobrecarga física ou psíquica. Assim, observa-se uma redução nas reservas sistêmicas funcionais orgânicas com o progredir da idade.[6]

Para um adequado consumo alimentar faz-se necessário uma integridade sensorial, principalmente da visão, do olfato e paladar que podem estar comprometidos em mais de 50% dos idosos. Também, 75% destes apresentam problemas dentários como o edentulismo, xerostomia e dificuldades para a deglutição que contribuem para a disfunção gustatória e olfativa.[5,6]

O envelhecimento também afeta a produção de saliva e de enzimas digestivas (como a pepsina), a função pancreática, a motilidade intestinal e a resposta imune produzida em sua mucosa, além da resposta pós prandial. Há diminuição na sensação de sede, provocando uma redução na ingestão hídrica.[5,6]

A regulação alimentar durante a senescência depende também de alterações endócrinas encontradas durante esse processo, particularmente associadas à insulina, grelina, leptina e adiponectina. Além disso, as condições pró- inflamatórias resultantes das alterações adaptativas no sistema imunológico podem predispor a diminuição do apetite e consequente ingestão alimentar, resultando na perda de peso.[6]

A anorexia associada ao envelhecimento, atualmente considerada uma manifestação sindrômica, além de bastante prevalente, é reconhecida como um fator preditor de morbidade e mortalidade. A redução na ingestão calórica e de nutrientes acaba por resultar em perda de peso não intencional, predispondo o indivíduo a um aumentado risco de contrair doenças agudas, como infecções.[7]

■ Comorbidades, polifarmácia e estado funcional

A maioria das pessoas idosas apresenta pelo menos duas desordens de saúde cronicamente e se deve atenção ao risco de que essas condições possam interagir de forma adversa ou mesmo de que isso ocorra entre uma dessas desordens e o tratamento recomendado para outra, além da possibilidade da interação indesejável entre os fármacos envolvidos para o controle dessas comorbidades.[5]

Doenças crônicas prevalentes no envelhecimento, como doença cerebrovascular e demências de forma geral, doença de Parkinson, câncer e *diabetes* podem contribuir para alterações no apetite, no metabolismo e no peso corporal.[7]

Idosos são mais propensos a desenvolver sarcopenia, dinapenia e caquexia; por outro lado, condições crônicas associadas a adiposidade excessiva e obesidade podem contribuir para a redução da capacidade física e limitação de sua qualidade de vida. Vale ressaltar que a obesidade e a sarcopenia podem ocorrer simultaneamente (obesidade sarcopênica), agravando o impacto sobre sua condição de saúde.[7]

A polifarmácia, definida como o uso de cinco ou mais medicações concomitantemente, pode afetar o estado nutricional dos idosos e estar associada com a redução na ingestão de fibras, gorduras solúveis, vitaminas do complexo B e minerais, assim como, com a aumentada ingestão de colesterol, glicose e sódio, observadas nesses indivíduos. Além disso, interações fármaco-nutrientes ou mesmo os efeitos adversos dos medicamentos em uso, podem ocasionar anorexia, náuseas, vômitos e distúrbios sensoriais, afetando sobremaneira o estado nutricional.[5,7]

Exemplos de classes de fármacos comumente prescritos à idosos que possam interferir no estado nutricional são os antipsicóticos, sedativos e hipnóticos, antidepressivos, antidiabéticos, opioides, laxativos, diuréticos e esteroides.[5]

Um importante parâmetro para a caracterização da condição de saúde do indivíduo idoso e de seus riscos nutricionais é a percepção de seu estado funcional. Muitas dessas condições de saúde podem resultar em sequelas, reduzindo sua capacidade funcional e limitando sua possibilidade em conseguir adquirir, preparar ou ingerir uma alimentação adequada.[7]

■ Avaliação clínica

A avaliação clínica de um indivíduo idoso deve ser multidimensional, tendo por objetivo desenvolver estratégias preventivas e terapêuticas para a manutenção de sua independência funcional e de sua autonomia, como também estabelecer prognósticos e estimar sua sobrevida. A identificação de suas condições de saúde, clínicas e funcionais, é mais precisa quando se realiza uma avaliação sistemática de múltiplos domínios, incluindo o domínio físico, cognitivo e afetivo, funcional e de suporte social.

A Organização Mundial de Saúde introduziu o conceito de capacidade intrínseca, uma composição de todas as capacidades físicas e mentais do indivíduo, com a finalidade de desenvolver um modelo multidimensional que apresente as reservas do indivíduo; esse modelo apresentou um melhor valor preditivo para estimar desfechos adversos no idoso.[8]

A avaliação clínica ambulatorial deve ser ampla e objetiva, contudo, há o limite de tempo da duração da consulta. Além da realização da anamnese e do exame físico, uma proposição validada em nosso meio é a aplicação de um instrumento, a Avaliação Geriátrica Compacta de 10 minutos ou 10-*minute Targeted Geriatric Assessment* (ACG-10 ou 10-TaGA).[9]

Esse instrumento de avaliação, apresentado abaixo, é de rápida aplicação durante o atendimento clínico e de fácil interpretação, identificando idosos sob risco de apresentarem uma trajetória desfavorável em seu processo de envelhecimento e, portanto, elegíveis para uma intervenção clínica mais imediata. A interpretação de seu resultado depende da somatória dos pontos obtidos em cada parâmetro avaliado, dividida pelo número total desses parâmetros. Assim, o escore final será um valor de 0,0 (menor risco) a 1,0 (maior risco) (Figura 24.1).[9]

Deve-se ressaltar que dentre as alterações do estado nutricional, tanto a desnutrição como o sobrepeso e a obesidade são comuns na população idosa e devem ser rastreadas, pois também se associam ao prejuízo funcional e a pior qualidade de vida, além de aumentarem os índices de morbidade e mortalidade.

Na anamnese, deve-se também pesquisar sobre alterações no apetite e peso corporal nos últimos meses, na procura por indícios sugestivos de alteração do estado nutricional. A utilização de instrumentos como a miniavaliação nutricional (MAN) pode conferir melhor sensibilidade para se estimar os riscos nutricionais na pessoa idosa[10].

Quando da perda ponderal, importante considerar a velocidade em que esta ocorreu e uma medida de obtenção necessária durante a avaliação clínica do idoso é seu peso corporal. Uma velocidade expressiva de perda ponderal se associa à perda preponderante de massa muscular[10].

O cálculo para obtenção da velocidade da perda de peso (VPP) é simples:

$$VPP (\%) = \text{peso habitual (kg)} - \text{peso atual (kg)} \times 100/\text{peso habitual (kg)}$$

A obtenção de outras medidas antropométricas durante a avaliação clínica, discutidas em outros capítulos deste livro, pode auxiliar no diagnóstico do estado nutricional, como o IMC, a mensuração das circunferências da cintura, do braço e da panturrilha do indivíduo[10].

■ Considerações finais

O atendimento clínico da pessoa idosa em ambulatório ou consultório deve ser realizado de forma criteriosa e o mais integrativa possível. O dimensionamento de seu estado funcional e a ênfase em seus riscos nutricionais, assim como em seu estilo de vida, assumem importante destaque durante sua avaliação clínica.

Capítulo 24 — Atendimento Clínico em Ambulatório e Consultório

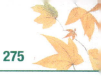

10-minute Targeted Geriatric Assessment (10-TaGA)

Nome: _____ Data: ___/___/___
Sexo: ☐ F ☐ M   Idade: _____ (anos)   Escolaridade: _____ (anos)

				Pontos
Suporte Social — Mora com quem?	Sozinho [pergunta abaixo]	Familiar ou cuidador [0,0]	Institucionalizado [0,5]	_____
Se ficasse de cama, com que frequência contaria com alguém para ajudá-lo(a)? *(apenas para quem mora sozinho)*	Sempre ou quase sempre [0,5]	Às vezes, raramente ou nunca [1,0]		
Uso Sistema de Saúde — Nos últimos seis meses	Nenhum [0,0]	Visita ao Pronto Atendimento apenas [0,5]	Internação Hospitalar [1,0]	_____
Quedas — No último ano	Sem quedas [0,0]	1 queda [0,5]	≥ 2 quedas [1,0]	_____
Medicações — Número em uso contínuo	< 5 [0,0]	5 – 9 [0,5]	≥ 10 [1,0]	_____

Funcionalidade — Avaliação baseada no Índice de Katz (atividades básicas de vida diária)   NÃO   SIM

- **Tomar banho** — Realiza sem assistência ou recebe ajuda apenas para uma parte do corpo.   1   0
- **Vestir-se** — Pega as roupas e se veste completamente sem ajuda, exceto para amarrar sapatos.   1   0
- **Vaso sanitário** — Vai ao banheiro, limpa-se e ajeita as roupas sem ajuda (pode usar dispositivo de apoio e, urinol à noite).   1   0
- **Transferência** — Deita-se e sai da cama, senta-se e levanta-se da cadeira sem ajuda (pode usar dispositivos de apoio).   1   0
- **Continência** — Controla inteiramente a micção e evacuação.   1   0
- **Alimentação** — Alimenta-se sem ajuda ou recebe assistência apenas para cortar a carne ou passar manteiga no pão.   1   0

[0,0] 0 pontos   [0,5] 1 – 2 pontos   [1,0] ≥ 3 pontos

Cognição — Avaliação baseada no 10-Point Cognitive Screener (10-CS)

Orientação: ☐ dia do mês ☐ mês ☐ ano
Aprendizado: CARRO – VASO – TIJOLO (até 3 tentativas se necessário; não pontua)
Fluência (animais em 60s): ☐ 0-5 = 0   ☐ 6-8 = 1   ☐ 9-11 = 2   ☐ 12-14 = 3   ☐ ≥ 15 = 4
1. _____ 2. _____ 3. _____ 4. _____ 5. _____ 6. _____ 7. _____ 8. _____
9. _____ 10. _____ 11. _____ 12. _____ 13. _____ 14. _____ 15. _____ 16. _____
Evocação: ☐ carro   ☐ vaso   ☐ tijolo
Pontuação Bruta: _____ /10
Pontuação Ajustada: _____ /10 (+2 se escolaridade = 0; +1 se escolaridade = 1-3 anos; máximo 10)

[0,0] ≥ 8 pontos   [0,5] 6-7 pontos   [1,0] 0-5 pontos

Auto percepção — Como você considera a sua saúde geral?
☐ Incapaz
| Muito ruim [1,0] | Ruim [1,0] | Razoável [0,5] | Boa [0,0] | Muito boa [0,0] |

Sintomas Depressivos — Avaliação baseada na Escala de Depressão Geriátrica de 4 itens (GDS-4)   NÃO   SIM
☐ Incapaz
- Você está satisfeito com a sua vida?   1   0
- Você abandonou muitas das suas atividades e dos seus interesses?   0   1
- Você se sente feliz a maior parte do tempo?   1   0
- Você prefere ficar em casa ao invés de sair e fazer coisas novas?   0   1

[0,0] 0 – 1 ponto   [0,5] 2 pontos   [1,0] 3 – 4 pontos

Nutrição
Perda de Peso (≥ 4,5kg no último ano):   ☐ NÃO   ☐ SIM
Peso atual: _____ Kg   Altura: _____ m   IMC: _____ kg/m²   CP: _____ cm
Se não for possível utilizar a balança devido à imobilidade, substitua o IMC por Circunferência da Panturrilha (CP), sendo CP < 31 cm alterada.

[0,0] sem a perda de peso e IMC ≥ 22   [0,5] com a perda de peso ou IMC < 22   [1,0] com a perda de peso e IMC < 22

Velocidade de Marcha — Caminhar 4,5 metros (2x) e considerar melhor tempo.
☐ Incapaz
Tempo 1: _____ s   Tempo 2: _____ s

[0,0] ≤ 4,4s (> 1,0m/s)   [0,5] 4,5 – 7,5s (0,6 – 1,0m/s)   [1,0] ≥ 7,6s (< 0,6m/s) ou incapaz

[ ] BAIXO RISCO	[ ] MÉDIO RISCO	[ ] ALTO RISCO	SOMA TOTAL
			ÍNDICE 10-TaGA (total dividido pelo nº de itens avaliados)

Figura 24.1
10-minute Targeted Geriatric Assessment (10-TaGA).

A estimativa da capacidade intrínseca fornece subsídios prognósticos para a trajetória do processo de envelhecimento da pessoa, ou seja, delineia a expectativa para uma evolução bem-sucedida ou para a fragilidade, possibilitando ao profissional de saúde o desenvolvimento de um plano de ação preventivo ou terapêutico para o indivíduo.

A intervenção nutricional deve ser preconizada a todos aqueles identificados sob risco de desequilíbrio em seu estado funcional e particularmente naqueles com evidente risco nutricional.

■ Tópicos relevantes abordados no capítulo

- O envelhecimento encontra-se associado a uma redução nas reservas sistêmicas funcionais orgânicas e a presença de doenças crônicas.
- O estado nutricional é um dos principais determinantes para um envelhecimento com saúde.
- A avaliação da capacidade intrínseca do indivíduo permite uma estimativa prognóstica sobre a trajetória do seu processo de envelhecimento.
- A intervenção nutricional deve ser preconizada a todos sob risco de comprometimento funcional.

Referências bibliográficas

1. Lowsky DJ, Olshansky SJ, Bhattacharya J, Goldman DP. Hetrogeneity in healthy aging. J Gerontol A Biol Sci Med Sciu. 2014;69(6):640-49. https://doi:10.1093/gerona/glt162.
2. Gonzalez-Freire M, Diaz-Ruiz A, Hauser D, Martinez-Romero J, Ferrucci L, Bernier M, Cabo R. The road ahead for health and lifespan interventions. Ageing Research Reviews 59 (2020) 101037. https://doi.org/10.1016/j.arr.2020.101037.
3. Friedman S. Lifestyle (Medicine) and healthy aging. Clin Geriatr Med. 2020;36:645-53. https://doi.org/10.1016/j.cger.2020.06.007.
4. Bernstein M. Nutritional needs of the older adult. Phys Med Rehabil Clin N Am. 2017;28:747-66. http://dx.doi.org/10.1016/j.pmr.2017.06.008.
5. Black M, Bowman M. Nutrition and healthy aging. Clin Geriatr Med. 2020;36:655-69. https://doi.org/10.1016/j.cger.2020.06.008.
6. Almada Filho CM, Iucif Jr N. Envelhecimento: aspectos fisiológicos e funcionais. In: Almada Filho CM, Iucif Jr N. Nutrogeriatria, 1ª ed. Rio de Janeiro: Atheneu, 2019. p. 3-17. ISBN 978-85-388-0963-0.
7. Dorner B, Friedrich EK. Position of the Academy of Nutrition and Dietetics. Individualized nutrition approaches for older adults: long-term care, post-acute care, and othe settings. J Acad Nutr Diet. 2018;118:724-35. https://doi.org/10.1016/j.jand.2018.01.022.
8. Cesari M, Carvalho IA, Thiagarajan JA, Cooper C, Martin FC, Register JY, Vellas B, Beard JR. Evidence for the domains supporting the construct of intrinsic capacity. J Gerontol A Biol Sci Med Sci. 2018;73(12):1653-60. Doi:10.1093/Gerona/gly011.
9. Target geriatric assessment for fast-paced healthcare settings: development, validity, and reliability. J Am Geriatr Soc. 2018. Doi:10.1111/jgs.1503.
10. Almada Filho CM, Cruz EC. Avaliação clínica e funcional. In: Almada Filho CM, Iucif Jr N. Nutrogeriatria, 1ª ed. Rio de Janeiro: Atheneu, 2019. p. 59-70. ISBN 978-85-388-0963-0.

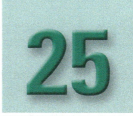

Instituições de Longa Permanência para Idosos

Melissa Côrtes da Rosa
Maria Luiza Freitas Annes
Carolina Böettge Rosa

■ Introdução

Estamos vivendo uma época de transformações. A fecundidade e a mortalidade vêm decrescendo nas últimas décadas, as famílias estão menores e as mulheres estão no mercado de trabalho tanto quanto os homens, ao mesmo tempo que o número de idosos cresce exponencialmente. Somado ao envelhecimento populacional, as doenças crônicas não transmissíveis estão em um crescente, os idosos estão vivendo mais, porém mais doentes e dependentes.

Nesse cenário, também cresce a demanda por instituições que apoiem as famílias no cuidado aos idosos, com profissionais qualificados para atender as necessidades daqueles que residem nesses locais.

E é nesse contexto, que a nutrição se insere, identificando o estado nutricional dos idosos institucionalizados, garantindo uma alimentação adequada à faixa etária e às patologias presentes, além de promover a segurança alimentar e a qualidade de vida.

■ Histórico das instituições de longa permanência para idosos

A história nos mostra que nem sempre as instituições de longa permanência para idosos (ILPIs) se apresentavam como um local de afeto e cuidados com a saúde de idosos, como observamos nas instituições atuais. Antigamente, as Instituições eram chamadas de asilos (do grego ásylos, pelo latim *asylum*) e tinham como proposta acolher pessoas em situação de vulnerabilidade, doentes mentais, órfãos, crianças abandonadas e, também idosos, todos no mesmo ambiente e sem atenção diferenciada entre os grupos.[1]

O primeiro asilo citado na história foi fundado no século VI pelo Papa Pelágio II (520-590). No Brasil, o primeiro registro de Instituição semelhante foi na época do Brasil Colônia (1794), quando o Conde de Resende fundou a "Casa dos Inválidos" exclusivo para soldados que prestaram serviço à pátria. Somente em 1890 surgiu a primeira instituição para idosos no Rio de Janeiro. Nessa época, a demanda era apenas acolher idosos em vulnerabilidade social.[1]

Atualmente, não dispomos de um levantamento nacional recente sobre as ILPIs. Dados do Instituto de Pesquisa Econômica Aplicada (IPEA) mostram que em 2011 existiam cerca de 3.548 Instituições no país, abrigando 83.870 idosos em Instituições públicas e privadas. E, apesar de não serem consideradas instituições de saúde, 66% ofereciam serviços médicos, 56% serviços de fisioterapia, 31,3% atividades com terapeuta ocupacional e 23,5% atendimentos psicológicos. Além disso, as mulheres eram maioria nas ILPIs nacionais (57%), os idosos independentes estavam mais presentes nas instituições públicas e filantrópicas, e os mais dependentes, nas instituições privadas.[2]

Nos dias de hoje, as doenças crônicas não transmissíveis (DCNT) mais prevalentes em ILPIs são as pulmonares e as cardíacas,[3] além de *diabetes mellitus*, hipertensão arterial, artrites, reumatismo e problemas neurológicos.[4] A disfagia é uma condição comum por ser causada por doenças crônicas avançadas. Estima-se que até 57% dos idosos com demência apresentam problemas de deglutição.[5] Histórico de uso abusivo de álcool, tabaco e medicamentos psicotrópicos também é comum entre idosos institucionalizados.[6] Ainda, os idosos institucionalizados brasileiros são frágeis e predominantemente em risco nutricional ou desnutridos.

De acordo com o Consenso Brasileiro de Fragilidade, a prevalência de fragilidade em idosos está entre 6,7% e 74,1%, variando conforme o cenário de investigação e o instrumento diagnóstico utilizado.[7] No cenário das ILPIs, Santiago e colaboradores [8] apontaram a prevalência de 52% de fragilidade entre idosos institucionalizados na região sudeste e centro-oeste do Brasil.

Em relação ao estado nutricional, recentemente Guigoz & Vellas[9] reuniram em um artigo exaltando os 25 anos da Mini Avaliação Nutricional (MNA®) 110 estudos que utilizaram a MNA® e sua versão reduzida (MNA®-SF), somando 35.864 idosos, e apontaram a prevalência de 48% de risco nutricional e 18% de desnutrição com MNA® e 50% de risco nutricional e 22% de desnutrição com a MNA® – SF em idosos institucionalizados.

■ Conceito

Com o envelhecimento da população, o aumento da expectativa de vida, o surgimento do Estatuto do Idoso (2003) e as novas necessidades desse grupo etário, foi necessário que asilos, clínicas geriátricas, residenciais geriátricos e lares para idosos oferecessem mais do que assistência social, e passassem a oferecer também assistência à saúde e às famílias.[10]

Diante desse panorama, a Sociedade Brasileira de Geriatria e Gerontologia (SBGG) sugeriu o termo "Instituição de Longa Permanência para Idosos" para substituir todos os termos utilizados até o momento, criando assim um paradigma para essas instituições. O termo proposto foi aceito e, a partir da RDC nº 283/2005, o histórico de instituições de isolamento passou a dar espaço aos estabelecimentos que proporcionam serviços nas áreas social, médica, psicologia, de nutrição, enfermagem, fisioterapia, terapia ocupacional, odontologia e em outras áreas, conforme as necessidades do público-alvo.[10]

■ O papel do Nutricionista na ILPI

Atuar como nutricionista em ILPIs envolve responsabilidade, afeto e empatia. Os idosos que ali convivem precisam lidar com perdas, como a saída de suas casas, a viuvez e a perda dos amigos. Esses idosos, frequentemente, apresentam relatos como "minha rotina foi resumida aos horários de refeições e medicações". Assim, cabe aos profissionais que atuam nessas instituições devolver a dignidade a esses indivíduos com atitudes relevantes, boa convivência, afeto e realizações, dentro das normas que regem os direitos dos idosos e os deveres dos profissionais. Clos[11] relata em seu livro "As ILPIs não são um lugar onde se vai para morrer, é um endereço para se continuar vivendo... e vivendo bem!" e com certeza os nutricionistas podem auxiliar nessa missão.

A RDC nº 502/2021, que revogou a RDC nº 283/2005, é a legislação que define normas de funcionamento das ILPIs. Em relação à nutrição, a RDC orienta que os idosos devem receber seis refeições ao dia e dispor de um funcionário exclusivo para manipulação de alimentos, não podendo acumular função com higienização do local e/ou lavanderia.[12]

Já a Resolução CFN nº 600 do Conselho Federal de Nutricionistas, de 25 de fevereiro de 2018, é bastante específica em relação às atividades do nutricionista em Instituições para idosos, resumidas na Tabela 25.1. Essas atividades se complementam e são de extrema importância na manutenção e recuperação do estado nutricional e de saúde dos idosos.[13]

O grande diferencial da atuação do nutricionista nas ILPIs em relação às demais áreas da nutrição está na responsabilidade pela avaliação clínica dos idosos e pela oferta de um cardápio equilibrado, seguro e que atenda a necessidade de todos os residentes da instituição. Sendo assim, o nutricionista é responsável por duas áreas da nutrição (clínica e unidade de alimentação e nutrição – UAN), não podendo assumir uma ou outra, deixando uma delas sem atuação profissional. Exceto se dois nutricionistas atuarem na mesma instituição, um em cada área e, nesse caso, apenas um será o responsável técnico da nutrição.[13]

A CFN nº 600/2018 descreve ainda atividades complementares do nutricionista nas áreas clínica e de UAN como, interagir com a equipe de saúde, prescrever suplementos e fórmulas nutricionais para administração por sonda, solicitar exames laboratoriais, participar das atividades de aquisição e gestão de custos de produção, realizar visitas periódicas aos fornecedores, participar da seleção e supervisão de colaboradores e estagiários.[13]

Tabela 25.1. Atividades obrigatórias do nutricionista em ILPIs.

Na área clínica

1. Realizar triagem de risco nutricional na admissão do idoso.
2. Elaborar o diagnóstico de nutrição.
3. Elaborar a prescrição dietética, com base no diagnóstico nutricional e considerando as interações drogas/nutrientes e nutrientes/nutrientes.
4. Estabelecer e executar protocolos técnicos do serviço por níveis de assistência nutricional.
5. Registrar em prontuário a prescrição dietética e a evolução nutricional.
6. Orientar e supervisionar a distribuição de dietas orais e enterais, verificando o percentual de aceitação e tolerância alimentar.
7. Promover, por meio da alimentação, os princípios da tecnologia assistiva para favorecer a autonomia e a independência do paciente.
8. Promover ações de educação alimentar e nutricional para o idoso, cuidadores, familiares ou responsáveis.
9. Elaborar relatórios técnicos de não conformidades e respectivas ações corretivas (clínica e UAN).

Na unidade de alimentação e nutrição (UAN)

1. Elaborar os cardápios de acordo com as necessidades nutricionais, com base no diagnóstico de nutrição da clientela.
2. Elaborar informação nutricional do cardápio e/ou preparações.
3. Coordenar as atividades de recebimento e armazenamento de alimentos.
   Elaborar e implantar fichas técnicas das preparações.
4. Implantar e supervisionar as atividades de pré-preparo, preparo, distribuição e transporte de refeições e/ou preparações.
5. Elaborar e implantar o Manual de Boas Práticas específico da UAN.
6. Elaborar e implantar os Procedimentos Operacionais Padronizados (POP).
7. Promover periodicamente o aperfeiçoamento e atualização de funcionários.
8. Promover a redução das sobras, restos e desperdícios.

Fonte: adaptada de Conselho Federal de Nutricionistas.[13]

■ Atendimento clínico nutricional de idosos institucionalizados

Rastreio nutricional

A triagem nutricional é obrigatória em todos os ambientes clínicos, uma vez que os idosos afetados por doenças agudas e crônicas apresentam alto risco de desnutrição.[14] Baseadas nessa recomendação, entidades nacionais, como o Conselho Federal de Nutricionistas (CFN) e Sociedade Brasileira de Nutrição Parenteral e Enteral (SBNPE), e internacionais, como a Sociedade Europeia de Nutrição Clínica e Metabolismo (ESPEN) orientam a aplicação de um instrumento de triagem nas primeiras 24 h de admissão.[5,13,14]

Segundo o CFN, a triagem nutricional é o processo de identificação das características associadas ao risco nutricional, por meio de protocolos específicos, determinando as prioridades de assistência.[13] O instrumento de triagem deve ser rápido, simples, aplicável por qualquer profissional, não invasivo e não oneroso.[9] Para ILPIs, Guigoz e colaboradores recomendam que se use a MNA®-SF.[15] O objetivo do rastreio nutricional é identificar o risco e iniciar a terapia nutricional. Após, segue-se na avaliação nutricional para confirmar se há diagnóstico de desnutrição.

Avaliação do estado nutricional

Tradicionalmente, o diagnóstico de nutrição se dá por meio de uma avaliação compreendendo a ingestão dietética e o estado nutricional. A ingestão dietética pode ser medida por meio de vários instrumentos, entretanto, no idoso essa tarefa é particularmente difícil por depender da memória do entrevistador ou do acompanhante.

Alguns pontos são importantes na avaliação do idoso institucionalizado, como a análise da capacidade de deglutição, avaliação das interações drogas/nutrientes e nutrientes/nutrientes,[13] atenção à perda de massa muscular e capacidade funcional na avaliação física. Dessa forma, recomenda-se acrescentar à avaliação do estado nutricional, o rastreio da sarcopenia, através do SARC-F; e a aferição da força preensão palmar (FPP), com dinamometria ou teste de sentar e levantar da cadeira.[5]

De posse de todos os dados da avaliação nutricional do idoso, o próximo passo é escolher, entre várias opções na literatura, um método para o diagnóstico nutricional.

Diagnóstico nutricional

Não existe um método único para diagnóstico nutricional de idosos. Assim, cabe ao nutricionista escolher o seu método, baseado na literatura.

Neste capítulo, serão apresentadas duas opções de métodos apropriados para o diagnóstico nutricional de idosos institucionalizados.

A primeira sugestão é a aplicação da MNA®. Uma das poucas ferramentas validadas para idosos, as 18 questões presentes nesse instrumento podem ser respondidas pelo idoso ou cuidador, ou ainda pelo histórico médico e julgamento profissional. As quatro sessões da MNA® abordam avaliação antropométrica (peso e perda de peso recente, altura, índice de massa corporal (IMC), circunferência do braço (CB) e circunferência da panturrilha (CP), avaliação geral (estilo de vida, medicamentos e mobilidade), avaliação dietética (número de refeições, alimentos ingeridos, autonomia para alimentação) e autoavaliação (percepção de saúde e de estado nutricional). A MNA® é o único instrumento que considera a avaliação de ingestão de grupos de alimentos, permitindo assim intervenções nutricionais e quando aplicada de forma completa permite identificar o estado nutricional do idoso.[9]

A segunda sugestão é o critério diagnóstico da ESPEN[14] para determinar desnutrição (Tabela 25.2). Esse critério considera o IMC extremamente baixo como critério único para desnutrição ou a associação da perda de peso com IMC ou índice de massa livre de gordura (IMLG).

Após o diagnóstico nutricional, é feita a prescrição baseada nas necessidades nutricionais do idoso avaliado.

Tabela 25.2. Critério diagnóstico para desnutrição proposto pela ESPEN

Alternativa 1
IMC < 18,5 kg/m²

Alternativa 2
• Perda de peso não intencional > 10% ou > 5% nos últimos 3 meses + IMC < 20 kg/m² se <70 anos de idade, ou < 22 kg/m² se ≥ 70 anos de idade. • Perda de peso não intencional > 10% ou > 5% nos últimos 3 meses + IMLG < 15 kg/m² para mulheres e 17 kg/m² para homens.

IMC: Índice de massa corporal; IMLG: Índice de massa livre de gordura (IMLG = massa livre de gordura – kg/altura – m²). Fonte: adaptada de Cederholm T et al.[14]

Prescrição nutricional

As orientações nutricionais para idosos institucionalizados devem considerar o diagnóstico nutricional, as patologias e as condições de saúde desses indivíduos. De forma geral, recomenda-se 30 a 35 kcal/kg e 1,2 a 1,5 g/proteína/kg, podendo chegar a 2 g/kg de peso atual ou ideal em idosos com lesões graves ou desnutrição (usar peso ideal em idosos com IMC < 20 kg/m² ou > 30 kg/m²)[16] à exceção dos idosos em tratamento renal conservador (0,6 a 0,8 g/kg peso).[17] Para os demais nutrientes, devemos seguir as recomendações de micronutrientes das DRIs, conforme a Tabela 25.3.[16,18]

O aconselhamento nutricional é sempre a primeira estratégia de intervenção para idosos em risco nutricional ou desnutridos, porém, em idosos institucionalizados, nem sempre é eficaz, devido a sintomas comuns como, inapetência, problemas de mastigação ou deglutição e alterações de paladar. Assim, o nutricionista precisa pensar em estratégias para fornecer as necessidades calóricas e proteicas para idosos com

Tabela 25.3. Valores diários de referência para idosos acima de 70 anos

Nutriente	Homens >70 anos	Mulheres > 70 anos
kcal (kcal/kg)	2054 (30 a 35 kcal/kg)	1873 (30 a 35 kcal/kg)
Carboidratos (%)	45 a 65%	45% a 65%
Proteínas (% e g/kg)	10 a 35% (0,6 a 2g/kg)	10% a 35% (0,6 a 2 g/kg)
Lipídeos (%)	20 a 35%	20 a 35%
Fibras (g)	30 g	21 g
Vitamina A (µg)	900	700
Vitamina B12 (µg)	2,4	2,4
Vitamina D (µg)	15	15
Vitamina E (mg)	15	15
Cálcio (mg)	1.200	1.200
Magnésio (mg)	420	320
Ferro (mg)	8	8
Zinco (mg)	11	8

Fonte: adaptada de Bauer J et al.; Zambelli CMSF et al. e Diretriz BRASPEN de Terapia Nutricional no Paciente com Doença Renal.[16-18]

dificuldades na alimentação, como enriquecimento de receitas com alimentos hipercalóricos, módulos de carboidrato, lipídio e/ou proteína, suplementos e fórmulas enterais por via oral. Se as estratégias forem insuficientes para o aporte nutricional adequado, a nutrição enteral é indicada.[5]

Após a prescrição, o idoso deve ser acompanhado pelo nutricionista para que os ajustes necessários sejam realizados até que o objetivo da terapia nutricional seja alcançado.

Acompanhamento nutricional

O acompanhamento nutricional de idosos institucionalizados compreende a avaliação da ingestão alimentar, a aferição das medidas antropométricas e a reaplicação da MNA®.

A avaliação da ingestão alimentar deve ser realizada a cada visita do nutricionista, visto que o primeiro sinal de doença aguda no idoso é, frequentemente, a inapetência. Para tanto, é importante implementar uma forma de comunicação efetiva para identificação do percentual de consumo alimentar. Uma sugestão são os gráficos com pratos, conforme a **Figura 25.1**.[19] A aferição das medidas antropométricas (peso, CB, CP e circunferência da cintura [CC]) pode ser realizada de acordo com o nível de assistência. De forma geral, recomenda-se a reavaliação das medidas antropométricas mensalmente para idosos sem risco nutricional e semanalmente para idosos em risco nutricional e desnutridos.[5] Já a MNA®, deve ser aplicada na admissão e a cada três meses ou logo após um evento agudo ou uma internação hospitalar, independente do estado nutricional.[15]

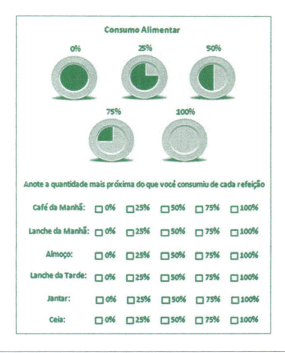

Figura 25.1
Sugestão para avaliação do percentual do consumo alimentar. Fonte: Toledo DO et al.[19]

■ Conclusão

Rastreio, avaliação e diagnóstico nutricional são pontos de partida para a intervenção nutricional em idosos institucionalizados. Sabe-se que o diagnóstico nessa população envolve mudanças fisiológicas próprias do envelhecimento, avaliação da alimentação, das interações drogas/nutrientes e nutrientes/nutrientes, de força e de funcionalidade. Toda e qualquer prescrição, seja por via oral, com ou sem suplementação, ou enteral, necessita de informações para uma intervenção humanizada, personalizada e de qualidade. Cabe ao nutricionista garantir que todos os idosos residentes na instituição recebam atenção nutricional completa e adequada, contribuindo assim para recuperação e manutenção da saúde e da qualidade de vida.

■ Tópicos relevantes abordados no capítulo

- Em ILPIs, o nutricionista é responsável pela avaliação clínica dos idosos (rastreio, avaliação, diagnóstico e acompanhamento nutricional) e pela oferta de um cardápio equilibrado, seguro e que atenda a necessidade de todos os residentes da instituição.
- O objetivo do rastreio nutricional é identificar o risco e iniciar a terapia nutricional, para tanto recomenda-se a utilização da Mini Avaliação Nutricional versão reduzida (MNA®-SF).
- Além da avaliação da ingestão dietética e do estado nutricional, alguns pontos são importantes na avaliação do idoso institucionalizado, como a avaliação das interações drogas/nutrientes e nutrientes/nutrientes, a análise da capacidade de deglutição, da perda de massa muscular e da capacidade funcional.
- Cabe ao nutricionista escolher o método para o diagnóstico nutricional. Neste capítulo, foram apresentadas duas opções indicadas para idosos institucionalizados: aplicação da MNA® ou do critério diagnóstico da ESPEN (2015) para determinar desnutrição, considerando o IMC extremamente baixo como critério único ou a associação da perda de peso com o IMC ou o IMLG.
- A prescrição nutricional para idosos institucionalizados deve considerar o diagnóstico nutricional, as patologias e as condições de saúde desses indivíduos. De forma geral, recomenda-se 30 a 35 kcal/kg e 1,2 a 1,5 g/proteína/kg, podendo chegar a 2 g/kg de peso atual ou ideal em idosos com lesões graves ou desnutrição (usar peso ideal em idosos com IMC < 20 kg/m^2 ou > 30 kg/m^2), à exceção dos idosos em tratamento renal conservador (0,6 a 0,8 g/kg peso).
- O acompanhamento nutricional de idosos institucionalizados compreende a avaliação da ingestão alimentar, a aferição das medidas antropométricas e a reaplicação da MNA®. A avaliação da ingestão alimentar deve ser realizada a cada visita do nutricionista, a aferição das medidas antropométricas, mensalmente para idosos sem risco nutricional e semanalmente para idosos em risco nutricional e desnutridos, já a MNA®, deve ser aplicada na admissão e a cada três meses ou logo após um evento agudo ou uma internação hospitalar, independente do estado nutricional.

■ Descrição de termos e significação de palavras mais importantes

- ILPIs: Instituições de longa permanência para idosos.
- DCNT: Doenças crônicas não transmissíveis.
- MNA®: Mini Avaliação Nutricional.
- MNA®: SF – Mini Avaliação NutricOional versão reduzida.
- UAN: Unidade de Alimentação e Nutrição.
- FPP: Força de preensão palmar.
- IMC: Índice de massa corporal.
- CB: Circunferência do braço.
- CP: Circunferência da panturrilha.
- CC: Circunferência da cintura.
- IMLG: Índice de massa livre de gordura.

Referências bibliográficas

1. Groisman D. Asilos de velhos passado e presente. Estudos Interdisciplinares sobre o Envelhecimento,1999;2:67-87. Disponível em: https://seer.ufrgs.br/RevEnvelhecer/article/view/5476.
2. BRASIL S de AE da P da R. Comunicados do Ipea nº 93: Condições de funcionamento e infraestrutura das instituições de longa permanência para idosos no Brasil. Economia. 2011; Disponível em: https://www.ipea.gov.br/portal/index.php?option=com_content&view=article&id=8571.
3. Andrade FLJP de, Jerez-Roig J, Ferreira LM de BM, Lima JMR de, Lima KC de. Incidência e fatores de risco para hospitalização em pessoas icosas institucionalizadas. Rev Bras Geriatr e Gerontol. 2020;23(4).
4. Martins AA, Sousa FS, Oliveira KMM, Oliveira FA, Bezerra STF, Barbosa RGB. Conhecendo o perfil clínico do idoso institucionalizado: um olhar sobre a qualidade da assistência. Rev Tendências da Enferm Prof. 2017;9(2):2176–81. Disponível em: http://www.coren-ce.org.br/wp-content/uploads/2019/02/conhecendo-o-perfil-clínico-do-idoso--institucionalizado.pdf.
5. Gonçalves TJM, Horie LM, Gonçalves SEAB, Bacchi MK, Marisa Chiconelli Bailer TGB-S, Barrére APN, et al. Diretriz BRASPEN de terapia nutricional no envelhecimento. Braspen J. 2019;34(3º suplemento):2-58. Disponível em: https://www.braspen.org/diretrizes.
6. Silva RS da, Fedosse E, Pascotini F dos S, Riehs EB. Condições de saúde de idosos institucionalizados: contribuições para ação interdisciplinar e promotora de saúde. Cad Bras Ter Ocup. 2019;27(2):345-56.
7. Lourenço RA, Moreira VG, Mello RGB de, Santos I de S, Lin SM, Pinto ALF, et al. Consenso brasileiro de fragilidade em idosos: conceitos, epidemiologia e instrumentos de avaliação. Geriatr Gerontol Aging. 2018;12(2):121-35.
8. Santiago LM, Mattos IE. Prevalência e fatores associados à fragilidade em idosos institucionalizados das regiões Sudeste e Centro-Oeste do Erasil. Rev Bras Geriatr e Gerontol. 2014;17(2):327-37.
9. Guigoz Y, Vellas B. Nutritional Assessment in Older Adults: MNA® 25 years of a Screening Tool & a Reference Standard for Care and Research; What Next? J Nutr Heal Aging. 2021;25(4):528-83.
10. Maeda AP, Petroni TN. As instituições de longa permanência no Brasil. Sociedade Brasileira de Geriatria e Gerontologia- SP. Disponível em: https://www.sbgg-sp.com.br/as-instituicoes-de-longa-permanencia-para-idosos-no-brasil/.
11. Clos MB. Mudando de endereço - Como escolher um residencial geriátrico. 1ª ed. Porto Alegre: Buqui; 2018. 112 p. Disponível em: http://www.neomondo.org.br/index.php?option=com_content&view=article&id=129:mudando-de-atitude&catid=87:artigos&Itemid=89.
12. BRASIL, Diário Oficial da União. RESOLUÇÃO RDC Nº 502, DE 27 DE MAIO DE 2021. Brasília:2021. Disponível em: https://www.in.gov.br/web/dou/-/resolucao-rdc-n-502-de-27-de-maio-de-2021-323003775.
13. Conselho Federal de Nutricionistas. RESOLUÇÃO CFN Nº 600, DE 25 DE FEVEREIRO DE 2018. Brasília: 2018. Disponível em: https://www.cfn.org.br/wp-content/uploads/resolucoes/Res_600_2018.htm.

14. Cederholm T, Bosaeus I, Barazzoni R, Bauer J, Van Gossum A, Klek S, et al. Diagnostic criteria for malnutrition - An ESPEN Consensus Statement. Clin Nutr. 2015;34(3):335-40. Disponível em: http://dx.doi.org/10.1016/j.clnu.2015.03.001.

15. Guigoz, Y., Vellas, B., Garry PJ. Mini nutritional assessment: A practical assessment tool for grading the nutritional state of elderly patients. Facts Res Gerontol . 1994;(2):15-58. Disponível em: https://www.mna-elderly.com/publications/107.pdf.

16. Bauer J, Biolo G, Cederholm T, Cesari M, Cruz-Jentoft AJ, Morley JE et al. Evidence-based recommendations for optimal dietary protein intake in older people: A position paper from the prot-age study group. J Am Med Dir Assoc. 2013;14(8):542-59. Disponível em: http://dx.doi.org/10.1016/j.jamda.2013.05.021.

17. Zambelli CMSF, Gonçalves RC, Alves JTM, Araújo GT de A, Gonçalves RCCG, Gusmão MHL et al. Diretriz BRASPEN de Terapia Nutricional no Paciente com Doença Renal. BRASPEN J. 2021;34(2525-7374):32. Disponível em: https://www.braspen.org/diretrizes.

18. National Resource Center on Nutrition PA&A. Dietary Reference Intakes for Older Adults. 2004. p. 1-4. Disponível em: https://nutrition.fiu.edu/DRI_and_DGs/DRI_and_RDAs.asp.

19. Toledo DO, Piovacari SMF, Horie LM, de Matos LBN, Castro MG, Ceniccola FD, et al. Campanha diga nao a desnutricao. Braspen J. 2018;33(1):86-100.

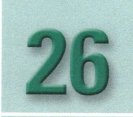

26

A Arte da Desospitalização

João Toniolo Neto
Ana Beatriz Galhardi Di Tommaso
Paula de Abreu Toniolo

■ Introdução

Perfil populacional

A oferta de cuidados de saúde à pessoa idosa está diretamente relacionada à compreensão da sua reserva funcional, da sua expectativa de vida, das comorbidades relacionadas ao processo de envelhecimento e ao conhecimento da necessidade de suporte de saúde progressivos ao longo de sua trajetória.

Segundo o último dado do IBGE (Instituto Brasileiro de Geografia e Estatística), a expectativa média de vida no Brasil era de 76,6 anos em 2019, sendo entre os homens 73,1 anos e entre as mulheres 80,1 anos.[1] Contudo, a medida em que o indivíduo envelhece, esse número deve ser recalculado. Dessa forma, o tempo esperado de vida para indivíduos que já ultrapassaram os 60 anos é muito maior do que a previsão inicial (Tabela 26.1)

Essa população envelhecida apresenta doenças crônico-degenerativas, atualmente presentes em 79% da população com mais de 60 anos[2]. Os indivíduos a partir dessa faixa etária evoluem com mais intercorrências agudas com necessidade de hospitalização, totalizando 63% do total de internações de acordo com levantamento realizado pela ANAHP (Associação Nacional de Hospitais Privados),[3] além de maior tempo de internação hospitalar.

Períodos de internação hospitalar prolongados causam declínio da função cognitiva e maior risco de infecções nosocomiais. Desde a década de 1980, estudos apontam que idosos

Tabela 26.1. Expectativa de vida à idade – Brasil, 2019

Aos 60 anos – mais 22,7 anos
Aos 70 anos – mais 15,5 anos
Aos 80 anos – mais 9,7 anos

Fonte: adaptada do IBGE.

apresentam declínio nas atividades instrumentais da vida diária ou desenvolvem novos comprometimentos durante o período de hospitalização. Um estudo prospectivo realizado nos EUA mostrou que 32% dos pacientes experimentaram declínio funcional e apenas metade desses pacientes retornaram ao seu estado funcional basal após três meses da alta hospitalar. Outros demonstram que as disfunções podem se manter até um ano após a alta ou até serem irreversíveis, aumentando o risco de novas internações e mortalidade.[4]

■ Modelo de saúde

Atualmente, o modelo de saúde que seguimos no Brasil é centrado no médico e no hospital, com um sistema de saúde fragmentado, sem integração entre os diversos serviços e com pouca ênfase no trabalho da equipe multiprofissional.

O processo de desospitalização, apesar de mais discutido nos últimos anos, ainda não é de conhecimento de vários profissionais de saúde, principalmente do ambiente intra-hospitalar. Em geral, a preparação para a alta só é iniciada quando o paciente já está apto a deixar o hospital, ou seja, as tarefas mais demoradas como educar pacientes e familiares, reconciliar medicações, orientar os cuidados pós alta e escolher o local adequado para realizar a desospitalização são deixadas de lado até o momento da alta hospitalar.

Cerca de um quarto dos pacientes não tem condições de receber alta hospitalar para casa. Nesses casos, o desconhecimento e, consequentemente, preconceito dos pacientes e seus familiares em relação a transição de cuidados em um local mais adequado provoca resistência em aceitar esse processo de transição. Outros fatores que influenciam essa tomada de decisão são questões econômicas, vínculos familiares fragilizados e rotinas familiares reduzidas.

Altas hospitalares sem planejamento adequado aumentam a chance de readmissões hospitalares precoces e elevam os custos hospitalares. Nos EUA, esse custo chega 20 bilhões de dólares ao ano.[5] Prevenir readmissões evitáveis tem o potencial de melhorar a qualidade de vida dos pacientes e o bem-estar financeiro do sistema de saúde.

■ Conceito

Desospitalização

Dada a dificuldade em promover uma alta hospitalar segura, foi criado o conceito de "Desospitalização", ou conforme a visão dos autores, a "arte da desospitalização". Esse conceito difere do simples ato da alta hospitalar, pois tem como objetivos: reduzir o tempo de internação; promover a saída segura do paciente do ambiente hospitalar, mantendo-o em local adequado e com cuidados específicos no pós-alta; e minimizar a necessidade de reinternação precoce.

O processo de desospitalização deve se iniciar durante o período de internação com planejamento detalhado envolvendo equipe multiprofissional qualificada, equipe administrativa, seguradoras, além da participação dos pacientes, responsáveis ou familiares (Figura 26.1).[6]

Esse planejamento antecipado varia conforme o hospital, tipo de doença e sua complexidade. Contudo, um paciente já com uma doença crônica ou prognóstico reservado de reabilitação pode, desde a admissão hospitalar, ser avaliado pelas equipes multidisciplinares, a fim de mapear suas necessidades futuras.

■ Desafios

Educação

Algumas questões devem ser revistas para que possamos ter essa continuidade de tratamento que se iniciou no hospital cada vez mais adequada e com a participação de todos. Os profissionais envolvidos na programação da alta hospitalar podem se deparar com alguns obstáculos e devem estar preparados para solucioná-los de forma rápida e efetiva.

1. *Desconhecimento do conceito entre os profissionais do ambiente intra-hospitalar:* é imprescindível educar e melhorar o nível de conhecimento dos profissionais médicos e de saúde a respeito de todo o processo, além de desenvolver e treinar uma equipe de gerenciamento de desospitalização, principalmente em hospitais públicos de menor porte.
2. *Questionamento dos pacientes e familiares sobre a intenção de realizar uma transição hospitalar segura:* durante o esclarecimento ao familiar é importante que a equipe explique que esse processo visa colaborar com o sucesso da alta para benefício do paciente e não promover a alta para benefício do hospital com liberação de mais leitos.

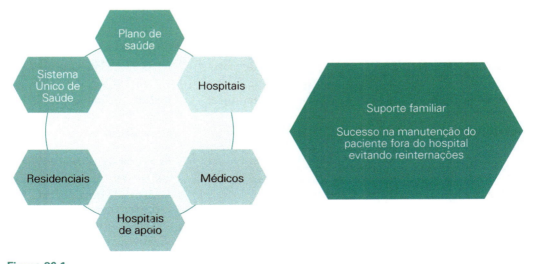

Figura 26.1
Diagrama da colaboração entre serviços para a viabilização da desospitalização segura. Fonte: Simpósio Paulista de Clínicas e Residenciais de Idosos, SimPri, setembro 2016.

Entendimento dos cenários de atenção extra hospitalar

No Brasil, já existem algumas opções de locais adequados para cada demanda, contudo há menor variabilidade e disponibilidade do que em outros países, principalmente no setor público.

A escolha do espaço adequado varia conforme frequência de visitas, regime ambulatorial ou de internação e quanto ao objetivo alcançado em termos de reabilitação ou monitorização da doença crônica e sua evolução (Tabela 26.2).[7]

- **Ambulatorial:** seguimento através de consultas agendadas de rotina.
- **Centro de reabilitação ambulatorial:** acompanhamento diário ou semanal com terapias de reabilitação a curto e médio prazo.
- **Centro de convivência:** unidade ambulatorial de acompanhamento diário ou semanal com terapias direcionadas para manutenção funcional e identificação precoce de evolução de doença.
- **Unidade de Transição Hospitalar/*Post Acute Care*:** unidade de internação com reabilitação intensiva para ganho funcional a curto prazo.
- **Unidade de Cuidados Prolongados:** unidade de internação com reabilitação intensiva para ganho funcional a longo prazo.

Tabela 26.2. Comparação entre os equipamentos de saúde disponíveis para realização da transição de cuidados

Equipamento de saúde	Frequência de visitas	Regime	Objetivo
Consultas de rotina	Esporádico	Ambulatorial	Reabilitação a curto – médio prazo
Centro de reabilitação	Diário ou semanal	Ambulatorial	Reabilitação a curto – médio prazo
Centro de convivência	Diário ou semanal	Ambulatorial	Manutenção da funcionalidade Identificação da evolução da doença
Unidade de transição hospitalar	Diário	Internação	Reabilitação intensiva a curto prazo
Unidade de cuidados prolongados	Diário	Internação	Reabilitação intensiva a médio – longo prazo
Residenciais	Diário	Internação	Manutenção da funcionalidade Identificação da evolução de doença
Home care assistência	Diário ou semanal		Seguimento de condições crônicas com perdas funcionais moderadas
Internação	Diário	Internação	Seguimento de condições crônicas com perdas funcionais severas

Fonte: autoria própria.

- **Residenciais/Clínicas Geriátricas/*Assisted Living***: unidade de internação para acompanhamento 24 h com terapias direcionadas para manutenção funcional e identificação precoce de evolução de doença.
- ***Memory Care***: dentre os residenciais, alguns são especializados no acompanhamento de pacientes com quadro demenciais avançados, priorizando ainda a manutenção funcional e sinais de evolução da doença.
- **Cuidado domiciliar/*Home Care***: realizado em duas modalidades: assistência (AD) e internação (ID) para seguimento de condições crônicas com perdas funcionais moderadas ou severas, respectivamente.

Demandas e aspectos clínicos

Alguns aspectos clínicos e sociais pré e intra-hospitalares devem ser avaliados durante a internação para guiar o restante do processo:
- Contexto de saúde antes da internação.
- Contexto social e familiar.
- Evolução de funcionalidade durante a internação.
- Demandas clínicas e de reabilitação.
- Eventual presença de distúrbios de comportamento.
- Tempo necessário para cuidados após a alta.

■ Plano de cuidados

Diante do contexto apresentado, um grupo de médicos especialistas e outros profissionais da saúde compuseram o primeiro *Advisory Board de Apoio a Transição Hospitalar Segura realizado em 2018 na cidade de São Paulo* a fim de organizar esses conceitos e propor um protocolo que facilitasse o momento certo da alta hospitalar, a escolha do local mais adequado, visando sempre a segurança do paciente e evitando reinternações precoces.

Em discussão multidisciplinar, foram definidos dois aspectos que são fundamentais para definir o melhor local para a transição hospitalar: o nível de complexidade do indivíduo e suas comorbidades e a demanda de recuperação do paciente após o evento agudo.

■ Complexidade

Para avaliar o nível de complexidade, levamos em consideração todos as demandas e aspectos clínicos pré e intra-hospitalares já apresentados como contexto social e de doença antes da internação, evento agudo e suas complicações e presença de distúrbios do comportamento. Além disso, devem ser avaliadas com minúcia as necessidades de cuidados com dispositivos que serão necessários no acompanhamento após a alta como a via de alimentação, aspiração de vias aéreas, ventilação de suporte, comportamento, medicação parenteral e presença de lesões de pele.[8] Pacientes com as mesmas comorbidades e mesmas doenças que o levaram a internação hospitalar podem pertencer a diferentes níveis de complexidade no momento da alta hospitalar.

Exemplo:
1. Paciente pós COVID com uso de traqueostomia com necessidade de suporte de O_2 e de aspiração de vias aéreas diária = alta complexidade.
2. Paciente pós COVID com queixa de tosse persistente após alta, sem necessidade de uso de dispositivos de suporte e sem dependência de oxigênio = baixa complexidade.

■ Demanda de recuperação

A demanda de recuperação, diferente da complexidade, varia conforme a expectativa de melhora e recuperação do status funcional do paciente após o quadro agudo. Esse aspecto, de forma geral, tem maior relação com a idade do paciente, status funcional prévio e as sequelas deixadas pelo quadro agudo.

Exemplos:
1. Paciente de 63 anos com AVC com sequela motora de MIE, sem deambulação espontânea = alta demanda de recuperação e reabilitação.
2. Paciente de 63 anos com AVC sem sequelas após evento = baixa demanda de recuperação e reabilitação.

■ Algoritmo da transição hospitalar

Baseado na dificuldade de definir o melhor local para o seguimento de desospitalização, o primeiro *Advisory Board de Apoio a Transição Hospitalar Segura* propôs um fluxograma que facilita o encontro de todos esses conceitos: a complexidade do paciente, a demanda de recuperação e os equipamentos de saúde disponíveis para a realização da transição hospitalar.

O primeiro passo é avaliar o contexto clínico em que se encontra o paciente e a programação de alta hospitalar. Nesse momento, é importante avaliar a complexidade do paciente. Em seguida, avaliamos qual é a demanda de recuperação do indivíduo (Figura 26.2).[9]

Após a indicação do melhor tipo de local para o paciente, deverá haver contato da família com o local escolhido, seguida de visita presencial quando possível e a determinação de um plano de ação com programação de atividades a serem realizadas e suporte necessário. Essas medidas de transição de cuidados garantirão maior sucesso no bem estar do paciente (Figura 26.3).

■ Perspectivas futuras

Temos observado um movimento recente de preocupação com a impossibilidade de os hospitais acolherem todos os tipos de necessidade de cuidados com a saúde e a tendência de esses ficarem destinados ao tratamento de patologias agudas. Já há formação dessas equipes de gerenciamento de crônicos e desospitalização dentro de hospitais de grande porte, enquanto grande parte de hospitais menores ou da rede pública ainda não dispõe dessas equipes.

Em relação à quantidade de locais especializados para a transição hospitalar, ainda há necessidade de um número maior de leitos, mas aos poucos observamos um investimento maior, ainda que só na rede privada, de locais bem equipados da parte de tecnológica e com equipes bem treinadas.

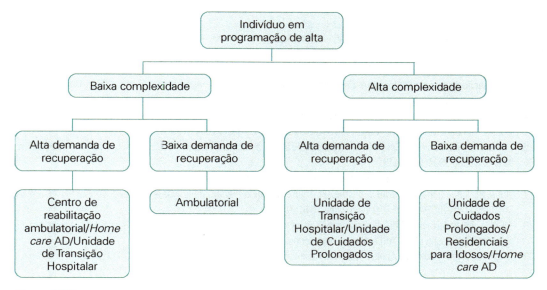

Figura 26.2
Algoritmo da transição hospitalar desde a avaliação da complexidade e da demanda de recuperação até a escolha do local mais apropriado para os cuidados pós alta hospitalar. Fonte: Advisory Board, 2018.

DESOSPITALIZAÇÃO NA PRÁTICA

- Homem de 84 anos, sem comorbidades prévias, sem uso de dispositivo de auxílio à marcha, cognição preservada, sem critérios de fragilidade.
- Motivo da internação hospitalar: pneumonia bacteriana.
- Evolução: internado em enfermaria, necessidade de uso de cateter O_2, com antibioticoterapia parenteral por 1 semana. Iniciada a programação de alta por equipe de desospitalização 2 dias após admissão.
- Condições de alta: dependência de cateter de O_2, uso de andador para deambular, perda de 5 kg em 7 dias.
- ALTA COMPLEXIDADE + ALTA DEMANDA DE REABILITAÇÃO
- Local sugerido para transição de cuidados: Unidade de Transição Hospitalar.

| Alta complexidade | Alta demanda de recuperação | Unidade de Transição Hospitalar |

Figura 26.3
Caso clínico. Fonte: autoria própria.

Outra deficiência desse setor no país, mas já com diversos prestadores nos EUA, Canadá e Europa, é a falta de empresas com equipes especializadas em mapear as necessidades desses pacientes, com conhecimento de toda a rede por proximidade, custo, recursos. A situação ideal é que tanto a equipe de desospitalização, quanto os familiares e responsáveis possam internar esses pacientes em instituições mais específicas e adequadas, chegando ao objetivo básico do processo de desospitalização: maior cuidado pós alta para o paciente e menor taxa de reinternação.

Referências bibliográficas

1. Instituto Brasileiro de Geografia e Estatística [homepage na internet - acesso em 25 ago. 2021]. Disponível em: http:www.ibge.gov.br.
2. Porcentagem doenças crônicas.
3. Associação Nacional de Hospitais Privados [homepage na internet - acesso em 25 ago. 2021]. Disponível em: https://www.anahp.com.br
4. Admi H, Shadmi E, Baruch H, Zisberg A. From research to reality: minimizing the effects of hospitalization on older adults. Rambam Maimonides Med J. 2015 Apr 29;6(2):e0017. doi: 10.5041/RMMJ.10201.
5. Jencks SF, Williams MV, Coleman EA. Rehospitalizations among patients in the Medicare fee-for-service program. N Engl J Med 2009; 360:1418.
6. Anais do 1o Simpósio Paulista de Clínicas e Residenciais de Idosos, SimPri, 24 set 2016; São Paulo.
7. Kane, RL. Finding the right level of posthospital care: "We didn't realize there was any other option for him." JAMA vol. 305,3 (2011): 284-93. doi:10.1001/jama.2010.2015.
8. NEAD – Núcleo Nacional das Empresas de Serviços de AtençãoDomiciliar [homepage na internet - acesso em 25 ago. 2021]. Disponível em: https://www.neadsaude.org.br/pdfs/5-FINAL-SITE.pdf.
9. Anais do Advisory Board de Apois a Transição Hositalar Segura. 4º Congresso Acadêmico, UNIFESP, jul 2018; São Paulo.

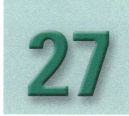

Cuidados Nutricionais na Unidade de Terapia Intensiva

Rodolfo Augusto Alves Pedrão
Simone Fiebrantz Pinto
Sílvia Regina Valderramas

■ Introdução

Em todo o mundo há uma mudança na distribuição da população em direção às idades mais avançadas, causando uma maior demanda por cuidados intensivos a idosos.[1,2]

Ao desenvolverem enfermidades graves, idosos são admitidos na Unidade de Terapia Intensiva (UTI) apresentando reservas funcionais e metabólicas em graus variáveis. Para estes pacientes, a terapia nutricional deve ser individualizada, considerando o estado nutricional pré-hospitalar, as demandas da enfermidade aguda em curso e a necessidade de suporte prolongado na fase de recuperação. A intervenção nutricional deve ser planejada cuidadosamente e considerada com a mesma cautela com a qual se planejam outras terapias de suporte às funções orgânicas na UTI.[3]

A identificação precoce e o manejo proativo da desnutrição podem exercer impacto no tempo de internação, na mortalidade, na qualidade de vida e na funcionalidade após a alta hospitalar de idosos criticamente enfermos.[1,2] A terapia nutricional também pode exercer efeito imunomodulador, facilitando a cicatrização de feridas e reduzindo o estresse oxidativo.[4]

De acordo com a Organização Mundial da Saúde, a desnutrição engloba a subnutrição (ou seja, baixa estatura, emaciação, baixo peso e deficiências de micronutrientes), bem como condições de excesso de peso e doenças não transmissíveis relacionadas à dieta[5] (Figura 27.1).

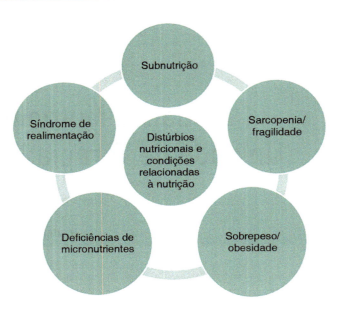

Figura 27.1
Visão geral dos distúrbios nutricionais e condições relacionadas à nutrição. Fonte: elaborada a partir de Singer P et al.[3]

O manejo por equipes multidisciplinares permite somar intervenções para melhor desfecho nutricional e funcional dos pacientes idosos graves. As importâncias da terapia nutricional individualizada, da mobilização precoce, da interrupção diária da sedação e da fisioterapia na prevenção do descondicionamento físico decorrente da doença são cada mais evidentes, especialmente na população geriátrica criticamente enferma.[4]

■ Epidemiologia

Os transtornos nutricionais são muito prevalentes em idosos, atingindo 5,8% dos idosos da comunidade, 13,8% dos institucionalizados, 38,7% em pacientes hospitalizados e 50,5% após a alta hospitalar. Outros 46,3% de pacientes geriátricos hospitalizados estão em risco para desnutrição, sugerindo que apenas 15% dos pacientes geriátricos hospitalizados são bem nutridos.[5]

Cerca 29% dos pacientes idosos estão desnutridos no momento da admissão na UTI.[2]

■ Fisiopatologia das alterações nutricionais em idosos criticamente enfermos

Doenças graves aumentam dramaticamente o gasto de energia em repouso do indivíduo (Figura 27.2).

Pacientes em estado crítico catabolizam o músculo como combustível na gliconeogênese hepática e na síntese de reagentes de fase aguda, enquanto o anabolismo proteico é insuficiente para compensar a perda muscular.

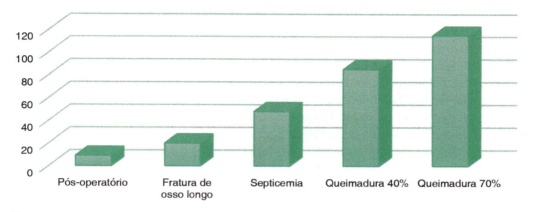

Figura 27.2
Aumento percentual médio aproximado na atividade metabólica de pacientes em estado crítico, em relação ao gasto energético de repouso. Fonte: elaborada a partir de Sheean PM, et al.[7]

Em enfermidades graves a perda muscular pode exceder 1 kg por dia, em alguns casos consumindo até metade da massa muscular total em duas semanas de internação. A perda muscular decorre de causas multifatoriais: redução da contratilidade das fibras musculares por endotoxemia e desuso, interferência inflamatória das citocinas nos potenciais de membrana em repouso e diminuição da densidade mitocondrial dos miócitos. O uso criterioso de corticoides, bloqueadores neuromusculares e o controle adequado da glicemia podem diminuir a perda muscular e reduzir o risco de o paciente desenvolver polineuropatia do doente crítico.[1]

As demandas metabólicas flutuam ao longo da internação, de acordo com o curso da doença e o desenrolar do processo de cura. Fornecer calorias adequadas para atender a essa demanda nas diferentes fases da enfermidade aguda pode ser um desafio.

A fase aguda das doenças graves inicia-se com grande instabilidade metabólica e aumento intenso do catabolismo, seguindo-se momento em que há perda muscular significativa e certa estabilização dos distúrbios metabólicos. Segue-se, então, a fase pós-aguda, com melhora e reabilitação ou estado inflamatório/catabólico persistente e cronificação. A progressão do aporte nutricional deve ser realizada respeitando o protocolo local e considerando o momento de enfermidade pela qual passa o indivíduo.[3]

A avaliação nutricional do paciente geriátrico criticamente enfermo abrange três domínios intimamente relacionados e sobrepostos: desnutrição, sarcopenia e fragilidade. O envelhecimento e a desnutrição contribuem para a sarcopenia, que resulta em diminuição do desempenho físico e dependência. Os efeitos da fragilidade podem exacerbar a desnutrição e a sarcopenia.[5]

A sarcopenia, que é a perda generalizada da massa muscular esquelética, força e função, é observada em até 10% dos adultos hospitalizados, estando associada a maior mortalidade, complicações, hospitalização prolongada, quedas, fraturas e perda permanente da funcionalidade.[1,5]

Envelhecimento, doença, diminuição das reservas funcionais, desnutrição e sarcopenia concorrem na gênese da fragilidade, síndrome multidimensional de perda de reservas (energia, capacidade física, cognição, saúde) que dá origem a vulnerabilidade.[5] Idosos frágeis que sobrevivem ao tratamento intensivo de doença grave comumente apresentam perda da funcionalidade, com prolongado tempo de recuperação.[3]

Dificuldades alimentares ocorrem comumente em idosos, habitualmente tendo origem multifatorial: diminuição do apetite, alterações no paladar e no olfato, fatores gastrointestinais (incluindo motilidade gastrointestinal retardada, náuseas, vômitos, problemas com a dentição), barreiras físicas (incluindo fraqueza, visão prejudicada), efeitos colaterais de medicamentos e fatores psíquicos (ansiedade e demências).[1] No contexto da terapia intensiva frequentemente coexistem impactos da enfermidade aguda e inflamações, disfagia pós-extubação e delirium.[5]

Em pacientes vitimados por traumas e ou queimaduras há aumento significativo no metabolismo durante a fase aguda após lesão, que pode persistir por mais de um ano[6] (Figura 27.2).

A glutamina é um aminoácido condicionamente essencial, sendo rapidamente depletado em situações de estresse físico. É um nutriente chave na preservação da integridade da mucosa intestinal, aumenta a expressão da proteína de choque térmico, além de uma série de outros importantes processos metabólicos imunomoduladores. Pacientes traumatizados, queimados e mesmo outros criticamente enfermos podem se beneficiar da suplemetação de glutamina.[7]

A arginina é um aminoácido que rapidamente se esgota em pacientes traumatizados e nos submetidos a cirurgias de grande porte. Nesses casos, a suplementação deste amoniácido pode melhorar a função imunológica e a cicatrização de feridas, possivelmente através formação de metabólitos de óxido nítrico, promovendo vasodilatação e melhorando a perfusão do tecido afetado.[7]

A atividade física pode potencializar os efeitos anabólicos da terapia nutricional. O músculo constitui o maior *pool* de proteínas do corpo. Aporte proteico adequado e fisioterapia são necessários para superar a resistência anabólica que ocorre em idosos com doenças graves.[3]

É improvável que as intervenções de mobilidade ou fisioterapia aumentem significativamente as demandas metabólicas de pacientes de UTI, em comparação com as necessidades da doença que determinou a internação. A reavaliação dos procedimentos e do intervalo aplicado entre as sessões devem ser realizados cuidadosamente, para evitar o acúmulo de *déficits* calóricos significativos.[7]

■ Avaliação nutricional de idosos na UTI

Segundo a *American Society for Parenteral and Enteral Nutrition* (ASPEN)/*Academy of Nutrition and Dietetics*, o diagnóstico de subnutrição em adultos requer a constatação de dois dos fatores seguintes: ingestão insuficiente de energia; perda de peso; perda de massa muscular; perda de gordura subcutânea; deterioração funcional (avaliada pela força de preensão manual); e/ou acúmulo local ou generalizado de fluido (que pode mascarar a perda de peso).[5]

A *European Society for Parenteral and Enteral Nutrition* (ESPEN), por sua vez, define subnutrição pela presença de qualquer dos achados seguintes: índice de massa corporal

(IMC) < 18,5 kg/m^2; perda de peso em paciente com IMC baixo; e/ou perda de peso em paciente com redução da massa gorda. As diretrizes desta Sociedade recomendam que todos os pacientes, independentemente da idade, com uma internação superior a 48 horas sejam considerados sob risco de desnutrição.[5]

Não se recomenda o uso de nenhum instrumento de triagem nutricional em detrimento de outro, devendo ser aplicado o protocolo específico de cada serviço de saúde, idealmente elaborado considerando os recursos disponíveis localmente.[5]

Os sistemas de triagem nutricional utilizados ambulatorialmente não são úteis para a avaliação do estado nutricional de pacientes agudamente enfermos. As dosagens de albumina, pré-albumina, transferrina, proteína C-reativa, colesterol total e contagem de linfócitos não são confiáveis para o diagnóstico nutricional neste contexto, pois síndromes inflamatórias e mudanças na distribuição dos fluidos corporais alteram essas dosagens. Estas mesmas mudanças na distribuição dos fluidos corporais também inviabilizam a utilização rotineira das medidas antropométricas para o diagnóstico nutricional na UTI.[5,7] Vários parâmetros laboratoriais foram sugeridos como marcadores de sarcopenia, incluindo esclerostina, IGF-1, miostatina, troponina T do músculo esquelético, método de diluição da creatina (metil-d3) e relação creatinina sérica para cistatina C. No entanto, estes marcadores laboratoriais mais recentes não obtiveram ampla aceitação.[5]

A Miniavaliação Nutricional (MAN), instrumento comumente utilizado, é composta de medidas antropométricas; avaliação do estilo de vida; medicamentos em uso; questões neuropsicológicas; mobilidade; questionário dietético; e autoavaliação subjetiva sobre o estado nutricional.[5]

A Avaliação Subjetiva Global avalia dados da história clínica, sintomas gastrointestinais e achados de exame físico direcionado.[8]

A ferramenta *Nutritional Risk Screening* 2002, avalia inicialmente IMC, perda de peso, redução da ingestão e presença de doença grave. A depender da triagem inicial, classifica os impactos da deficiência nutricional, da gravidade da doença e a idade.[5]

O escore NUTRIC, especificamente desenvolvido para uso na UTI, pondera idade, escore APACHE II, escore SOFA, número de comorbidades, dias de internação até a admissão na UTI e dosagem da interleucina-6.[5]

Além dos escores de triagem e avaliação nutricionais, métodos de imagem podem ser utilizados para auxiliar na avaliação nutricional: tomografia de abdômen, ressonância nuclear magnética, bioimpedância elétrica, absorciometria de raios X de dupla energia e ultrassom.[5]

Para a prescrição do aporte calórico a ser administrado a determinado paciente, idealmente o gasto energético deve aferido com a calorimetria indireta. O custo e a complexidade do uso deste equipamento limitam sua ampla utilização.[7]

Se a calorimetria indireta não estiver disponível, a determinação do consumo de oxigênio (VO_2), através do cateter arterial pulmonar ou da produção de dióxido de carbono (VCO_2), através do respirador mecânico, fornecerá estimativa mais acurada do gasto energético que as equações preditivas. Nas ausências da calorimetria indireta e das aferições de VO_2 ou VCO_2, o uso de equações simples baseadas no peso estimado do paciente podem ser utilizadas.[1]

Embora várias equações tenham sido propostas para uso em idosos criticamente enfermos (Mifflin-St Jeor e Harris-Benedict com fatores de estresse aplicados) não há consenso sobre a equação a ser usada nesta população.[1] Uma avaliação contínua cuidadosa deve ser realizada para garantir que as estimativas obtidas com as equações atendam adequadamente às necessidades em evolução do paciente ao longo do tempo.[7]

Os indicadores clínicos de desnutrição à beira do leito incluem proeminênica da fossa temporal, proeminências ósseas indevidas, perda do coxim adiposo da face, diminuição da força muscular respiratória, baixo desempenho na manometria de preensão manual e sinais relacionados a deficiências nutricionais específicas.[4]

Apesar de uma miríade de intrumentos de auxílio ao diagnóstico nutricional ser utilizada a critério de cada estabelecimento de saúde, até o momento nenhum sistema de pontuação específico foi validado no ambiente de cuidados intensivos. Independentemente do instrumento de avaliação utilizado, é imperativo realizar o diagnóstico nutricional precoce do paciente idoso criticamente enfermo, apontando as intervenções necessárias e otimizando os resultados.[5]

Na ausência de instrumento de triagem universalmente aceito e aplicável, uma abordagem pragmática seria considerar sob risco nutricional todos os pacientes que: permanecem na UTI por mais de 2 dias; estão em ventilação mecânica; estão infectados; e/ou apresentam doença crônica grave.[3]

■ Especificidades da implementação do suporte nutricional a idosos na UTI

Quando está definido que o paciente precisa de terapia nutricional, o próximo passo é formular um plano de cuidados nutricionais que faça frente às demandas metabólicas; determine a via e a dosagem de suporte nutricional, com observação cuidadosa das complicações relacionadas; estabeleça metas nutricionais e defina critérios para a continuação, alteração ou encerramento da terapia nutricional.[4]

Quando e como a nutrição é fornecida podem ser tão importantes quanto o aporte nutricional ofertado. Tomados em conjunto, o tempo, a rota e o objetivo calórico/proteico não devem mais ser considerados como três questões diferentes, mas sim integrados em uma abordagem mais abrangente, considerando todos esses aspectos.[3,4,7]

A quantidade exata de calorias a ser ofertada a pacientes em estado crítico varia com o tempo. Para elaborar uma intervenção nutricional, devem ser considerados: o estado nutricional do paciente antes da admissão; a produção de nutrientes endógenos e a autofagia; o balanço energético do paciente durante a internação na UTI; o tempo decorrido desde a admissão hospitalar; e a ocorrência de síndrome de realimentação (ou ao menos hipofosfatemia) no momento da alimentação.[3] A explicita as recomendações de energia e proteínas para o planejamento da terapia nutricional em adultos criticamente enfermos.

A carga calórica ideal associada à melhor sobrevida é em torno de 80% das necessidades energéticas previstas, enquanto as ingestões muito baixa e muito alta de calorias estão associadas a maiores mortalidades.[3]

Em pacientes criticamente enfermos que conseguem comer, a dieta oral deve ser a escolhida, em detrimento das vias enteral e parenteral. Em pacientes que não atingem a meta de energia com dieta oral, suplementos nutricionais orais devem ser considerados anteriormente à implementação da dieta enteral.

Tabela 27.1. Recomendações de energia e proteínas para o planejamento da terapia nutricional em adultos criticamente enfermos

Diretriz	ESPEN (Singer et al. 2019)	ASPEN/SCCM (McClave et al. 2016)
Energia	Sempre que possível, a calorimetria indireta deve ser usada para orientar o fornecimento de energia. Dia 1 a 3: meta < 70% do gasto de energia estimado ou medido. Após o dia 3: • Se estiver usando calorimetria indireta, aumente progressivamente para 80% a 100% do gasto de energia medido. • Se usando equações preditivas, objetivo <70% do gasto energético estimado para a primeira semana.	Sempre que possível, a calorimetria indireta deve ser usada para orientar o fornecimento de energia. Não obesos: 25 a 30 kcal/kg/dia Obesos: • IMC 30 a 50 kg/m²: 11 a 14 kcal/kg de peso corporal real/dia. • IMC > 50 kg/m²: 22 a 25 kcal/kg peso corporal ideal/dia. • Se estiver usando calorimetria indireta, o fornecimento de energia não deve exceder 65% a 70% do gasto de energia medido.
Proteína	Não obesos: 1,3 g/kg/dia entregues progressivamente Obesos: 1,3 g/kg de peso corporal ajustado/dia	Não obesos: 1,2 a 2,0 g/kg/dia e pode ser maior em pacientes com queimaduras ou politraumatizados. Obesos: • IMC 30 a 40 kg/m²: 2,0 g/kg de peso corporal ideal/dia • IMC ≥ 40 kg/m²: até 2,5 g/kg de peso corporal ideal/dia

ASPEN / SCCM: American Society for Parenteral and Enteral Nutrition / Society of Critical Care Medicine; IMC: índice de massa croporal; ESPEN: European Society for Clinical Nutrition and Metabolism.
Fonte: Tatucu-Babet, O. A., Labell, K., & Ridley, E. J. (2020). Nutritional management of the critically ill older adult. ICU Management & Practice, 20.[3]

A disfagia pós-extubação ocorre em até 50% dos pacientes, sendo mais comum em idosos e após intubação prolongada [3]. Em pacientes não intubados com disfagia, preparações com textura adaptada podem ser ofertadas, paralelamente à reabilitação orientada por fonoterapeuta.

A via enteral de terapia nutricional é sempre preferida à parenteral, por ser menos invasiva, mais fácil de administrar, ter efeitos protetores intestinais locais, estar associada a menor incidência de morbidade infecciosa, apresentar melhor custo-efetividade e modular negativamente a resposta inflamatória sistêmica e a resistência à insulina. Tais benefícios parecem ser dependentes do tempo, sendo mais pronunciados se a nutrição enteral é iniciada nas primeiras 48 horas após a admissão na UTI.[3,4,7]

Esforços para maximizar a tolerância e minimizar as interrupções nos regimes de nutrição enteral para fornecer as necessidades nutricionais ideais devem ser amplementados, incluindo o uso de pró-cinéticos, quando outros métodos não farmacológicos falharam.

Em pacientes que não toleram o aporte enteral planejado durante a primeira semana na UTI, a segurança e os benefícios de iniciar nutriçao parenteral devem ser avaliados caso a caso. A nutrição parenteral não deve ser iniciada até que todas as estratégias para maximizar a tolerância nutrição enteral tenham sido tentadas.

O acesso gástrico deve ser usado como a abordagem padrão para iniciar a nutrição enteral, pois o posicionamento do tubo na localização pós-pilórica requer especialização, está comumente associada a algum atraso e é considerado menos fisiológico que a admininstração gástrica de dieta.[3]

A adminstração da dieta de forma contínua causa diarreia menos frequentemente que a infusão em bolus intermitente, mas está associada a maior risco de broncoaspiração. Pacientes suscetíveis a broncoaspiração também podem ser identificados por apresentarem outros fatores de risco: incapacidade de proteger as vias aéreas, ventilação mecânica, idade > 70 anos, nível de consciência reduzido, cuidados orais inadequados, proporção inadequada de enfermeiros por paciente, déficits neurológicos, refluxo gastroesofágico e transporte para fora da UTI. A depender da presença desses fatores de risco, a administração pós-pilórica da dieta pode ser a via escolhida.[3]

Delirium, demência e a própria mobilização precoce de pacientes de UTI aumentam o risco de deslocamento acidental do sondas de alimentação. Estratégias de prevenção e controle de *delirium* e de proteção de sondas e cateteres devem ser protocolarmente padronizadas e implementadas na UTI.[7]

A nutrição enteral deve ser interrompida ou não deve ser iniciada em caso de choque, hipoxemia, acidose, sangramento gastrointestinal superior não controlado, estase gástrica volumosa (> 500 mL/6 h), isquemia ou obstrução intestinais, síndrome compartimental abdominal, fístula de alto débito sem acesso distal para alimentação, peritonite, diarreia incontrolável e vômitos incoercíveis.[3]

Pacientes gravemente desnutridos na admissão e que apresentam contra-indicações à alimentação enteral devem iniciar a nutrição parenteral. Nos pacientes que não estão desnutridos e ainda não toleram a nutrição enteral, tentativas de utilizar esta via podem ser realizadas por até 8 dias, antes de iniciar a nutrição parenteral, que está associada a maior risco de complicações. Pacientes que recebem mais calorias-meta oriundas da nutrição pela via enteral têm menos complicações infecciosas, são menos propensos a úlceras de pressão, têm cicatrização mais rápida de feridas e apresentam melhores resultados gerais.[7]

A nutrição parenteral é a via de último recurso, utilizada quando a nutrição enteral é contra-indicada ou não tolerada.

O acesso para administração de nutrição parenteral pode ser central (cateter venoso central ou cateteres centrais inseridos perifericamente), para suplementação antecipada de longo prazo; ou periférico, para suplementação de curto prazo, com formulação da osmolaridade < 750 mosm/L. Para a suplementação de longo prazo de nutrição parenteral, bombas de infusão subcutânea e cateteres tunelizados também estão disponíveis, possivelmente reduzindo as complicações infecciosas associadas à suplementação parenteral.[4]

As infeções bacterianas e fúngicas são as complicações mais frequentes e potencialmente letais da suplementação de nutrição parenteral. A manipulação da linha venosa deve ser reduzida ao mínimo, sempre usando precauções estéreis. Se um cateter multilúmen for usado, uma porta deve ser designada exclusivamente para administração de nutrição parenteral. O local de inserção do cateter deve ser examinado regularmente na busca de sinais de inflamação. Além disso, os conjuntos de administração para as misturas de nutrição total devem ser trocados a cada 24 h.[4]

A síndrome de realimentação é uma complicação potencialmente fatal observada com a terapia de suporte nutricional agressiva em pacientes cronicamente desnutridos. Apesar de ser mais comum com a nutrição parenteral, também ocorre com a suplementação enteral. Ocorrem hipofosfatemia, hipocalemia e hipomagnesemia, com edema pulmonar agudo, insuficiência cardíaca congestiva, arritmias fatais e insuficiência respiratória. Em pacientes com síndrome de realimentação, a suplementação nutricional deve ser iterrompida temporariamente, enquanto os distúrbios eletrolíticos são corrigidos. Progressos lentos para a meta calórica durante as primeiras 72 h facilitam o controle de distúrbios eletrolíticos, se a síndrome de realimentação for vislumbrada em determinado contexto clínico ou efetivamente detectada.[4]

A constipação é queixa comum, que se torna mais prevalente com o envelhecimento. Decorre de mudanças neurodegenerativas no sistema nervoso entérico, na sensibilidade retal e na função anal. No ambiente de UTI, também concorrem para o aumento da ocorrência de impactação fecal em idosos a restrição no leito; o uso de sedativos e opioides; e as mudanças na dieta.[4]

■ Conclusões

Na medida em que a população de idosos aumenta, também cresce a demanda por cuidados intensivos especificamente sensíveis às peculiaridades deste grupo etário.

Doenças graves impõem grande gasto calórico e siginificativa perda proteica aos pacientes, exercendo impacto no risco de morte durante a internação e na probabilidade de recuperação funcional plena após a alta hospitalar.

A equipe multidisciplinar deve se esforçar para ofertar a terapia nutricional no momento adequado, através da melhor via indicada, respeitando as necessidades fisiológicas do momento pelo qual passa o idoso criticamente enfermo.

■ Tópicos relevantes abordados no capítulo

- A mediana da idade dos pacientes internados na UTI em alguns países é acima de 65 anos.
- A desnutrição afeta aproximadamente 23% dos idosos hospitalizados e 23% a 34% dos idosos em estado crítico.
- Idosos internados na UTI por mais de 48 h devem ser considerados sob risco para desnutrição.
- A avaliação e a intervenção nutricionais precoces podem melhorar os desfechos clínicos em idosos criticamente enfermos.
- A sarcopenia está associada a mortalidade, complicações, hospitalização prolongada, quedas, fraturas e incapacidade física.
- Na doença grave, a terapia nutricional deve ser iniciada gradualmente, respeitando o contexto clínico pelo qual passa o enfermo.

- Combinar programas de mobilidade precoce com terapia nutricional pode ajudar a reduzir a morbidade, limitar a perda muscular e acelerar a recuperação em idosos na UTI.

■ Descrições de termos e palavras mais importantes

- *APACHE II:* o escore APACHE II (Acute Physiology and Chronic Health Evalution) é uma forma de avaliação e classificação da gravidade da doença, e tem como objetivo principal a descrição quantitativa do grau de disfunção orgânica de pacientes gravemente enfermos, que é traduzida em valor numérico a partir das alterações clínicas e laboratoriais existentes ou dos procedimentos implementados.
- *SOFA:* o escore SOFA (*Sequential Organ Failure Assessment*) é utilizado para descrever o grau de disfunção de órgãos durante a permanência de um paciente na UTI.
- *Terapia nutricional:* estratégias de suporte nutricional que abrangem a nutrição enteral (os suplementos orais, inclusive) e a nutrição parenteral.

Referências bibliográficas

1. Tatucu-Babet OA, Labell K, Ridley EJ. Nutritional management of the critically ill older adult. ICU Manag Pract. 2020;20(3).
2. Cherry-Bukowiec JR. Optimizing nutrition therapy to enhance mobility in critically ill patients. Crit Care Nurs Q. 2013;36(1):28-36.
3. Singer P, Reintam A, Berger MM, Alhazzani W, Calder PC, Casaer MP, et al. ESPEN Guideline ESPEN guideline on clinical nutrition in the intensive care unit. Clin Nutr. 2019;38(1):48-79.
4. Singh P, Gupta M, Lehl S. Nutrition therapy in critically ill elderly patients. Int J Adv Med. 2014;1(1):3.
5. Jawa RS, Patel RB, Young DH. Nutritional Assessment: A Primary Component of the Multidimensional Geriatric Assessment in the Intensive Care Unit. Crit Care Clin. 2021;37(1):205-19.
6. Wade CE, Kozar RA, Dyer CB, Bulger EM, Mourtzakis M, Heyland DK. Evaluation of Nutrition Deficits in Adult and Elderly Trauma Patients. J Parenter Enter Nutr. 2015 May 21;39(4):449-55.
7. Sheean PM, Peterson SJ, Chen Y, Liu D, Lateef O, Braunschweig CA. Utilizing multiple methods to classify malnutrition among elderly patients admitted to the medical and surgical intensive care units (ICU). Clin Nutr. 2013;32(5):752-7.
8. Devlin JW, Skrobik Y, Gélinas C, Needham DM, Slooter AJC, Pandharipande PP, et al. Clinical Practice Guidelines for the Prevention and Management of Pain, Agitation/Sedation, Delirium, Immobility, and Sleep Disruption in Adult Patients in the ICU. Vol. 46, Critical care medicine. 2018. 825-73.

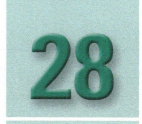

Cuidados Paliativos

Ana Beatriz Galhardi Di Tommaso

Amabile Guiotto Bezerra

■ Introdução

Segundo a definição da Organização Mundial de Saúde do ano de 2002 os "*Cuidados Paliativos consistem na assistência promovida por uma equipe multidisciplinar, que objetiva a melhoria da qualidade de vida do paciente e seus familiares, diante de uma doença que ameace a vida, por meio da prevenção e alívio do sofrimento, por meio de identificação precoce, avaliação impecável e tratamento de dor e demais sintomas físicos, sociais, psicológicos e espirituais*".

Se antes entendia-se que a assistência paliativa deveria ser aplicada nos últimos dias ou semanas de vida, hoje se sabe que os cuidados paliativos visam aliviar os desconfortos em todas as fases de uma doença sem possibilidade de cura e não se limitam apenas ao fim da vida. Pacientes recebendo assistência paliativa variam de totalmente funcionais (especialmente se recém-diagnosticados com uma doença incurável) a extremamente limitados (principalmente no final da vida).

■ Significado da nutrição em cuidados paliativos

O caráter social da alimentação está presente desde o nascimento. O leite materno é o primeiro alimento oferecido ao ser humano e sua ingestão envolve o contato com o corpo da mãe. Por isso, desde o início da vida humana a alimentação está associada tanto a afeto quanto à proteção. É condição essencial para a sobrevivência humana. Para a população em geral significa nutrir o indivíduo para crescimento, desenvolvimento e manutenção, exercendo um papel central em nossas vidas, pois é sinônimo de saúde, bem-estar e prazer; equivalência direta à vida; é mais do que uma simples ingestão de nutrientes, é uma forma de integração social, intimamente ligada a fatores culturais, emocionais, sociais e espirituais. Comida é um ponto relevante através da qual as sociedades constroem representações sobre si próprias.[1-3] O que interfere diretamente nas decisões dos familiares das diretivas dos pacientes em cuidados paliativos. Cabe aos profissionais difundir a questão da aceitação e construção da boa morte.[3]

Quando o ato de se alimentar ainda é independente, não há necessidade de intervenções, os problemas surgem quando o indivíduo não consegue fazer a ingestão de alimentos e líquidos.[4]

Foi verificado em documento emitido pela Organização mundial da Saúde (OMS) para demonstrar um perfil dos cuidados paliativos em todo o mundo, que os idosos estão em sua maioria (69%) (Figura 28.1). Em cuidados paliativos (CP) as doenças predominantes nesses idosos são os que são acometidos de doença de Alzheimer, Parkinson, doenças respiratórias crônicas, doenças cardiovasculares, diabetes, artrite reumatoide e câncer (Figura 28.2).[5]

A maioria das doenças listadas, por diversos fatores, têm impacto direto no estado nutricional do paciente. Devemos entender que nos cuidados paliativos em câncer, por exemplo, o paciente ainda tem "voz". Podendo se expressar, tendo assim, autonomia nas tomadas de decisões.

O câncer, por ele próprio, é uma doença catabólica que leva à caquexia. A caquexia associada ao câncer (CAC) é uma síndrome caracterizada por inflamação sistêmica, perda de peso corporal, atrofia de tecido adiposo e perda de músculo esquelético. O CAC é

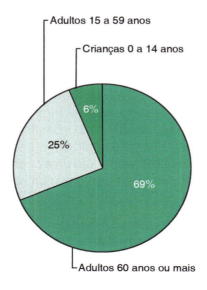

Figura 28.1
Distribuição de pessoas necessitadas de CP no final da vida por grupo de idade.[5]

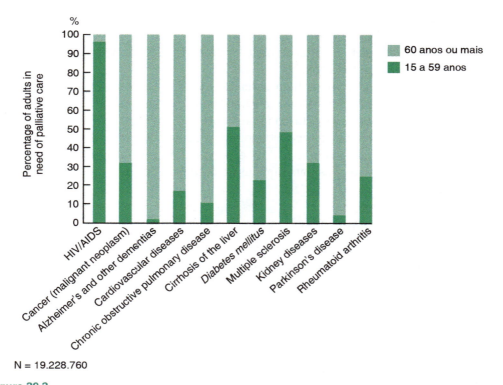

Figura 28.2
Distribuição de adultos que necessitam de CP no final da vida por doenças.[5]

observado na maioria dos pacientes com câncer com em fase avançada.[6,7] Esta síndrome é tipicamente observada em várias outras morbidades, incluindo doenças infecciosas ou crônicas.[8] Nenhum tratamento eficaz está disponível para a caquexia, que é responsável pela morte de 20% dos pacientes acometidos por câncer.[9] Portanto, a mobilização de gordura e processos inflamatórios elevam substancialmente o gasto calórico do paciente levando a uma condição devastadora e à morte.

A caquexia difere da desnutrição porque não pode ser revertida pelo simples suporte nutricional,[10] pois a desnutrição é estado resultante da falta de absorção ou ingestão de nutrição, levando à alteração de composição corporal levando à diminuição da função física e mental ao prejuízo clínico.[11]

Uma característica clínica proeminente nas demências é a perda de peso.[12-16] Indivíduos com demência têm histórico de perda de peso mais frequente que em indivíduos com o cognitivo preservado. A perda de peso inicia-se antes mesmo do diagnóstico da doença, permeando os estágios iniciais da doença e cada vez mais comum com o seu avanço. O estudo 10/66 de envelhecimento e demência, que se trata de uma pesquisa internacional epidemiológica para investigação em que pesquisas realizadas em realizada em países de renda média-baixa com procedimentos padronizados em mais de 17.000 idosos com o objetivo de estudar a associação transversal entre a gravidade da demência, quantificada pelo *Clinical Dementia Rating Scale* (CDR), e perda de peso em cada um destes países, evidencia que a associação entre demência e perda de peso aumenta através dos estágios de severidade da demência.[16]

Os meios que permeiam à perda de peso na demência são complexos, multifatoriais e apenas parcialmente entendidos.[15-18]

Com a perda de peso corporal há a perda de massa muscular e que consequentemente leva ao declínio da funcionalidade e à fragilidade que está associada com um risco aumentado de morbidade e a mortalidade nos idosos[17-21]. Estudos evidenciam a perda de peso ao aumento do risco de mortalidade em pacientes demenciados.[24,25]

Com esses conceitos, agora é mais fácil entender porque os cuidados paliativos devem se iniciar de forma precoce para diminuição de desconfortos e melhora da percepção do cuidado.[26]

■ Avaliação nutricional

Deve ser realizada em todas as fases dos cuidados paliativos. Para a triagem nutricional, a indicação aplicar é a Mini Avaliação Nutricional – MAN®, e o monitoramento deve ser realizado de acordo com o agravamento da doença e em qual tipo de assistência o paciente se encontra, isso também se encaixa para a coleta de dados antropométricos. O profissional deve ter cuidado com classificações nutricionais para as medidas, pois os objetivos da terapia nutricional em CP são diferentes.

A anamnese e monitoramento têm que contemplar a análise de tolerância à dieta prescrita, aceitação da dieta e hidratação, prazer e satisfação com a alimentação e controle de sintomas, para que o plano de cuidados dietéticos tenha maior respaldo. Não deve ser utilizado qualquer instrumento de avaliação nutricional que possa causar desconforto físico ou emocional para o paciente atendido.[27] A mobilização ou manipulação do paciente idoso no contexto de terminalidade, por profissionais da saúde, não se aplicam e não são recomendadas quando o objetivo é avaliação nutricional para traçar metas proteico-calóricas.[28]

■ Terapia nutricional

Os objetivos da terapia nutricional variam de acordo com as fases das doenças, comorbidades e intercorrências associadas. É imprescindível que o profissional tenha como diretriz o trinômio Segurança x Conforto x Prazer nas tomadas de decisões sobre as terapias.

- **Preferência sempre VO:**
    - Calorias → 25 a 38 kcal/kg/peso.
    - Proteínas → 1,0 a 2,0 g/kg/peso.
    - Água → 25 a 30 mL/kg/peso ou mulheres 1,6 L e homens 2 L/dia.
    - Suplementação: ingestão ↓ 75% das recomendações em até 5 dias.

Nas doenças em estágio avançado e sem possibilidade de cura, a alimentação deve representar conforto, prazer e segurança e não culpa, medo, dor, risco ou sofrimento.

Pensando no manejo básico de sintomas, promovendo conforto, segurança e qualidade e vida para os pacientes em CP, na tabela 1 estão descritos os problemas que são comuns, os profissionais pertinentes à discussão dos casos e sugestão de intervenções nesses cuidados (Tabela 28.1).

Tabela 28.1. Lista de problemas que podem interferir no estado nutricional com respectivos profissionais para discussão e sugestão de intervenções

Problemas	Profissionais fundamentais para discussões	Sugestão de intervenções
Mastigação	Fonoaudiólogo Nutricionista Dentista	Modificação de textura dos alimentos: alimentos mais macios, picados, amassados, purê ou cremes Incentivar o paciente, equipe ou cuidador a Higiene Oral Tratamento dentário: analisar custo (não só financeiro) x benefício
Disfagia	Equipe Médica Fonoaudiólogo Nutricionista	Solicitar a avaliação da deglutição por um profissional fonoaudiólogo para prescrição da consistência mais adequada para o paciente. Cabe ao nutricionista auxiliar na operacionalização da conduta do profissional, orientando equipe ou familiar responsável sobre abrandamento dos alimentos ou forma de purê e engrossamento de líquidos com espessantes ou frutas
Xerostomia	Equipe Médica Dentista Fonoaudiólogo	Verificar os efeitos colaterais das medicações Estratégias para a melhor aceitação de líquidos Alimentos que estimulem a salivação (cítricos) ou mais úmidos e com caldo Usar enxaguantes bucais ou saliva artificial – Discutir com dentista
Sialorreia	Equipe Médica Fonoaudiólogo	Discussão de possibilidade de medicação xerostômica Evitar alimentos cítricos Intervenção com as terapias do fonoaudiólogo
Monilíase e/ou mucosites	Equipe Médica Dentista Enfermagem Nutricionista	Tratamento medicamentoso Fracionar alimentação Evitar alimentos muito salgados, condimentados e picantes Adaptar a consistência e temperatura dos alimentos Melhora da higienização de prótese
Saburra	Enfermagem Dentista	Estratégias para higiene oral e raspagem de língua
Disgeusia	Nutricionista Enfermagem	Cuidado com a aparência do alimento servido Analisar preferências e biografia do paciente Prefere mais doces ou salgados Utilizar mais ervas, especiarias e essências
Constipação Intestinal	Equipe Médica Nutricionista Enfermagem	Suco laxativo e/ou geleia de ameixa Módulo de fibras, caso o idoso tenha uma boa ingestão de líquidos Simbiótico, Probiótico Discutir possível introdução de medicação laxativa de rotina

(*Continua*)

Tabela 28.1. Lista de problemas que podem interferir no estado nutricional com respectivos profissionais para discussão e sugestão de intervenções (*continuação*)

Problemas	Profissionais fundamentais para discussões	Sugestão de intervenções
Diarreia	Equipe Médica Nutricionista Enfermagem	Dieta sem resíduos Água de coco ou hidratação com reposição de eletrólitos Se necessária, medicação obstipante
Náuseas e vômitos	Equipe Médica Nutricionista Enfermagem	Evitar alimentos gordurosos, com forte odor ou muito quentes Evitar beber líquidos durante as refeições Não se deitar após as refeições Evitar ficar muitas horas sem comer
Restrição de mobilidade e Imobilidade	Equipe Médica Fisioterapeuta Terapeuta ocupacional Enfermagem Nutricionista	Treino de ganho de força e resistência Adaptação de utensílios Melhoria do acesso ao alimento: Prato pronto, Finger foods Auxílio com as compras e preparo das refeições Assistir a dieta, porém de acordo com funcionalidade e momento clínico Lesão por pressão: Ajustes nutricionais nas logo nas fases iniciais e juntamente com equipe de enfermagem, cuidados com pele em todas as fases
Alterações de Comportamento	Equipe Médica Enfermagem Terapeuta ocupacional	Discutir com equipe médica o tratamento medicamentoso adequado evitando os que são anorexígenos Verificar junto a equipe as questões clínicas como evacuação, aspecto da urina ou dor, pois podem causar desconforto e consequente mudança de comportamento (sonolência ou agitação) Analisar se come melhor sozinho ou em grupo Manter o ambiente agradável no momento das refeições: Barulho, conversas paralelas, excesso de objetos e outras distrações Come rápido: Talheres menores Come devagar: comando dando os passos - Abrir aboca, mastigar e engolir Entrar na história criada pelo paciente naquele momento, contextualizar no momento da alimentação. Discutir com a terapeuta ocupacional possível intervenção Terapia ocupacional

(*Continua*)

Capítulo 28 Cuidados Paliativos

Tabela 28.1. Lista de problemas que podem interferir no estado nutricional com respectivos profissionais para discussão e sugestão de intervenções (*continuação*)

Problemas	Profissionais fundamentais para discussões	Sugestão de intervenções
Piora da aceitação alimentar	Equipe Médica Nutricionista Enfermagem	Brusca: Verificar se quadro agudo infecção de urina, obstipação, dor, saúde orofaríngea e humor - tratamento medicamentoso Não é recomendado o uso de estimulantes de apetite para pacientes com demência e perda de apetite. Se a piora da aceitação está associada à quadros de depressão ou alterações comportamentais associadas às demências, discutir com equipe médica a possibilidade de medicações que tenham como efeito colateral o estimulo de apetite. Alimentos mais macios e saborosos Liberação de prescrição dietética Alimentos mais doces, acrescentar açúcar inclusive nos alimentos salgados Temperatura dos alimentos x Clima Aumento de densidade calórica com pequenas quantidades incorporados aos alimentos (ex. Azeite, farinhas, açúcar, mel ou leite em pó Introdução de suplemento como pequenas doses ao longo do dia ou receitas com o suplemento Come pequenas quantidades: Diminuir o intervalo das refeições Consistência pastosa: apresentação, cores, moldes e harmonização de sabores (gastronomia) Adaptar alimentos preferidos para a consistência prescrita Pequeno prato com comida + pequenos sanduiches ou *finger food*
Baixa ingestão hídrica	Enfermagem Equipe Médica	Água saborizada com essência, ervas, especiarias e frutas Sucos, achocolatado, café com leite, chás, *milk shakes* e refrigerantes Ofertar, sem aguardar o paciente pedir ativamente Acionar a equipe médica para analisar o caso
Solidão ou isolamento social	Serviço Social Psicólogo Enfermagem	Atividades em grupo Psicoterapia em caso de cognição preservada Comer com familiares Verificar possibilidade de matriciamento com a rede de saúde

(*Continua*)

Tabela 28.1. Lista de problemas que podem interferir no estado nutricional com respectivos profissionais para discussão e sugestão de intervenções (*continuação*)

Problemas	Profissionais fundamentais para discussões	Sugestão de intervenções
Solidão ou isolamento social	Equipe de Enfermagem Serviço Social Psicólogo	Atividades em grupo. Psicoterapia em caso de cognição preservada. Comer com familiares. Verificar possibilidade de matriciamento com a rede de saúde.
Dificuldade de acesso aos Equipamentos de Cuidados à saúde	Serviço Social	Programas sociais/ Suporte Social e Comunitário – encaminhamento à assistente social do serviço ou UBS ou CRAS

Fonte: adaptada de Volkert, D., Chourdakis, M., Faxen-Irving, G., Frühwald, T., Landi, F., Suominen M. H., & Schneider, S. M. (2015). ESPEN Guidelines on Nutrition in dementia. Clinical Nutrition,34(6), 1052-1073. Adaptado de BRASPEN – Diretriz BRASPEN de Terapia Nutricional no Envelhecimento - BRASPEN J 2019; 34 (Supl 3):2-58.

■ Via alternativa de alimentação

É chegado o tempo em que, pelo curso clínico das doenças, a aceitação alimentar fica mais errática. As práticas de CP são apropriadas e mais requeridas nesse momento. No entanto, os familiares dos pacientes podem sofrer muita angústia sobre a alimentação e hidratação. A grande preocupação é que a falta de comida e água cause desconforto, dor ou acelere o processo de finitude. Com isso, é comum pensar em estratégias que possam sanar a questão como a alimentação realizada por via alternativa.

Há diversos princípios éticos que devem ser levados em consideração nas tomadas de decisões sobre a alimentação e hidratação por tubos. A conversa com os familiares sobre o desfecho da doença deve ser realizada desde o diagnóstico e as preditivas de cuidados já devem ser traçadas desde então, à medida que o vínculo com a equipe seja bem construído.

Nessa discussão é de suma importância falar sobre as vantagens e desvantagens da via alternativa de alimentação (Tabela 28.2).

Tabela 28.2. Vantagens e desvantagens da via alternativa de alimentação em idosos em cuidados paliativos

Vantagens	Desvantagens

• Fornecimento de nutrientes, medicação e hidratação de forma precisa.
• Diminuição de perda ponderal caso a finitude ainda não seja patente.
• Conforto à familiares e cuidadores.
	• Limitação de mobilidade durante infusão e consequente aumento do risco de lesão por pressão.
	• Custo elevado.
	• Falsas expectativas.
	• Intercorrências com dispositivos:
	  • Tracionamento: foco infeccioso em lesão com estomas ou pneumonia aspirativa no caso de sonda nasogástrica ou nasoenteral.
	  • Obstrução.
	  • Sintomas gastrintestinais: refluxo, náusea, vômito, gases, diarreia e obstipação.
	  • Desconforto e dor.

Capítulo 28 Cuidados Paliativos

Uma revisão sistemática robusta [29]. refere que apesar do grande número de pacientes com demência avançada que recebem a intervenção de via alternativa de alimentação, não há evidências suficientes de eficácia em relação à sobrevida, qualidade de vida, melhora do estado nutricional, lesões por pressão, funcionalidade, comportamento ou sintomas psiquiátricos da demência.

Febre e pneumonia são complicações comuns em pacientes em demência avançada. Sintomas angustiantes e intervenções invasivas também são muito comuns. Pacientes que têm responsáveis pelos cuidados bem orientados e com conhecimentos mais aprofundados sobre o prognóstico e o curso clínico da doença, tendem a receber cuidados menos agressivos perto do fim da vida.[30]

■ Terminalidade

A alimentação em cuidados paliativos para idosos em finitude, deve ter como objetivo promover exclusivamente o conforto. Portanto, deve ter como metas desejáveis, o prazer e a qualidade de vida.[28]

O desafio do jejum na finitude tem um caráter mais social do que propriamente físico. Acredita-se que a ausência de alimentação promove a morte, porém na finitude extrema isso não se aplica.

Alguns estudos concluíram que renunciar à nutrição e à hidratação nos estágios finais da vida, pode trazer conforto e diminuição da dor ao paciente.[31] O jejum prolongado promove acidose metabólica, mecanismo que endógeno que promove sensação de bem estar por conta de estímulo de receptores de opioides em sistema nervoso central promovendo por vezes inclusive alívio da dor.[32]

O dever da equipe de saúde é conhecer os mecanismos da finitude de cada doença e, ao longo da construção do cuidado, reforçar que haverá um momento aonde o cuidado não estará centrado na alimentação. Em nossa cultura, aonde a oferta do alimento representa uma prova incontestável de amor, a desconstrução deste conceito só pode ser realizada com vínculo e segurança por parte de quem cuida.

■ Tópicos relevantes abordados no capítulo

- Nutrição.
- Cuidados paliativos.
- Terminalidade.

Referências bibliográficas

1. Romanelli G. O Significado da alimentação na família: uma visão antropológica. Medicina (Ribeirão Preto), 2006; 39(3):333-9
2. Hopkins K. Food for life, Love and hope: an exemplar of the philosophy of palliative care in action. Proc Nutr Soc. 2004;63(3):427-9.
3. Fernandes CM, Coelho SJ. Alimentar e Nutrir: Sentidos e Significados em Cuidados Paliativos Oncológicos. Rev. Bras. Cancerol. [Internet]. 30 de setembro de 2016 [citado 13 de junho de 2021]; 62(3):215-24. Disponível em: https://rbc.inca.gov.br/revista/index.php/revista/article/view/163.
4. Druml C, et al. ESPEN guideline on ethical aspects of artificial nutrition and hydration, Clinical Nutrition (2016), http://dx.doi.org/10.1016/j.clnu.2016.02.006.

5. Organização Mundial da Saúde. Bermedo MCS, Connor S. Global atlas of palliative care at the end of life, 2018.
6. Fearon KC, Glass DJ, Guttridge DC. Cancer cachexia: editors, signaling, and metabolic pathways. Cell Metab. 2012; 16:153-66.
7. Tisdale MJ. Cachexia in cancer patients. Nat. Rev. Cancer. 2002;2:862-71.
8. Tisdale MJ. Mechanisms of cancer cachexia. Physiol. Rev. 2009;89:381-410
9. Fearon K, Arends J, Baracos V. Understanding the mechanisms and treatment options in cancer cachexia. Nat Rev Clin Oncol. 2013; 10:90-99.
10. Cederholm T, Bosaeus I, Barazzoni R, Bauer J, Van Gossum A, Klek S et al. Diagnostic criteria for malnutrition – an ESPEN consensus statement. Clin Nutr 2015;34:335-40.
11. Sobotka L. Basics in clinical nutrition. 4th ed. Galen; 2012.
12. Belmin J. Practical guidelines for the diagnosis and management of weight loss in Alzheimer's disease: a consensus from appropriateness ratings of a large expert panel. J Nutr Health Aging. 2007;11:33-37.
13. Gillette-Guyonnet S, Nourhashemi F, Andrieu S, de Glisezinski I, Ousset PJ, Riviere D et al. Weight loss in Alzheimer disease. Am J Clin Nutr. 2000;71:637-42.
14. Gillette GS, Abellan VKG, Alix E, Andrieu S, Belmin J, Berrut G et al. IANA (International Academy on Nutrition and Aging) Expert Group: weight loss and Alzheimer's disease. J Nutr Health Aging. 2007;11:38-48.
15. White H, Pieper C, Schmader K, Fillenbaum G. Weight change in Alzheimer's disease. J Am Geriatr Soc. 1996;44:265-72.
16. Albanese E, Taylor C, Siervo M, Stewart R, Prince MJ, Acosta D. Dementia severity and weight loss: a comparison across eight cohorts. The 10/66 study. Alzheimer's & Dementia. 2013;9(6):649-56.
17. Grundman M, Corey-Bloom J, Jernigan T, Archibald S, Thal LJ. Low body weight in Alzheimer's disease is associated with mesial temporal córtex atrophy. Neurology. 1996;46:1585-91.
18. Smith KL, Greenwood CE. Weight loss and nutritional considerations in Alzheimer disease. J Nutr Elder. 2008;27:381-403.
19. Chapman IM. Weight loss in older persons. Med Clin North Am 2011;95: 579e93. xi.
20. Agarwal E, Miller M, Yaxley A, Isenring E. Malnutrition in the elderly: a narrative review. Maturitas. 2013;76:296-302.
21. Gaskill D, Black LJ, Isenring EA, Hassall S, Sanders F, Bauer JD. Malnutrition prevalence and nutrition issues in residential aged care facilities. Australas J Ageing. 2008;27(4):189-94.
22. Araújo N, Britto DCC Filho, Santos FL, Costa RV, Zoccoli TLV, Novaes MRCG. Aspectos sociodemográficos, de saúde e nível de satisfação de idosos institucionalizados no Distrito Federal. Rev Ciênc Med. 2008;17(3/6):123-32.30.
23. Pereira MRS, Santa Cruz CMA. Risk of malnutrition among Brazilian institutionalized elderly: a study with the Mini Nutritional Assessment (MNA) questionnaire. J Nutr Health Aging. 2011;15(7):532-5.
24. White H, Pieper C, Schmader K. The association of weight change in Alzheimer's disease with severity of disease and mortality: a longitudinal analysis. J Am Geriatr Soc. 1998;46:1223-7.
25. Guerin O, Andrieu S, Schneider SM, Cortes F, Cantet C, Gillette-Guyonnet S, et al. Characteristics of Alzheimer's disease patients with a rapid weight lossduring a six-year follow-up. Clin Nutr. 2009;28:141-6.
26. Reyes-Ortiz CA, Williams C, Westphal C. Comparison of Early Versus Late Palliative Care Consultation in End--of-Life Care for the Hospitalized Frail Elderly Patients. American Journal of Hospice and Palliative Medicine®, 2014;32(5):516-20.doi:10.1177/1049909114530183.
27. ASBRAN – Consenso Nacional de Nutrição Oncológica – Instituto Nacional do Câncer – INCA – Rio de janeiro, 2009.
28. BRASPEN – Diretriz BRASPEN de Terapia Nutricional no Envelhecimento - BRASPEN J. 2019; 34(Supl 3):2-58.
29. Sampson EL, Candy B, Jones L. Enteral tube feeding for older people with advanced dementia. Cochrane Database Syst Rev. 2009 Apr 15;2009(2):CD007209. doi: 10.1002/14651858.CD007209.pub2.
30. Mitchell SL, Teno JM, Kiely DK, et al. The clinical course of advanced dementia. N Engl J Med. 2009;361(16):1529-38.
31. Fine RL. Ethical issues in artificial nutrition and hydration. Nutr Clin Pract 2006;21:118-25.
32. McCallum PD, Fornari A. Medical nutrition therapy in palliative care. In: The clinical guide to oncology nutrition, 2nd edn. Chicago, IL: American Dietetic Association, 2006:201-7.

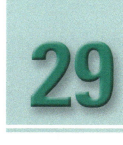

Atendimento Clínico em Centro de Referência

Ana Paula Maeda de Freitas
Amabile Guiotto Bezerra
Carolina de Campos Horvat Borrego
Fernanda Salzani Mendes

■ Introdução

Em 2002, por meio da Portaria nº 702 do Ministério da Saúde, foram criados mecanismos para a organização e implantação de Redes Estaduais de Assistência à Saúde do Idoso integrando serviços como os Centros de Referência do Idoso. Nesses locais, a assistência prestada deve ser realizada em conformidade com Política Nacional de Saúde do Idoso, baseadas em diretrizes essenciais relacionadas à promoção do envelhecimento saudável, manutenção da autonomia e da capacidade funcional, assistência às necessidades de saúde do idoso, reabilitação da capacidade funcional comprometida e apoio ao desenvolvimento de cuidados informais.

Neste capítulo abordaremos especificamente a atuação do nutricionista no Centro de Referência do Idoso da Zona Norte de São Paulo (CRI Norte). Essa instituição de saúde inaugurada em 17 de fevereiro de 2005 é um ambulatório de atenção secundária do Sistema Único de Saúde (SUS) (Figura 29.1) especializado na atenção à saúde da pessoa idosa, sendo referência para as Unidades Básicas de Saúde (UBS) da região da zona Norte com atuação interdisciplinar, por meio de ações de diagnóstico, consultas, terapias, reabilitação, além de rastreio de doenças como câncer de mama e próstata instituídos pela Secretária do Estado da Saúde de São Paulo (SES-SP) para prevenção nesse segmento etário e diversas atividades no centro de convivência com acesso livre para todos os idosos independentes do município de São Paulo.

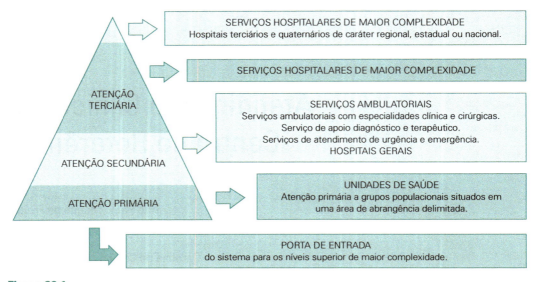

Figura 29.1
Níveis de atenção à saúde no SUS. Fonte: https://redehumanizasus.net/94461-seja-bem-vindo/

A equipe é formada por médicos especialistas em diversas áreas tais como geriatras, reumatologistas, endocrinologistas, ortopedistas, gastroenterologistas, dermatologistas, psiquiatras, cardiologistas, ginecologistas, oftalmologistas, urologistas, entre outros que incluem as especialidades relacionadas a exames diagnósticos. O serviço também conta com uma equipe multiprofissional ampla formada por nutricionistas, psicólogas, fonoaudiólogas, assistentes sociais, enfermeiros, dentistas, fisioterapeutas, terapeutas ocupacionais e educadores físicos.

Como podemos observar na Figura 29.2, no CRI Norte há duas grandes portas de entrada: uma obrigatoriamente realizada pelo encaminhamento de um profissional da UBS de acordo com a identificação da necessidade de um atendimento especializado, após avaliações clínicas e odontológicas do idoso ou por livre demanda do indivíduo, seja para programas de rastreio ou atividades no centro de convivência.

O atendimento clínico de nutrição está presente tanto na promoção e prevenção, seja em atividades realizadas no Centro de Convivência ou Grupos e eventos específicos que remetem a datas importantes do Calendário Gerontológico, como por exemplo, palestras no Dia do Alzheimer ou orientações no grupo de Dor Crônica. Se faz presente na gestão de doenças crônicas não transmissíveis, propondo modelos inovadores multidisciplinares de assistência à saúde para a construção e fortalecimento das políticas públicas voltadas ao envelhecimento populacional.

Na assistência nutricional, o idoso poderá ser atendido em consultas individuais ou em grupos, visto que podemos ter pacientes com diferentes comorbidades e fatores de risco nutricionais associados que exigem cuidados interdisciplinares estabelecidos em Linhas de Cuidados, com o objetivo de reabilitar e promover a capacidade funcional dos idosos pela atuação conjunta das equipes assistenciais e médicas.

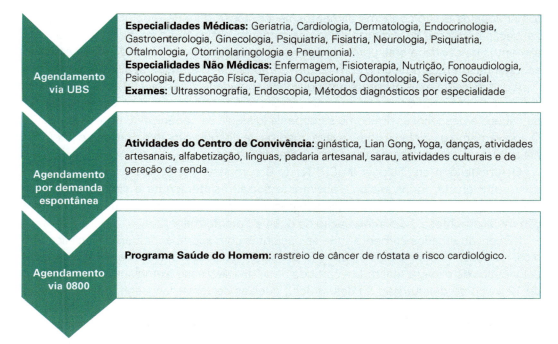

Figura 29.2
Serviços ofertados no CRI Norte de acordo com os tipos de entrada. Fonte: elaborada pelas autoras, 2021.

■ Triagem Reabilitação (TR)

Para as pessoas idosas que são encaminhadas das UBS para as especialidades de nutrição e fisioterapia é realizada a TR. Por essa ferramenta, o indivíduo é avaliado a partir do diagnóstico de encaminhamento, queixa principal e pelos diversos fatores que podem influenciar o seu tratamento. Há a aplicação de um questionário com perguntas e instrumentos validados de rastreio para uma avaliação ampla das diferentes dimensões emocionais, físicos e sociais do idoso por uma equipe multidisciplinar composta de nutricionista, fisioterapeuta, assistente social, psicóloga, terapeuta ocupacional, enfermeiro e médico. Após esse momento, são verificadas as condições para melhor forma de seguimento deste idoso no serviço, identificando a abordagem adequada (individual, grupo ou linha de cuidado) de acordo com as suas necessidades e limitações.

O paciente também pode ser encaminhado para o setor de nutrição por direcionamento específico para uma demanda nutricional, pela equipe multidisciplinar interna que avaliará a necessidade de conduta individual ou Linha de Cuidado específica.

Para exemplificar a atuação interdisciplinar da nutrição destacaremos três serviços: Ambulatório de Disfagia, Linha de Cuidados de Diabetes e Linha de Cuidados de Obesidade.

■ Ambulatório de disfagia

A Disfagia é um distúrbio que causa dificuldade no processo da alimentação. Normalmente, há a presença de dor e/ou dificuldade de engolir, engasgo com facilidade ao tomar líquidos ou ao consumir alimentos secos, tosse durante e/ou após as refeições, sensação frequente de alimento parado na garganta, assim como acúmulo de resíduo de alimentos na cavidade oral, perda de peso sem causa aparente, sentindo maior conforto ao ingerir alimentos úmidos e com textura homogênea (Rodrigues et al., 2020).

A disfagia está mais presente em indivíduos com idade superior a 50 anos, com doenças neurodegenerativas, neuromuscular, sequela de acidente vascular cerebral, câncer de cabeça e pescoço, assim como sarcopenia (disfagia sarcopênica) (Ottoni et al., 2017). O agravamento da disfagia pode levar a quadros de desnutrição, desidratação e pneumonia aspirativa, comprometendo a saúde geral do indivíduo.

O Ambulatório de Disfagia do CRI Norte é composto por uma equipe formada por uma nutricionista, fonoaudióloga, assistente social, fisioterapeuta e cirurgião dentista, com atuação interdisciplinar. Em casos específicos de lesão de tecido cutâneo e orientação medicamentosa, há a intervenção da equipe de enfermagem.

São encaminhados somente aqueles pacientes com acompanhamento na clínica médica, nutrição, fonoaudiologia ou pela TR, após prévia discussão, além da necessidade de diagnóstico de disfagia realizada a partir de uma Mini Avaliação Nutricional (MAN®) abaixo de 12 (risco de desnutrição ou desnutrido), queixas de tosse, engasgo, desconforto ao deglutir e/ou após pneumonia de repetição.

Se a equipe de saúde identificar que a alteração possa estar ocorrendo, é necessário a orientação, encaminhamento e tratamentos adequados o quanto antes. Os diferentes profissionais que atuam nesse ambulatório têm capacidade de acolher, compreender, auxiliar, orientar, acompanhar, criar, gerir, desenvolver e avaliar formas de apoio ao idoso disfágico, assim como seus cuidadores familiares e/ou profissionais. De acordo com as necessidades dos pacientes, o fonoaudiólogo orienta quanto aos exercícios específicos para adequação dos órgãos fonoarticulatórios, o dentista quanto ao cuidado com a saúde bucal e realiza intervenções necessárias, assistente social avaliação e acompanhamento das necessidades da família para a execução do cuidado e cabendo ao nutricionista a orientação nutricional e readequação da consistência e calorias da dieta, dependendo da via de acesso alimentar.

A intervenção interdisciplinar é fundamental para que tanto paciente, o familiar e/ou cuidador entendam a necessidade das mudanças e consigam seguir as condutas propostas.

O critério de alta do Ambulatório de Disfagia, ocorre apenas nos casos de recusa do indivíduo em seguir as orientações prescritas pela equipe, ausência da queixa disfágica, recuperação do estado nutricional, impossibilidade do indivíduo vir ao serviço ou por já estar em acompanhamento multiprofissional em outro serviço de saúde.

■ Linha de cuidados de obesidade

A elevada prevalência de idosos com excesso de peso e obesidade evidencia a necessidade de elaboração de linhas de cuidado direcionadas para essa faixa etária, em prol da efetividade nas intervenções, como por exemplo, programas de intervenção nutricional associada à atividade física.

A organização das ações de prevenção e de tratamento do sobrepeso e da obesidade visa fortalecer e qualificar a atenção ao idoso por meio de ações de promoção à alimentação saudável, práticas corporais e atividades físicas adequadas, e da integralidade do cuidado. Embora a perda de peso seja importante, não se deve ter o foco do tratamento apenas na perda de peso corporal, mas também na inclusão de atividade física e modificação comportamental em todo tratamento da obesidade (ABESO, 2016).

As intervenções educativas podem ser abordadas de diversas maneiras, entre as quais se destacam as atividades grupais, que podem promover a interação social e auxiliar na melhoria da qualidade de vida. As ações coletivas podem ser uma boa escolha, sobretudo por promover uma maior participação do usuário no processo educativo, no envolvimento da equipe com o participante e na otimização do trabalho. Acredita-se que as atividades propostas em formato de grupo possibilitam o aprofundamento de discussões, interação positiva entre profissionais e usuários, favorecendo o vínculo, a valorização, acolhimento, garantindo maior motivação das mudanças comportamentais, além do que são de baixo custo e atingem um contingente maior de pacientes (Cezaretto, 2010; Santos, 2010; Moraes, 2013; Silva et al., 2013; Mallmann et al., 2015).

No CRI Norte, como uma estratégia da linha de cuidado da obesidade, temos o "Grupo Obesidade", que tem a proposta de promover um espaço educativo, no qual os profissionais e os idosos discutem as questões que envolvem a obesidade. O grupo tem como objetivo sensibilizar o idoso quanto à importância da adoção de hábitos saudáveis de alimentação, incentivo a prática de exercícios físicos, além de estimular o idoso a refletir sobre o seu autoconhecimento e sua rotina de vida diária.

O "Grupo Obesidade' é realizado nos períodos manhã e tarde, e tem duração de 3 meses. É um grupo fechado, com pacientes encaminhados pelo setor de nutrição do mesmo serviço. Os encontros acontecem 2 vezes por semana e tem duração de 2 horas cada. O público alvo desse grupo é o idoso, tanto do sexo feminino como masculino, com diagnóstico de sobrepeso ou obesidade, segundo a classificação pelo Índice de Massa Corpórea – IMC ≥ 28 kg/m^2 (OPAS, 2001). Os critérios para inclusão do idoso no grupo são: estabilidade clínica de suas doenças crônicas (como pressão arterial e diabetes controlados) interesse em participar, disponibilidade e acessibilidade para participar do grupo. E os critérios de exclusão são: déficits auditivo, visual, cognitivo e limitações motoras importantes. Atualmente, são convidados cerca de 10 idosos para cada grupo.

Os profissionais que realizam as intervenções são: nutricionista, psicóloga, terapeuta ocupacional e profissional de educação física. A atuação de cada um dos profissionais é distribuída da seguinte forma: o nutricionista atua no grupo 1 vez na semana, a psicóloga e a terapeuta ocupacional (atuação em conjunto) também 1 vez na semana, e a profissional de educação física atua no grupo 2 vezes na semana, após a abordagem dos profissionais que já foram descritos.

A atuação da equipe está relacionada a abordar temas sobre a obesidade, desde uma abordagem fisiológica básica da doença, os riscos cardiovasculares, articulares e metabólicos da obesidade, como também as questões relativas a alimentação, auto-cuidado e a prática de exercícios físicos (Tabela 29.1).

Tabela 29.1. Temas abordados pelos profissionais na Linha de cuidado de obesidade

Profissional	Número de encontros total no grupo (aproximado)	Temas abordados
Nutricionista	12	Por meio de aulas expositivas e rodas de bate-papo, aborda questões relacionadas a alimentação e saúde em geral, orientação de estratégias para a melhora dos hábitos alimentares, fracionamento das refeições, nível de processamentos dos alimentos, 10 passos da alimentação saudável para idosos.
Psicólogo e Terapeuta Ocupacional	12	Atuam em conjunto abordando assuntos como envelhecimento, consciência corporal e rotina de vida diária, levando o idoso a uma reflexão de como está seu autocuidado.
Educador físico	24	Promove ao grupo exercícios físicos aeróbicos, de fortalecimento muscular e alongamento, e atua de forma a reforçar a importância do exercício físico a fim de potencializar o gasto calórico com uma abordagem generalizada, além de estimular o uso do exercício físico no cotidiano como uma das ações positivas para uma melhor qualidade de vida e autonomia funcional.

Fonte: elaborada pelas autoras, 2021.

■ Linha de Cuidados de Diabetes

Segundo o atlas global *International Diabetes Federation*, a maior prevalência estimada de Diabetes do tipo 2 (DM2) está nas pessoas entre 65 e 99 anos. Os dados projetados demonstram um aumento significativo nos casos de diabetes nas populações envelhecidas. Caso esta tendência continue o número de pessoas acima dos 65 anos com diabetes serão de 195,2 milhões em 2030 e 276,2 milhões em 2045.

A prevalência de DM2 na população com mais de 65 anos no Brasil é de aproximadamente 18,4%, embora não existam números robustos sobre a incidência, os custos alocados para o tratamento do diabetes e suas consequências no Brasil são alarmantes.[2]

O diabetes mal controlado pode acarretar complicações graves que impactam negativamente o envelhecimento como: depressão, piora da função renal, déficit visual, piora da cognição, lesões de difícil cicatrização e podem levar à amputação de membros, maior prevalência de sarcopenia e quedas. A linha de cuidados em diabetes do CRI Norte, foi desenvolvida após a observação de pacientes que se mantinham em longos períodos de tratamento médico especializado, sem mudanças significativas nos parâmetros de controle da doença. Frequentavam juntamente, em sua maioria, os serviços de nutrição e enfermagem clínica, porém de forma fragmentada e sem discussão individualizada para cada caso.

Essa linha de cuidado possui uma equipe mínima composta por endocrinologista, enfermeira e nutricionista. Os casos são encaminhados das UBS e a partir de uma triagem realizada pelo endocrinologista, há avaliação dos critérios de entrada para atendimento em nível secundário, como também definição se o caso será acompanhado por apenas um médico endocrinologista ou se o tratamento mais adequado será realizado pela equipe de linha de cuidados de diabetes. Caso seja positivo, a Enfermagem-Diabetes realiza o acolhimento inicial que contempla desde a anamnese, exames físico e laboratoriais, teste de monofilamento, mapeamento de retina e controles de glicemia capilar, como orientações básicas relacionadas ao fluxo, funcionamento e critérios de exclusão do grupo.

A partir do cartão para acompanhamento entregue ao usuário no primeiro dia, há a definição de datas para agendamento de consultas com endocrinologista e nutricionista. Em sua consulta, o médico endocrinologista avalia os exames realizados na instituição e controles de glicemia capilar feitos em domicilio, estabelecendo o retorno de acordo com os resultados e demandas do paciente. Após o acompanhamento médico e de enfermagem, a nutricionista aplica anamnese que consiste em: avaliação antropométrica (peso, altura, IMC, circunferência de cintura e circunferência de panturrilha), Bioquímica (acompanhamento dos exames iniciais solicitados pela equipe e controles de glicemia capilar solicitados), clínica (mastigação, doença periodontal, deglutição, e hábito intestinal), dietética (rotina alimentar, quadro de frequência alimentar e nos retornos recordatório de 24 h), além de ser observados também a prática de exercícios e aspectos sociais do idoso.

Semanalmente a equipe se reúne para discussão dos casos que foram atendidos e realização dos encaminhamentos necessários para outras áreas médicas e/ou assistenciais. Nesse momento, as informações dos atendimentos são registradas em prontuário eletrônico, porém a discussão é fundamental, pois o compartilhamento das percepções dos profissionais em cada caso e a definição de suas complexidades potencializa a condução mais adequada e eficiente dos tratamentos terapêuticos definidos (Figura 29.3).

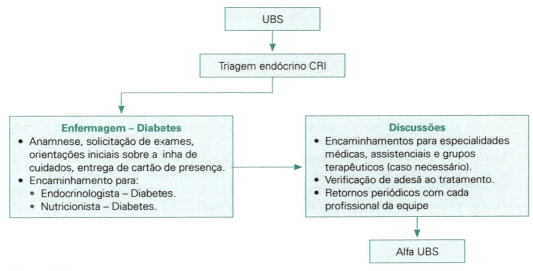

Figura 29.3
Fluxo linha de cuidados em diabetes CRI-Norte. Fonte: elaborada pelas autoras, 2021.

Após um ano de acompanhamento, a equipe da linha de cuidado pode realizar a alta baseada na boa adesão, com melhora dos parâmetros glicêmicos para idade e comorbidades ou na baixa adesão ao tratamento. Caso o usuário possua 3 ou mais faltas sem justificativa, também ser desligado do serviço por abandono terapêutico.

Independente do tratamento, é importante ressaltar que durante toda a prática do cuidado gerontológico, os profissionais multidisciplinares devem estabelecer que o idoso seja o protagonista diante das tomadas de decisões, sendo o principal agente crítico, reflexivo e ativo durante toda a assistência para promover a melhora e manutenção da qualidade de vida.

Referências bibliográficas

1. Brasil. Ministério da Saúde. Gabinete do Ministro. Portaria n° 702, de 12 de abril de 2002. Dispõe sobre a criação de mecanismos para a organização e implantação de Redes Estaduais de Assistência à Saúde do Idoso. Brasília: Ministério da Saúde, 2002.
2. Rodrigues CS, Lira TM, Azevedo AP, Muller DL, Siqueira VC, Silva RKS. Avaliação Multidisciplinar para adequação da dieta em pacientes com sinais de disfagia em um hospital de referência em Infectologia no Amazonas. Braz. J. Hea. Rev, Curitiba, 2020; 3(6):20088-104, nov./dez.
3. Ottoni SFM, Oliveira LC. Disfagia sarcopênica em idosos. Revista eletrônica saúde e ciência, 2017;7:2238-4111: 76-86.
4. Nestlé Nutrition Institute. MNA®. 2006. Disponível em: <https://www.mna-elderly.com/forms/MNA_portuguese.pdf> Acesso em: 27/07/2021.
5. ABESO – Associação Brasileira para o Estudo da Obesidade e da Síndrome Metabólica. Diretrizes brasileiras de obesidade. 2016. 4. ed. – São Paulo, SP
6. Cezaretto A. Intervenção interdisciplinar para a prevenção de diabetes mellitus sob a perspectiva da psicologia: benefícios na qualidade de vida [dissertação]. São Paulo (SP): Universidade de São Paulo, Faculdade de Saúde Pública; 2010.
7. Mallmann DG, Neto NMG, Sousa JC, Vasconcelos EMR. Educação em saúde como principal alternativa para promover a saúde do idoso. Ciênc. saúde coletiva [Internet]. 2015; 20(6):1763-72.
8. Moraes AL, Almeida EC, Souza LB. Percepções de obesos deprimidos sobre os fatores envolvidos na manutenção da sua obesidade: investigação numa unidade do Programa Saúde da Família no município do Rio de Janeiro. Physis (Rio de Janeiro) [Internet]. 2013;23(2);553-72.
9. Organización Panamericana de la Salud (OPAS). XXXVI Reunión del Comité Asesor de Investigaciones en Salud. Encuesta Multicéntrica: Salud Beinestar y Envejecimiento (SABE) en América Latina y el Caribe. Informe preliminar. Washington: HPP/OPAS; 2001.
10. Vieira KFL, Lucena ALR, Barbosa KKS, Freitas FFQ, Costa MML, Macena JS. Fatores de risco e as repercussões da obesidade na vida de idosos obesos. Rev enferm UFPE on line., Recife, 2015;9(1):8-14.
11. Santos PL. Efeitos de intervenção interdisciplinar em grupo para pessoas com diagnóstico de sobrepeso ou obesidade [dissertação]. Brasília (DF): Universidade de Brasília; 2010.
12. Silva CP, Carmo AS, Horta PM, Santos, LC. Intervenção nutricional pautada na estratégia de oficinas em um serviço de promoção da saúde de Belo Horizonte, Minas Gerais. Rev. Nutr., Campinas, 2013;26(6):647-658.
13. International Diabetes Federation. IDF Diabetes Atlas [Internet]. 9th. ed. Brussels: IDF; 2019. [Citado em 2019 Nov 21] Disponível em: https://www.diabetesatlas.org/upload/resources/2019/2019_global_factsheet.pdf.
14. Flor L, Campos M. Prevalência de diabetes mellitus e fatores associados na população adulta brasileira: evidências de um inquérito de base populacional. Rev Bras Epidemiol. 2017;20(1):16-29.

Índice Remissivo

Obs: números em *itálico* indicam figuras; números em **negrito** indicam quadros e tabelas.

10-*minute Targeted Geriatric Assessment*, *30, 275*

9 D's, regra mnemônica dos, 68

A

AAS, 227

Absorciometria por dupla emissão de raios X, 48

Abundância, 245

Ácido(s) graxo(s), 166
  monoinsaturados, 167
  ômega-6, 167

AINES, 227

Álcool, redução do consumo de, 174

Alimentação
  do idoso ativo, 153
  em idosos em cuidados paliativos
    vantagens e desvantagens da via alternativa de, **312**
  saudável, 8

Alimentos esquecidos, 119

Alteração(ões)
  fisiológicas com impacto no estado nutricional, 272
  na composição corporal, implicações das, 272
  nutricionais em idosos criticamente enfermos, 297

Alternative Mediterranean Diet, 133

Altura
  de idosos, equações preditivas de estimativa de, **38**
  do joelho, modo de aferição, 39

modo de aferição, 38

Ambiente
  ambulatorial, 23
  domiciliar, 23

Anemia, 172
  megaloblástica, 144

Ansiedade, 27

Anticoagulantes orais, 171

Antioxidantes, 158

APACHE II, 304

Arginina, 298

Atendimento
  clínico em ambulatório e consultório, 271
  clínico nutricional de idosos institucionalizados
    acompanhamento nutricional, 283
    avaliação do estado nutricional, 281
    diagnóstico nutricional, 281
    prescrição nutricional, 282
    rastreio nutricional, 280

Aterosclerose, 166

Atividade
  física, prática de, 175
  metabólica de pacientes em estado crítico, *297*

Audição, 26

Avaliação
  antropométrica, 35
  de consumo alimentar, 115
  de imagens, 47
    absorciometria por dupla emissão de raios X, 48

ressonância magnética, 48
tomografia computadorizada, 49
ultrassom, 50
do ambiente, 29
gerontológica ampla, 21
ambiente domiciliar, 23
ambiente hospitalar, 22
aplicação da, 31
atendimento ambulatorial, 23
componentes da, 25
contexto da, 24
histórico, 21
instituições de longa permanência
para idosos, 24
instrumentos de detecção rápida
baseados na, 29
nos diversos cenários de atenção, 22
processo de atenção à saúde
baseado na, 25
multidimensional da pessoa idosa na
atenção básica, 25
nutricional do idoso, 35
social, 28
Subjetiva Global Produzida pelo Próprio
Paciente, características, **197**
AVD(atividades da vida diária), 3

B

Baixa força e baixa massa muscular na
população brasileira, pontos de cortes
para determinação, **85**
Balança(s)
adaptadas, 38
antropométrica, 37
Beta-hidroxi-beta-metilbutirato, 156
Bioespectroscopia, 51
Bioimpedância, 35
elétrica, 51
nutricional do idoso, 35

C

Câncer, 227
Capacidade(s)

funcional, 3, 15
intrínsecas, 15
avaliação do ambiente, 29
avaliação social, 28
cognitiva, 27
desempenho nas atividades
básicas e instrumentais de vida
diária, 28
locomotiva, 28
psicológica, 27
sensorial, 26
vitalidade, 27
Caquexia cardíaca, 171
Carboidratos, 154
Carcinogênese, mecanismo de, 192
Catenibacterium, 234
Cateterismo cardíaco, 169
Célula (s)
do sistema imune próprio do intestino,
258
epiteliais intestinais, 258
Cenários de atenção extra hospitalar,
entendimento dos, 290
Centro de referência, atendimento clínico
em, 315
Ceruloplasmina, 149
Cianocobalamina, 143
Ciclo de detalhamento, 119
Circunferência
da cintura, técnica de aferição, 43
do braço, 40
para homens de 60 anos ou mais,
41
para mulheres de 60 anos ou mais,
41
CMB para homens de 60 anos ou mais,
41
Cobre, 144
Cognição, 7
Colágeno, 155
Colesterol, 142
total, 146
Comorbidades, 273
Composição

corporal, 42
escolha de um método de avaliação da, **53**
de gordura corporal, indicadores antropométricos ce, 42
Comprimento da perna, 38
Condições de saúde pré-existentes, 25
Constipação, 303
Consumo alimentar
aspectos a serem considerados na escolha do método de avaliação do, *117*
avaliação de, 115
avaliação do percentual do, sugestão, *283*
fatores que dificultam a avaliação, *116*
marcadores de qualidade do, 124
métodos mais utilizados e sua aplicação em idosos, 118
COVID-19, diabetes *mellitus* e, 204
Creatina, 156
CRI (Centro de Referência do Idoso), 315
CRI-Norte
fluxo linha de cuidados em diabetes, *321*
serviços ofertados de acordo com os tipos de entrada, *317*
Cuidado (s)
geriátricos e gerontológicos em domicílio, 23
nutricionais na unidade de terapia intensiva, 295
paliativos, 305
avaliação nutricional, 308
no final da vida por doenças, adultos que necessitam, *307*
no final da vida por grupo de idade, *306*
nutrição em, significado da, 305
terapia nutricional, 308

D

DCNT, 3, 6
Declínio cognitivo, 27, 249
Deficiência(s)

de folato, 147
de micronutrientes, 198
de tiamina, 143
de vitamina E, 143
de zinco, 144
nutricionais, exames laboratoriais indicativos de, 141
Déficit proteico, 142
Deglutição
avaliação da, 107
videoendoscopia da, 107
videofluoroscopia da, 107
Demências, 247
diabetes *mellitus* e, 205
epidemiologia, 247
estratégias para melhorar a ingestão alimentar, 252
fases, nutrição nas, 250
fisiopatologia, 248
nutrição como fator protetor, 249
Densitometria óssea, indicações para a realização de, **214**
Depleção
de ferro, 145
proteica, 145
Depressão, 27
Desejo
de assistência, 18
de autonomia, 18
de especificidade, 18
de normalidade, 18
Desertos alimentares, 8
Desidratação, sinais e sintomas, 158
Desnutrição, 17, 67
critério diagnóstico proposto pela ESPEN, **282**
diagnóstico, 68
diagnóstico, critérios fenotípicos e etiológicos para o, **70**
energética e proteica, 181
em idosos com DRC, fatores relacionados ao desenvolvimento de, *181*
estágios e 1 a 2, limiares para classificação da gravidade da em, **71**

fisiopatologia, 68
intervenção nutricional na, 70
risco de, 55
tratamento, 70
Desospitalização
a arte da, 287
algoritmo da transição hospitalar, 292
compexidade, 291
conceito, 288
demanda de recuperação, 292
desafios, 289
na prática, caso clínico, **293**
perspectivas futuras, 292
plano de cuidados, 291
processo de, 288
segura, diagrama da colaboração entre
serviços para a viabilização da, *289*
Desregulação dos sistemas dinâmicos
complexos, 77
Determine Your Nutritional Health (DNH), 58
DEXA (*Dual-energy X-ray Absorptiometry*),
35
Diabetes
linha de cuiados de, 320
mal controlado, 320
mellitus
COVID-19 e, 204
demências e, 205
envelhecimento e, 203
produtos de glicação avançada e, 205
terapia nutricional, objetivos
segundo a ADA, 208
tratamento do, 206
Diário alimentar, 120
Dieta (s)
ao estilo DASH, como recomendar,
165
DASH (*Dietary Approaches to Stop
Hypertension*), 134
do Mediterrâneo (mediterrânea), 132
características nutricionais da, **133**
MIND (*Mediterranean-DASH
Intervention for Neurodegenerative
Delay*), 134

componentes e critérios para
pontuação, **135**
pontuação da, 134
protetoras, nutrientes e compostos
bioativos das, 136
Dietary Reference Intakes (DRI), equação
preditiva proposta nas, 154
Diretrizes Integradas para as Pessoas
Idosas, 14
Digitálicos, **171**
Dinapenia, 15, 89, 91
definições operacionais de, 92
manejo clínico, **98**
Direito Humano à Alimentação
Adequada, 5
Disbiose, 245
intestinal, 133
fatores associados à eubiose
e à perda da homeostase
resultando em, *241*
conceito, 240
diagnóstico, 242
fatores associados à eubiose e à perda
da homeostase resultando em, *241*
fisiopatologia, 242
tratamento, 243
Disfagia, 103
ambulatório de, 317
avaliação da deglutição, 107
configurações de cuidado, 105
pós-extubação, 301
tratamento, 108
Dislipidemias, 157, 165
manejo das, componentes alimentares
que podem ajudar no, 168
Dispepsia, 223
características, 224
definição, 225
diagnóstico, 228
distúrbios associados aos sintomas
típicos de, **225**
em idoso, tratamento farmacológico
da, **229**
funcional, 228

formas clínicas e sinais e sintomas, **228**
incidência e prevalência, 225
pacientes com, exames complementares que podem ser solicitados para avaliação de, **228**
tratamento, 228

Distúrbio(s)
da deglutição, 104
nutricionais e condições relacionadas à nutrição, visão geral dos, *296*

Diuréticos, **171**

Doença(s)
cardiovasculares, 163
dislipidemias, 165
hipertensão arterial sistêmica, 164
insuficiência cardíaca, 170
medidas não farmacológicas no tratamento das, 174
síndrome coronariana aguda, 168
valvulopatias, 172
celíaca, 227
crônica
não transmissíveis, 130
por Inquérito Telefônico, 6
prevalentes no envelhecimento, 273
de Alzheimer, prevalência cumulativa da, *248*
de Menkes, 144
de Wilson, 144
digestória, situações clínicas que se apresentam com sintomas semelhantes a, **224**
oncológicas, 191
manejo das toxicidades, 195
terapia nutricional, 198
tratamentos
cirurgia, 192
hormonioterapia, 194
imunoterapia, 194
quimioterapia, 193
radioterapia, 193
transplante de céulas-tronco hematopoiéticas, 195

pré-existentes, 25
renal, 171
crônica, 178
classificação e risco de progressão da, *180*
nutrição na, 182
valvares, 172

DRC, ver Doença renal crônica
Dual-energy X-ray Absorptiometry, 35

E

EER (necessidade estimada de energia), 154
E-health, 3
Emaranhados neurofibrilares, 206
Energia, 153
necessidade estimada de, 154
Envelhecimento
ativo, estratégias para a promoção do, 8
bem sucedido, 213
celular, 132
diabetes *mellitu*s e, 203
doenças crônicas prevalentes no, 273
eventos celulares envolvidos no processo de, 151
inflamação crônica de baixo grau no, 255
leva a alterações em vários processos celulares e sistêmicos, *257*
populacional
epidemiologia do, 3
funcionalidade e, 7
para onde e como estamos indo?, 4
paralelo entre as transições demográfica, epidemiológica e nutricional, 5
problemas de nutrição no, 15
sistemas metabólicos associados ao, **226**

Equação
antropométrica de Lee, **95**
preditivas de estimativa de altura de idosos, **38**

preditivas de estimativa de peso de idosos, **38**
Equilíbrio, 28
Equipe de interconsulta, 22
Escore
  SARC-CalF, versão adaptada para a língua portuguesa do, **84**
  SOFA, 304
Espessura do músculo adutor do polegar, 44
Estado
  funcional, 273
  nutricional, lista de problemas que podem interferir no, com respectivos profissionais para discussão e sugestão de intervenções, **309-312**
Estatura, 38
Estenose aórtica, tratamento para, 173
Eubiose, 245
  ambiente intestinal de, fatoers associados à manutenção do, *236*
Exames laboratoriais, indicativos de deficiências nutricionais, 141
Exercício físico
  efeitos benéficos sobre o envelhecimento, 152
  planejamento nutricional para o, 153
Expectativa de vida à idade, **288**
Explosão populacional, 5

F

Ferritina, 148
Ferro, 145
  deficiência de, 142
Fibra(s)
  consumo de pacientes com DRC, 187
  solúveis, 168
Fibras
  na DRC, 187
  solúveis, 168
  teor em hortaliças cruas, **187-188**
Fibrilação atrial, 172

Fitoquímicos-polifenóis, 264
Fitosteróis, 168
Força
  de preensão palmar, 45
  neuromuscular, potenciais locais e mecanismos fisiológicos que regulam a, *94*
Fórmula do cálculo do índice creatina-altura, *146*
Fósforo
  na DRC, 184
  orgânico, 185
Fragilidade, 75, 76, 255
  definição, 16
  desregulação fisiológica e dos prováveis fatores biológicos da, *77*
  estressores que levam à, 16
  fenótipo da, operacionalização do, **81**
  marcadores de, 16
Frequência alimentar, tipos de questionários de, *122*
Função trófica, 237

G

GALT (*gut-associated lymphoid tissue*), 258
Gasto energético de repouso, 182
Gastrite atrófica, 227
Gerontologia
  definição, 13
  nutrição em, 13
Glutamina, 298
Guia Alimentar para a População Brasileira, 14

H

Healthy Eating Index, 131
Helicobacter pylori, 234
  contaminação pelo, 227
  infecção pelo, 227
Hemograma, valores de referência do, **149**
Hidratação, 158
Hiperpotassemia, fatores clínicos relacionados à, **186**

Hipertensão arterial sistêmica, 164
  tratamento, recomendações para o, 164
Hipertrigliceridemia, 167
Hipoalbuminemia, 145
Hipoglicemia, 206
História
  alimentar, 123
  dietética, 123
    em idosos, considerações sobre a
      aplicação, *124*
Hormonioterapia, 194

I

Idoso(s)
  avaliação clínica de um indivíduo, 273
  com síndrome coronariana aguda, 169
  estado nutricional do segundo o IMC, **40**
  instituições de longa permanência
    para, 277
  na fase não dialítica da DRC, orientações
    para adequação de consumo
    energético e proteico para, **183**
  na UTI
    avaliação nutricional, 298
    implementação do suporte nutricional
      a, especificidades da, 300
  oncológico
    necessidades nutricionais nos, 197
    triagem e avaliação nutricional
      nos, 197
  recomendação hídrica para, **190**
  recomendações nutricionais segundo
    estado nutricional e estresse
    metabólico para, **198**
IMC, 39
  estado nutricional de idosos segundo
    o, **40**
Imunosenescência, 260
Imunoterapia, 194
Indicador (es)
  antropométricos
    de composição de gordura
      corporal, 42

de composição de massa muscular,
  43
de massa corporal total, 36
Índice(s)
  creatinina-altura, 146
    fórmula do cálculo, *146*
  de fragilidade, 80
  dietéticos, 130
Infarto agudo do miocárdio, 168
Infecção pelo *Helicobacter pylori*, 227
Inflamações, 15
Inflamasoma, **256**
Inflammaging, 78, 204
  dieta e modulação do, 262
  dieta, nutrientes e fitoquímicos na
    perspectiva de modular ou atenuar
    o, 262
  está relacionado a processos que
    geram sinais de danos, *265*
  estado nutricional e funcionalidade,
    relações entre, 261
  fatores associados ao, 256
Ingestão alimentar, estratégias para
  melhorar a, 252
Inibidores de bomba de prótons, 228
Instituição de Longa Permanência para
  Idosos, 24, 277
  atividades obrigatórias do nutricionista
    em, **280**
  conceito, 278
  históricos, 277
  papel do nutricionista na, 279
Instrumento de triagem nutricional, 55
Insuficiência
  cardíaca, 170
  causas comuns, 170
  fármacos usados que podem interferir
    na nutrição do idoso, **171**
  recomendações nutricionais específicas
    para o tratamento da, 170
  tratamento farmacológico, 170
Intervenção nutricional, 3
Intestino, 258
  humano, 235

J

Jejum na finitude, o desafio do, 313

K

Knee height, 38

L

Lesões ateroscleróticas, 169
Leucina, 156
Linha de cuidado de obesidade, temas
    abordados pelos profissionais na, **320**
Lipídeos, 157
Listagem rápida, 118

M

Malnutrition Screening Tool,
    características, **197**
Malnutrition Universal Screening (MUST),
    características, **197**
Marcadores de qualidade do consumo
    alimentar, 124
Massa muscular esquelética, 48
Massa corporal total, indicadores, 36
    circunferência do braço, 41
    estatura, 38
    IMC, 39
    peso, 36
Massa muscular, composição de,
    indicadres antropométricos de, 43
Medo de cair, 27
Método de passagens múltiplas, 118
Microbioma, 245
    influência de nutrientes sobre o, 239
    intestinal, 237
    intestinal e saúde em uma população
        holandesa, avaliação da relação
        entre, *238*
Microbiota, 245
    humana, microrganismos que
        compõem a, 235
Micronutrientes, 249
Mini Avaliação Nutricional
    características, **197**

Universidade São Judas Tadeu, *60-61*
versão reduzida, *59*
Mini Nutritional Assessment short-form
    version – MNA-SF), *59*
Miniavaliação nutricional, 56, *57*
MNA (Mini Nutritional Assessment), 56
Modelo de saúde, 288
Músculo adutor do polegar, espessura do,
    44

N

NSI (*Nutritional Screening Initiative*), 56
Nutrição
    distúrbios nutricionais e condições
        relacionadas à, visão geral dos, *296*
    em gerontologia, 13
        capacidade funcional e intrínseca, 14
    exercício físico e, 151
    na doença renal crônica
        energia, 182
        fibras, 187
        fósforo, 184
        padrão alimentar, 182
        potássio, 185
        proteínas, 183
        sódio e líquidos, 189
    no envelhecimento, problemas de, 15
    reabilitação gerontológica e, 18
Nutricionista
    em instituição de longa permanência
        para idosos
        atividades obrigatórias do, **280**
        papel do, 279
Nutritional Risk Screening, características,
    197

O

Obesidade
    linha de cuidados de, 318
        temas abordados pelos
        profissionais na, 320
    sarcopênica, 15, 89, 91
        definições operacionais de, **92**

diagnóstico, 95
fisiologia e mecanismos envolvidos na, *93*
manejo clínico, **98**
tratamento, 96
Oligoelementos, 144
testagem de, 149
Ômega-3, 168
Osteoporose, 213, 214
manejos na, 218
Osteosarcopenia, 213, 215
algoritmo diagnóstico de, *217*
causas secundárias de, **218**
manejos na, 218

P

Padrão(ões)
alimentar(es), 130
a priori, 130
protetores, 129, 132
saudável, 165
dietético, dados nacionais do, 136
PCT
para homens de 60 anos ou mais, **41**
para mulheres de 60 anos ou mais, **41**
Perda de peso, velocidade da, cálculo, 274
Peso, 36
corporal, controle do, 175
de idosos, equações preditivas de estimativa de, **38**
modo de aferição, 37
perda segundo o tempo, cálculo e classificação, **37**
Polifarmácia, 273
no paciente geriátrico, 226
Polifenóis, 264
População idosa, *boom* da, 3, 5
Potássio, 185
ingestão de, 164
teor em hortaliças cruas, **187-188**
Pré-albumina, 142, 146
Presbiacusia, 104
Presbifagia, 104

Presbiopia, 104
Prevotella, 234
Produto de glicação avançada, diabetes *mellitus* e, 205
Programa ICOPE, 25
Projeto Microbioma Humana, 239
Proteína(s), 155
de soja, 168
na DRC, 183
Protocolo OLGA, 227

Q

Qualidade de vida, no cotidiano, necessidades e expectativas, 18
Quasi-self signals, 259
Quasi-self, 260
Queda, prevenção de, 218
Queixas dispépticas, 223
Questionário
de Apetite Nutricional Simplificado, **63**
de frequência alimentar, 121
em idosos, considerações sobre a aplicação do, *123*
de frequência alimentar, 121
dos marcadores do consumo alimentar de idosos, *125*
FRAIL, 79, **80**
SARC-F, versão adaptada para a língua portuguesa, **83**
Quick List, 118
Quimioterapia, 193

R

Radioterapia, 193
Reabilitação gerontológica, nutrição e, 18
Recordatório de 24 horas, 118
modelo dormulário para, *119*
Refeição, horário, nome e local das, 119
Região anatômica irradiada, efeitos colaterais, **194**
Registro alimentar, 120
em idosos, considerações sobre a aplicação do, *121*

Restrição hídrica no tratamento da
insuficiência cardíaca, 170
Resveratrol, 264
Risco
de desnutrição, 55
de fratura, 214
a curto prazo, estratificando o, **215**

S

Salmonella, 234
Sarcopenia, 15, 16, 75, 80, 89
algoritmo diagnóstico de, *216*
diagnóstico, 83, 216
fatores relacionados à, 16
Selênio, 144
deficiência de, 144
excesso, 144
Self, 260
Senescência, 13
Senilidade, 15
Síndrome (s)
coronariana aguda, 168
idosos com, 169
de realimentação, 303
dispéptica, 223
SNAQ (*Simplified Nutritional Appetite
Questionnaire*), 62
Sódio, redução da ingestão de, 174
Sondagem final, 120
Substâncias senolíticos, **264**
Succinivibrio, 234
Superorganismo humano, 233, *234*
Suplementação, uso da, 199
Suplementos nitrogenados, 155
SUS, níveis de atenção à saúde no, *316*

T

Tabagismo, abandono ao, 174
Tecido
adiposo, 259
linfoide associado à mucosa intestinal,
235

Técnica de aferição circunferência da
cintura, 43
Terapia
nutricional
em adultos criticamente enfermos,
recomendações de energia e
proteínas para o planejamento
da, **301**
enteral, 199
oral, 199
parenteral, 200
via da, indicações, 199
Terminalidade, 313
Teste de sentar e levantar da cadeira 5
vezes, 44
Tiamina, 143
Tight junctions, 235
Tomografia computadorizada, 49
Transferrina, 145
Transição
de cuidados, comparação entre
entre os equipamentos de saúde
disponíveis para realização da, **290**
demográfica, 3, 4
hospitalar, algoritmo da, 292, *293*
nutricional, 3
Transplante de células-tronco
hematopoiéticas, 195
Transtornos nutricionais, 296
Tratamentos antineoplásticos, efeitos
adversos, conduta nutricional de
acordo com os, **196**
Treponema, 234
Triagem
nutricional, 55
Determine, 58
instrumentos validados para a
população de idosos, *197*
miniavaliação nutricional, 56
SNAQ, 62
reabilitação, 317
Trófico, 245

Índice Remissivo

Tumor maligno, diagnóstico, 192

U

Ultrassom, 50
Unidade
 de cuidados essencialmente
  geriátricos, 22
 de terapia intensiva, cuidados
  nutricionais na, 295
Ureia, 146

V

Valor de referência
 do hemograma, **149**
 para o selênio, 149

Valvulopatias, 172
Verifique a condição nutricional
 do idoso, **62**
Visão, 26
Vitalidade, 27
Vitamina
 A, 143, 146
 B1, 143
 B12, 143
 B9, 144
 C, 143
 D, 142, 146
 E, 143, 147
 recomendação no processo
  de envelhecimento de algumas,
  157